W0284051

Überreicht
mit freundlichen Empfehlungen

MSD

Mykologie für Mediziner

Grundlagen, Pathogenese,
Manifestationen, Diagnostik,
Therapie

Herbert Hof

60 Abbildungen
64 Tabellen

Georg Thieme Verlag
Stuttgart • New York

Bibliografische Information Der Deutschen Bibliothek

Die Deutsche Bibliothek verzeichnet diese Publikation in der Deutschen Nationalbibliografie; detaillierte bibliografische Daten sind im Internet über
http://dnb.ddb.de abrufbar.

Wichtiger Hinweis: Wie jede Wissenschaft ist die Medizin ständigen Entwicklungen unterworfen. Forschung und klinische Erfahrung erweitern unsere Erkenntnisse, insbesondere was Behandlung und medikamentöse Therapie anbelangt. Soweit in diesem Werk eine Dosierung oder eine Applikation erwähnt wird, darf der Leser zwar darauf vertrauen, dass Autoren, Herausgeber und Verlag große Sorgfalt darauf verwandt haben, dass diese Angabe **dem Wissensstand bei Fertigstellung des Werkes** entspricht.

Für Angaben über Dosierungsanweisungen und Applikationsformen kann vom Verlag jedoch keine Gewähr übernommen werden. **Jeder Benutzer ist angehalten**, durch sorgfältige Prüfung der Beipackzettel der verwendeten Präparate und gegebenenfalls nach Konsultation eines Spezialisten festzustellen, ob die dort gegebene Empfehlung für Dosierungen oder die Beachtung von Kontraindikationen gegenüber der Angabe in diesem Buch abweicht. Eine solche Prüfung ist besonders wichtig bei selten verwendeten Präparaten oder solchen, die neu auf den Markt gebracht worden sind. **Jede Dosierung oder Applikation erfolgt auf eigene Gefahr des Benutzers.** Autoren und Verlag appellieren an jeden Benutzer, ihm etwa auffallende Ungenauigkeiten dem Verlag mitzuteilen.

© 2003 Georg Thieme Verlag
Rüdigerstraße 14
D-70469 Stuttgart
Telefon: + 49/0711/ 89 31-0
Unsere Homepage: http://www.thieme.de

Printed in Germany

Umschlaggestaltung: Thieme Verlagsgruppe
Umschlagfoto: Herbert Hof
Gesamtherstellung: paper-back, München

ISBN 3-13-132131-1 1 2 3 4 5 6

Geschützte Warennamen (Warenzeichen) werden **nicht** besonders kenntlich gemacht. Aus dem Fehlen eines solchen Hinweises kann also nicht geschlossen werden, dass es sich um einen freien Warennamen handelt.

Das Werk, einschließlich aller seiner Teile, ist urheberrechtlich geschützt. Jede Verwertung außerhalb der engen Grenzen des Urheberrechtsgesetzes ist ohne Zustimmung des Verlages unzulässig und strafbar. Das gilt insbesondere für Vervielfältigungen, Übersetzungen, Mikroverfilmungen und die Einspeicherung und Verarbeitung in elektronischen Systemen.

Inhaltsverzeichnis

Einleitung

Der Direktor des Botanischen Gartens in Mannheim, F.C. Medicus, hat im Jahre 1788 in seinem Bericht „Über den Ursprung und die Bildungsart der Schwämme“ die Meinung vertreten, dass Pilze spontan entstehen und nichts als Kristalle wären, die aus dem Schleim von verrottetem Material pflanzlichen und tierischen Ursprungs entstehen. Heute wissen wir, dass Pilze hoch entwickelte, eukaryontische Zellen sind, die z. T. auch in organisierten Zellverbänden leben.

In unserer Welt geht nichts ohne Pilze! Etwa $^1/_4$ der Biomasse dieser Erde besteht aus Pilzen. In der Tat haben Pilze, von denen es mehr als 1 000 000 Arten gibt, für den Kreislauf von organischen Stoffen in der Natur eine immense Bedeutung. In Symbiosen mit Wurzeln von Gräsern, Kräutern, Sträuchern und Bäumen, als sog. Mykorrhizen, sorgen sie eigentlich für die Aufnahme von Nährstoffen aus dem Boden. Für das Gedeihen von Pflanzen spielen Pilze also eine unabdingbare Rolle. Und als Symbionten von Algen bilden sie Flechten. Sie sind aber andererseits auch die einzigen Lebewesen, die Enzymsysteme synthetisieren, welche Lignin, ein wesentlicher Bestandteil von Pflanzen, spalten können, und sind somit für den Abbau von Pflanzen und für deren Wiederverwendung unersetzlich. Bei der Zersetzung toten organischen Materials spielen Pilze also eine entscheidende Komponente als Saprotrophe bei Biocoenosen. Mancher, wie etwa der Hausschwamm, Serpula lacrymans, ein Ständerpilz (Basidiomyzet), richtet dabei großen Schaden an, indem er hölzernes, feuchtes Gebälk befällt und zunächst nur oberflächliche und später tiefe, meterlange Myzelfäden in das Holz schickt und die tragenden Elemente dabei durch enzymatischen Abbau zerstört. Auf der Außenseite bilden sich dann flache, schichtenartige Fruchtkörper, die zumeist korkig, braun gefärbt sind. Auch viele andere Materialien können durch bestimmte Pilze zerstört werden. Einige Vertreter, die phytopathogenen Pilze, sind auch gefürchtete Schädlinge für lebende Pflanzen und sorgen für erhebliche Produktionsverluste in der Landwirtschaft; Pilze sind also mitverantwortlich für die Unterernährung in breiten Bevölkerungsschichten, der häufigsten Ursache für Krankheit und Tod dieser Welt.

Neben dieser ökologischen Rolle spielen einige Pilze auch für die Produktion und Reifung von fermentierten Lebensmitteln, wie Bier, Wein und Brot, eine maßgebliche Rolle. Sie verändern die Grundstoffe, sodass wertvolle Nährstoffe daraus entstehen, und ihre Stoffwechselprodukte bedingen typische Geschmacksnoten dieser veränderten Lebensmittel, wie etwa von Roquefortkäse und von Sojasauce, die durch diese Veränderung nicht verdorben sind, sondern vielmehr verfeinert und besser verdaulich. Zusätzlich ist der Nährwert der Pilze in den Nahrungsmitteln beachtlich; Hefepilze enthalten viele essentielle Aminosäuren und Vitamine. Während bislang meist nur natürliche Varianten gezielt für die Lebensmittelproduktion eingesetzt wurden, werden zukünftig auch genetisch manipulierte Stämme gewünschte Ergebnisse noch gezielter erreichen. Auch als Nahrungsmittel selbst sind manche Pilze, die sog. „Hutpilze“, geeignet, wenn sie nicht gerade aus dem Boden Schwermetalle und radioaktive Nuklide anreichern.

Eine Hoffnung der Menschheit, das Problem der Unterernährung zu lösen, besteht in der Produktion von „single cell proteins“. Manche Pilze, wie etwa Candida utilis, können mit Hilfe ihres versatilen Repertoires aus sonst unnützen Grundstoffen, wie etwa kurzkettigen, aliphatischen Abfallprodukten der Gewinnung von Benzin aus Erdöl, Energie und Baustoffe gewinnen und sich in solchem Nährmilieu vermehren und Proteine synthetisieren, die dann erfolgreich in der Tierernährung eingesetzt werden können. Auch für die menschliche Ernährung können Pilze, wie Fusarium graminearum, dienen, die sich in irgendwelchen kohlehydratreichen Nährstoffen vermehren und Hyphen bilden. Der Struktur, dem Nährstoffgehalt sowie dem Geschmack nach verhält sich ein solches Produkt wie Fleisch, es ist eben nur cholesterin- und BSE-frei. In anderen europäischen Ländern wird dieser Fleischersatz (Quorn) bereits in großen Mengen konsumiert.

Pilze beeinflussen also in ganz erheblichem Umfang unser tägliches Leben.

Aber auch in der pharmazeutischen Industrie haben sie erheblichen Wert, z. B. bei der Produktion von Antibiotika, die zum größten Teil von Pilzen produziert werden. Darüber hinaus gewinnen zunehmend auch andere Pilzmetaboliten in der Medizin an Bedeutung, z. B. die Statine wie Mevinolin (Mevinacor) von Aspergillus terreus bzw. dessen halbsynthetisches Derivat Simvastatin (Zocor), welche die Bildung von Cholesterin im Menschen unterbinden und somit als Lipidsenker eingesetzt werden, oder z. B. Cyclosporin A (Sandimmun) von Tolypocladium inflatum, das die Funktion der T-Lymphozyten inhibiert und als Immunsuppressivum verwendet wird. Dieser Einsatz von Pilzen zur Produktion von biogenen Arzneistoffen wird sicherlich durch die moderne Biotechnologie in naher Zukunft noch bedeutungsvoller. Genetisch manipulierte Pilze können dazu gebracht werden, Fremdantigene, wie z. B. vom Hepatitis-B-Virus, zu bilden und so zu falten, dass sie auch vom menschlichen Immunsystem erkannt werden können. Der aktuelle Hepatitis-B-Impfstoff (Gen-HB-Vax, Engerix B) wird in Bäckerhefe produziert. Hansenula kann in mancher Hinsicht noch die Produktqualität von solchen gentechnisch erzeugten Stoffen steigern.

Manche dieser Lebewesen attackieren aber nicht nur abgestorbenes, organisches Material, sondern auch lebende Zellen, nämlich Bakterien, andere Pilze, Insekten, Würmer, Pflanzen und Tiere. Dazu benötigen sie eine genetische Ausstattung, die ihnen erlaubt, überhaupt in einem Wirt zu überleben und ihn zu schädigen, sodass er Krankheitssymptome entwickelt. Diese pathogenen Eigenschaften mancher Pilze können sehr nachteilige Folgen für den Menschen haben, wenn man an die gewaltigen Verluste im Gartenbau und der Landwirtschaft denkt, wo Pilzinfektionen der Pflanzen erhebliche ökonomische Schäden verursachen. Wenn man intelligent die Pilze ansetzt, auch Insekten anzugreifen, so kann man auch umgekehrt Nutzen ziehen, indem man gezielt Pflanzenschädlinge mit Biowaffen bekämpft.

Während die meisten Pilze nur Umweltkeime sind und überhaupt keine Gefahr für die Gesundheit des Menschen darstellen, sind einige Vertreter aber durchaus in der Lage, den Menschen zu schädigen (Tabelle 1).

Tabelle 1 Medizinische Bedeutung von Pilzen: Negative Auswirkungen von Pilzen auf den Menschen

- Allergie
- Intoxikation
- Infektion

Nur wenige Arten – nur ca. 150 – sind fähig, einen Menschen zu infizieren und entzündliche, schädigende Reaktionen auszulösen, wobei für den Pilz die Infektion des Menschen eine Sackgasse bedeutet, denn kontagiös sind infizierte Menschen praktisch nicht. Selbst pathogene Pilze haben aber im Allgemeinen nur ganz wenige durchschlagende Virulenzfaktoren, wie man sie von pathogenen Bakterien kennt. Bei einer lang anhaltenden Exposition gegen hohe Keimzahlen kann sich schon einmal beim gesunden Menschen eine Infektion ausbilden; wenn dagegen das Terrain günstig ist, so reicht vielleicht nur eine flüchtige Exposition aus. Um die Entstehung von Krankheit durch Pilze zu verstehen, muss man die Anfälligkeit des Wirtsorganismus viel stärker mit einbeziehen. Gerade beim abwehrgeschwächten Individuum kann eine Pilzinfektion eine große Gefahr darstellen (Tabelle 2). Bei diesen Patienten bestehen oft schon Multiorgandysfunktionen – unabhängig von der Pilzinfektion. Eigentlich harmlose Pilze können Hochrisikopatienten als „lebende Nährböden" missbrauchen.

Tabelle 2 Prognose von Pilzinfektionen beim Krebspatienten

> 80 % Mortalität	Aspergillus Fusarium Mucor Trichosporon
50 % Mortalität	Candida Penicillium Alternaria
< 1 % Mortalität	Hansenula Malassezia Saccharomyces

In diesem vorliegenden Buch sollen in erster Linie die Pilze als Krankheitserreger des Menschen besprochen werden. Diese Rolle ist nicht einfach zu evaluieren, da es fließende Übergänge zwischen bloßer Besiedelung und Infektion gibt. Während manche Keime nur die Oberfläche besiedeln, können andere auch in den Körper eindringen und sich in ihm vermehren; so entsteht eine richtige **Infektion**, die oft von einer entzündlichen Reaktion des infizierten Gewebes begleitet ist. Solche invasiven Pilzinfektionen (engl. „invasive fungal infection" = IFI) können auf die Haut und Schleimhäute beschränkt sein, aber auch innere Organe betreffen.

Aber allein schon tote, nicht – vermehrungsfähige Pilzzellen oder ihre Bestandteile können als Fremdantigene bei einem empfänglichen Menschen eine **Allergie** auslösen. Dies kann auch durch Speisepilze oder durch sehr viele ansonsten harmlose Umweltkeime oder durch pathogene Pilze hervorgerufen werden. Pilzantigene sind die häufigsten Allergene überhaupt!

Daneben können Pilze aber allein mit Hilfe ihrer Gifte, die sie unter bestimmten Lebensumständen produzieren können, eine reine **Intoxikation** erwirken, wobei eben nicht ganze Pilzzellen, sondern nur deren toxische Produkte in den Körper gelangen und ihre Wirkung entfalten. Wohl bekannt ist aus der Geschichte der Römerzeit, aber vor allem des Mittelalters, der Ergotismus. Wenn in feuchten Jahren Pilze der Gattung Claviceps die Getreideähren befallen (Abb. 1), so gelangt das pharmakologisch stark wirksame Ergotamin aus den schwarzen Sklerotien, den großen, kompakten Pilzzellverbänden, in die Nahrung. Während in niedrigen Dosen dieses Mykotoxin sogar als Therapeutikum eingesetzt werden kann, ist die neurotoxische, vor allem aber die vasokonstriktive Wirkung bei hohen Dosen so schädlich, dass gangränöse Nekrosen der Akren auftreten, die extrem schmerzhaft empfunden werden.

Bekannt ist, dass manche Hutpilze, die als Speisepilze gelten, ungenießbar, d. h. giftig sind und akut lebensbedrohliche Folgen haben. Daneben sind aber die Langzeitfolgen von Mykotoxinen, die mit der Nahrung oder über die Luft aufgenommen werden, weitaus weniger beachtet; die hohe Inzidenz von Lungenkarzinom bei den Bergarbeitern beim Uranabbau in Schneeberg/Schlesien dürfte nicht allein durch die radioaktive Strahlung von Radon bedingt gewesen sein, sondern höchstwahrscheinlich als Cokarzinogenese durch die starke Vermehrung von Aspergillus in den feuchten Bergwerksschächten erklärt werden. Die Konsequenzen der organtoxischen, mutagenen und teratogenen Mykotoxinen bei der Entstehung von bestimmten Krankheiten, wie etwa Leberzirrhose, sind noch wenig erforscht. Insgesamt gibt es an die 2 500 Mykotoxin produzierende Pilze, also viel mehr als infektiöse Arten.

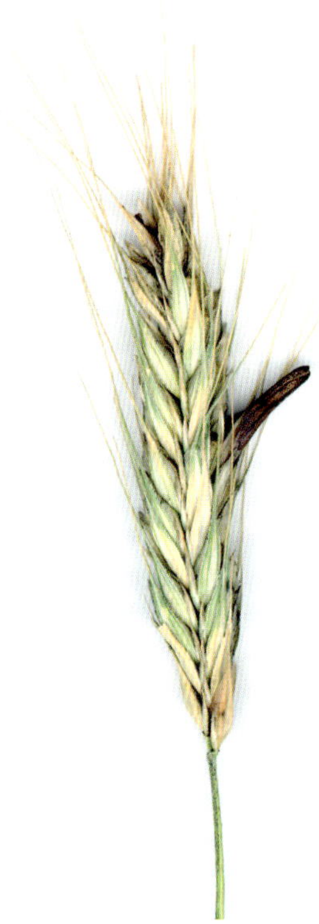

Abb. 1 Befallenes Getreide mit Mutterkorn (Secale cornutum). Der Pilz Claviceps purpurea befällt die Blüte von Graminaceen, z. B. Secale cereale (Roggen). Das befallene Getreidekorn wächst stärker und übertrifft die natürliche Größe eines Korns. Die dicht gepackten Pilzelemente (Sklerotium) sind ganz schwarz und ragen sichtbar aus der Ähre heraus. In diesem „Mutterkorn“ sind dann pharmakologisch wirksame Alkaloide enthalten, die beim Mahlen in das Mehl gelangen. Heute werden diese großen Körner mechanisch vor dem Mahlvorgang entfernt

I Grundlagen

1 Einteilung der Pilze/ Nomenklatur

Weil Pilze grundsätzlich Eukaryonten sind, gehören die prokaryontischen Aktinomyzeten, die so genannten „Strahlenpilze“, nicht dazu. Pilze sind grundsätzlich frei von Chlorophyll, sodass die Prototheca, die Algen, nicht zu den Pilzen gehören. Zellulosehaltige Pilze zählen zu den unechten Pilzen und die sog. „Schleimpilze“ werden gar davon abgegrenzt. Echte Pilze sind solche, die Chitin in ihrer Zellwand haben. Die wissenschaftlich exakte Einteilung und Benennung von Pilzen erfolgt nach Regeln der Botanik (Tabelle 3).

Tabelle 3 Grobeinteilung der Pilze nach botanischen Kriterien mit einigen Beispielen

A „Schleimpilze“ (Myxomyzeten)	
B Falsche Mehltaupilze (Oomyzeten): Zellulosehaltig	
C Echte Pilze (Eumyzeten): Chitinhaltig	
Niedere Pilze	
Zygomycota	(Mucor, Absidia, Apophysomyces, Rhizopus, Rhizomucor, Cunninghamella, Saksenaea)
Höhere Pilze	
Chytridiomycota	
Ascomycota („Schlauchpilze“)	(Saccharomyces, Trichophyton, Microsporum, Histoplasma, Aspergillus, Penicillium, Pneumocystis, Geotrichum, Morchellaceae, Tuberales)
Basidiomycota („Ständerpilze“)	(Boletus edulis, Agaricus, Amanita, Ustilago, Cryptococcus)
Deuteromycota („fungi imperfecti“)	(Candida albicans, Trichosporon, Epidermophyton, Coccidioides, Alternaria)

Zur Einteilung der echten Pilze werden morphologische Kriterien der geschlechtlichen Formen (teleomorph) herangezogen. Die wichtigsten Grundformen der Produktion von geschlechtlichen Vermehrungsformen sind das Basidium (Ständer), wo die Sporen sich außen abschnüren, und der Ascus (Schlauch), in dem die Sporen sich bilden (Abb. 2). Die Ascomyzeten kann man noch in 3 große Untergruppen aufteilen, nämlich die Archiascomyzeten (z. B. Pneumocystis), die Hemiascomyzeten (z. B. Saccharomyces) und die Euascomyzeten (z. B. Emericella).

Meistens liegen die Pilze jedoch in ihrer ungeschlechtlichen (anamorphen) Form vor. In Einzelfällen kann ein und derselbe Pilz noch in einer ganz anderen, ungeschlechtlichen (synanamorphen) Form auftreten. Leider sind die jeweiligen Formen oft nicht zeitgleich vorhanden und die Ausbildung der einen oder anderen Erscheinungsform hängt vom Substrat ab, auf dem die Pilze wachsen. Allenfalls bei den Zygomyzeten können die teleomorphen und anamorphen Formen nebeneinander auftreten.

Aber leider ist bei vielen Pilzen, darunter auch solchen, die medizinisch relevant sind, noch gar keine Geschlechtsform bekannt, sodass gar keine exakte Klassifizierung nach den strengen Regeln der Botanik möglich ist. Diese Pilze werden notgedrungen in die heterogene Gruppe der Deuteromyzeten eingeteilt, die auch „fungi imperfecti“ genannt werden, weil eben die perfekte Form (teleomorph) nicht gezeigt wird. Zwangsweise werden diese Pilze nach ihrer ungeschlechtlichen, vegetativen Vermehrungsform (anamorph) benannt.

Verwirrung entsteht dann, wenn in der Literatur nebeneinander die Namen für die teleomorphe und die anamorphe Vermehrungsstruktur verwendet werden, so heißt z. B. Cryptococcus neoformans nach seiner anamorphen Form, aber Filobasidiella neoformans nach seiner teleomorphen Erscheinung. Die anamorphe Form Candida krusei heißt eigentlich richtig nach der teleomorphen Erscheinung Issatchenkia orientalis.

In der Medizin dienen derzeit meist noch die anamorphen Strukturmerkmale zur Namensgebung (Tabelle 4).

Was derzeit nach solchen Kriterien in eine so genannte Gattung zusammengefasst wird, kann sehr heterogen sein; so besteht die Gattung Candida aus recht unterschiedlichen Arten, die womöglich in der Zukunft aufgrund ihrer echten Merkmale vielleicht separiert werden müssen. Unklarheit in der Nomenklatur besteht auch deswegen, weil die Bezeichnung einzelner Pilze sich im Laufe der Zeit geändert hat. So ist etwa der heutige Name Geotrichum capitatum synonym mit Trichosporon capitatum oder Aseotrichosporon capitatum oder Blastoschizomyces capitatus. Manche Pilzbezeich-

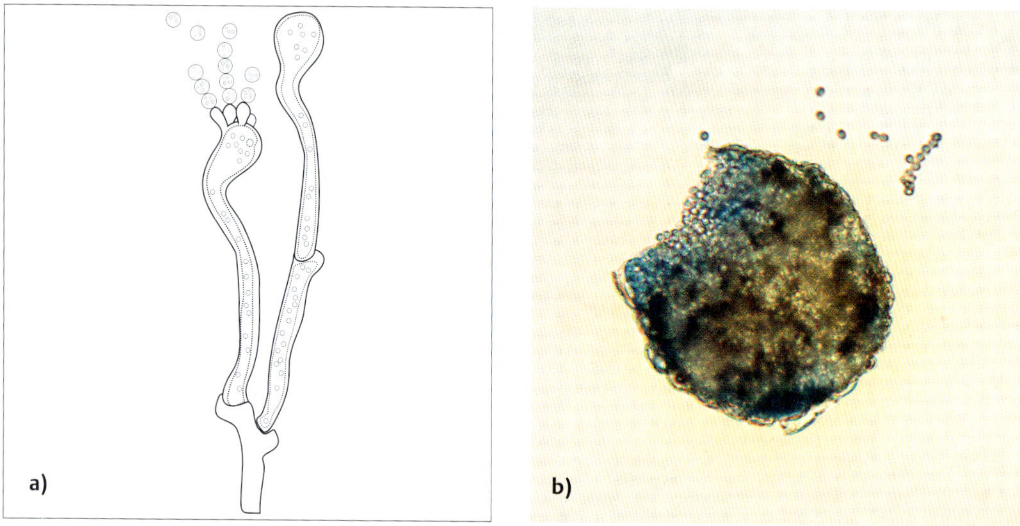

Abb. 2 a u. b Grundformen der geschlechtlichen Vermehrungsstadien
a) Basidium von Filobasidiella (Cryptococcus) neoformans; der Sprosspilz bildet unter bestimmten Bedingungen Myzel, der als typischer Basidiomyzet sog. „Clamp connections“ (Schnallen) bildet; am Ende eines Fadens entwickeln sich aus dem terminalen Sporenkopf die Basidiosporen
b) Ascus von Emericella (Aspergillus) nidulans; in einem umhüllten Gebilde (Ascus) entwickeln sich Sporen, die liberiert werden, wenn die Hülle aufplatzt

Tabelle 4 Einige Beispiele der Benennung von Pilzen nach ihrer anamorphen (ungeschlechtlichen) bzw. ihrer teleomorphen (geschlechtlichen) Vermehrungsform

Anamorphe	Teleomorphe
Aspergillus nidulans	Emericella nidulans
Blastomyces dermatitidis	Ajellomyces dermatitidis
Cryptococcus neoformans	Filobasidiella neoformans
Candida krusei	Issatchenkia orientalis
Candida kefyr (früher C. pseudotropicalis)	Kluyveromyces marxianus
Geotrichum candidum	Galactomyces geotrichum
Histoplasma capsulatum	Emmonsiella capsulata
Microsporum gypseum	Nannizia gypsea
Rhodotorula glutinis	Rhodosporidium toruloides
Scedosporium apiospermum	Pseudallescheria boydii
Trichophyton mentagrophytes	Arthroderma benhamiae
	Arthroderma simii
	Arthroderma vanbreuseghemii

nungen, die auch nicht exakt beschrieben wurden, waren ebenfalls nur von einzelnen Expertengruppen verwendet und sind gar nicht allgemein akzeptiert; so ist der Name Trichosporon beigelii nicht allgemein geläufig und entspricht vermutlich dem wissenschaftlich definierten Pilz Trichosporon asahii. Im Laufe der Jahre haben sich die Ansichten über die Nomenklatur von Pilzen manchmal geändert. So gilt eine Reihe von Namen, die man in alten Publikationen noch findet, wie Saccharomyces boulardii, Torulopsis glabrata u. v. a. m., heute als obsolet.

Weiterhin dienen den Botanikern morphologische Merkmale, wie z. B. die Art der Porenbildung zwischen den Einzelzellen von Pilzen, als Einteilungskriterien (Abb. 3). Charakteristisch für Ascomyzeten ist, dass Zellen, die hintereinander liegen, mit Schnallen („clamp connections") verbunden sind (Abb. 2 a).

Heute werden zunehmend auch genetische Verwandtschaftsgrade für die Zuordnung zu einer Pilzgruppe gewertet; so ist es unter Anwendung solcher Hilfsmittel wie der molekularbiologischen Sequenzierung von ribosomalen Genen, z. B. der D2-Region der 25S-rRNS, gelungen, die verschiedenen Pilzspezies voneinander abzugrenzen und Gruppierungen zuzuordnen. Damit war es z. B. möglich, den Erreger Pneumocystis carinii, der lange als Protozoon angesehen wurde, eindeutig den Pilzen zuzuordnen, und zwar den Ascomyzeten. Mit diesen modernen Methoden erkennt man nach und nach, dass einzelne der bisherigen „Spezies", wie etwa Trichophyton mentagrophytes, aus einem wahren Komplex von verschiedenen Mitgliedern bestehen, denn Pilzstämme dieser Anamorphe müssen mindestens 3 distinkten Teleomorphen zugeordnet werden.

Neben diesen anerkannten Klassifikationen sind dann im Sprachgebrauch auch noch gänzlich andere Qualifikationen gebräuchlich. So wird gelegentlich eine Gruppe von „Schwärzepilzen" (engl. „dematiaceous fungi") aus verschiedenen botanischen Gruppen zusammengefasst, die dadurch gekennzeichnet sind, dass sie braune bis schwarze Pigmente bilden und in die Zellwände einbauen (Tabelle 5). Diese Pigmente der Schwärzepilze sind mit dem Melanin von pathogenen Pilzen verwandt, aber nicht identisch. Diese typischen Umweltkeime können bei penetrierenden Hautverletzungen oder in Einzelfällen auch über die Atemwege in den Körper gelangen und vor Ort chronisch entzündliche Reaktionen hervorrufen. Infektionskrankheiten, die durch solche pigmentierten Pilze hervorgerufen werden, sind oft als **Phaeohyphomykosen** oder **Chromohyphomykosen** bezeichnet, im Gegensatz zu Infektionen mit nicht – pigmentierten Pilzen, die **Hyalohyphomykosen** genannt werden.

Die meisten der Pilze, die in der Natur vorkommen, sind ziemlich apathogen; andere sind obligat pathogen und wieder andere sind als fakultativ

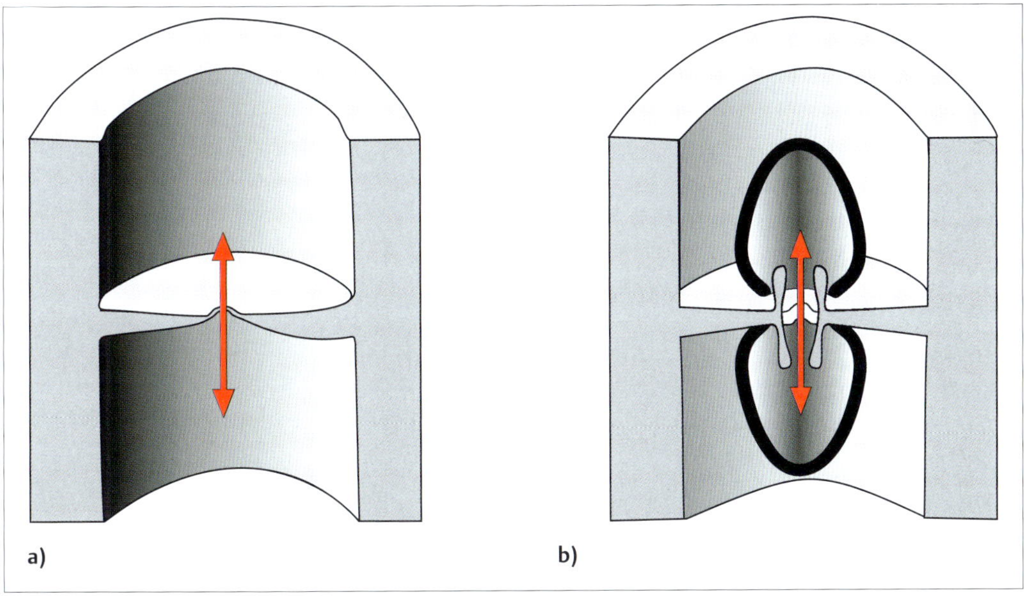

Abb. 3 a u. b Als Strukturmerkmale: verschiedene Porentypen

Tabelle 5 Einige Beispiele von „Schwärzepilzen"

Alternaria
Aureobasidium
Bipolaris
Chaetomium
Cladophialophora
Cladosporium
Curvularia
Drechslera
Exophiala
Fonsecaea
Hortaea
Phialophora
Phoma
Scedosporium
Scopulariopsis
Sporothrix
Ulocladium
Wangiella

pathogen zu bezeichnen, die eben erst dann Krankheit verursachen können, wenn das Terrain günstig und die Abwehrkräfte des Menschen geschwächt sind.

Gemäß ihrer Gefährlichkeit können die Pilze bestimmten Risikogruppen zugeordnet werden (Tabelle 6).

Tabelle 6 Klassifizierung der Pilze in Sicherheitsstufen

Risikogruppe I: ungefährliche Keime (zumindest für gesunde Erwachsene):
Cladosporium
Penicillium
Geotrichum
Saccharomyces
Candida
Risikogruppe II: mäßiges Risiko
Cryptococcus neoformans
Absidia
Mucor
Rhizopus
Aspergillus
Microsporum
Trichophyton
Epidermophyton
Risikogruppe III: hohes Risiko
Coccidioides
Histoplasma

Physiologische und biochemische Charakteristika können ebenfalls zur Differenzierung bzw. Charakterisierung von Gattungen oder von Stämmen herangezogen werden, was auch praktische Bedeutung in der medizinischen Diagnostik hat. Weitere Merkmale, die zur Einteilung in die einzelnen Gattungen (genus) und Arten (species) herangezogen werden, sind die kulturellen, morphologischen und mikromorphologischen Charakteristika. Eine weitere Unterteilung und Feintypisierung durch Nachweis von bestimmten Antigenen kann auch mittels Serologie erfolgen (siehe Diagnostik).

Für praktische Zwecke, speziell in der Medizin, ist die richtige, botanische Einteilung der Pilze oft wenig geeignet. Hier wird vielmehr eine Einteilung der Pilze nach rein praktikablen Gesichtspunkten vorgenommen (Tabelle 7).

Tabelle 7 Praktische, vernünftige, simplifizierte Einteilung der Pilze in der Medizinischen Mykologie

Das **DHS**-System:
Dermatophyten
Hefen
Schimmelpilze

2 Aufbau der Pilzzelle

2.1 Kern

Pilze sind höher entwickelte Lebewesen als die prokaryontischen Bakterien, denn sie besitzen einen richtigen Zellkern, der mit einer Kernmembran vom Zytoplasma abgetrennt ist. Diese Eukaryonten besitzen mehrere Chromosomen, die entweder in haploider oder diploider Zahl vorkommen. Primitive Pilze wie Schizosaccharomyces pombe haben ein kompaktes Genom mit nur 1400 Basenpaaren mit etwa 5 000 Genen. Die Bäckerhefe Saccharomyces cerevisiae, ein höher entwickelter Pilz, verfügt über 2 x 8 Chromosomen mit 12 067 266 Basenpaaren und dazu noch einigen wenigen Repeats, die an jeweils für einen Stamm charakteristischer Stelle im Genom verankert sind. Darin gespeichert ist die genetische Information für ca. 6 300 Proteine. Candida albicans liegt ebenfalls in diploider Form vor; einige Stämme können aber neben den klassischen 2 x 8 Chromosomen noch einzelne zusätzliche Chromosomen besitzen. C. parapsilosis und C. krusei sind ebenfalls diploid. Andere Sprosspilze, wie z. B. Candida glabrata, sind dagegen nur haploid.

In der Organisation und der Kodierungsstrategie der DNS gibt es Besonderheiten. Ein grundsätzlicher Unterschied der Pilz-DNS besteht auch darin, dass eine Methylierung von Adenin und Zytosin, die sonst bei allen Lebewesen existiert und bei der Genregulation von Bedeutung ist, bei Pilzen noch nicht gefunden wurde. Auch der Kodongebrauch ist z. T. unterschiedlich: so wird CUG normalerweise als Leuzin interpretiert, bei manchen Candida-Arten aber wird daraus Serin abgelesen. Für diese Aminosäure verfügen C. albicans (und einige andere Candida spp.) über 7 verschiedene Tripletts. Repeats kommen bei Pilzen nur in geringer Anzahl vor (ca. 3%). Auffällig ist zudem, dass nur ganz wenige Introns im Genom der Pilze zu finden sind.

Die Aktivität der Gene wird von Signalen gesteuert, die in der Zelle selbst entstehen, z. B. beim Wachstum, bei der Umwandlung von runden in elongierte, filamentöse Formen oder beim „phenotypic switching". Aber auch auf exogene Reize müssen Pilze rasch reagieren, um in ganz verschiedenen ökologischen Nischen zu gedeihen. Die Adaptationsfähigkeit der Pilze ist enorm.

Im Rahmen der Zellteilung bildet sich ein Spindelapparat, der die verdoppelten Chromosomen auf die entstehenden Zellen verteilt. Dieser Vorgang ist spezifisch durch Griseofulvin (Fulcin, Likuden) zu inhibieren.

Extrachromosomale, genetische Information tragen manche Pilze in Form von Viren, die sich in Pilzzellen vermehren. Zumindest 3 Gruppen sind zu finden, die entweder ein unsegmentiertes Genom, eingehüllt in ein Kapsid (Totiviridae), oder ein segementiertes, verpacktes Genom besitzen (Partitiviridae) oder gar ganz unkonventionell ohne eigene Proteinverpackung in einer Vakuole des Pilzes liegen (Hypoviridae). Dies resultiert meist in einer latenten Infektion, aber in Einzelfällen kann damit z. B. das Wachstum, die Toxinbildung bzw. die Virulenz der Wirtszelle modifiziert werden.

2.2 *Zytoplasma*

2.2.1 Ribosomen

Das Zytoplasma beinhaltet die Maschinerie für die Proteinsynthese, die an den zahlreichen Ribosomen, die am endoplasmatischen Retikulum entlang aufgereiht sind, abläuft. Diese Zellorganellen ähneln weitgehend denen anderer Eukaryonten. In die ribosomalen Proteine eingehüllt sind lange RNS-Stränge, die bei allen eukaryontischen Zellen recht konserviert sind. Auf dieser rRNS liegen jedoch auch Abschnitte, die nur bei Pilzen und zwar bei allen Pilzen gleichermaßen vorkommen. Neben diesen semikonservierten Sequenzen gibt es noch einzelne hochvariable Strecken, die jeweils charakteristisch für eine bestimmte Pilzart sind. Diese Besonderheiten können für die genetische Bestimmung von Isolaten genutzt werden, wobei die chromosomalen DNS-Sequenzen auf der 18S-rRNS bei den filamentösen Pilzen und auf der 25S-RNS bei den Hefepilzen am besten dafür geeignet sind.

2.2.2 Mitochondrien

Die Struktur der Mitochondrien ist vergleichbar mit der anderer eukaryontischer Zellen, d. h., sie werden durch eine Doppelmembran gegen außen abgegrenzt, wobei die innere Membran in Cristae gefaltet ist. Die mitochondriale DNS ist allerdings wesentlich länger als die bei tierischen (aber kürzer als bei pflanzlichen) Zellen; doch selbst unter den Pilzen gibt es erhebliche Größenunterschiede, nämlich zwischen 19 und 94 kD. Saccharomyces besitzt etwa 70 000 Basenpaare, wovon jedoch erstaunlicherweise nur etwa $^1/_3$ für Proteine kodieren, die anderen Abschnitte sind sog. nutzlose, „junk" DNA. Folglich werden trotz erheblich längerer Nukleinsäure nicht viel mehr spezifische Proteine in den Mitochondrien abgelesen und synthetisiert, denn die Mitochondrien enthalten ja alle notwendigen Strukturen für die eigene Eiweißsynthese, also Ribosomen und Messenger-RNS; ein Teil der Strukturproteine der Mitochondrien muss aber wie bei animalischen Zellen auch aus dem Zytoplasma der Zelle importiert werden, was bedeutet, dass diese genetische Information auf den Chromosomen im Zellkern gespeichert ist.

Eine Besonderheit der Pilzzellen besteht darin, dass sie nicht unbedingt auf die Funktionstüchtigkeit von Mitochondrien angewiesen sind, denn bei ausreichender Versorgung mit Glukose können Pilze durch Glykolyse allein genügend Energie schaffen; für die oxidative Phosphorylierung von anderen Substraten sind Mitochondrien jedoch auch für Pilze unabdingbar.

2.2.3 Weitere Organellen

Pilze besitzen keine Chloroplasten und produzieren kein Chlorophyll.

Für die Verwertung von Fettsäuren besitzen auch Pilzzellen Peroxisomen; diese Organellen bestehen aus einer einfachen Membran und sind ohne eigene DNS, was bedeutet, dass alle Strukturproteine im Zellkern kodiert sind und importiert werden müssen.

Die meisten Pilzzellen besitzen wie Pflanzenzellen eine oder mehrere große, flüssigkeitsgefüllte Vesikeln. Diese Vakuolen nehmen bis zu 30% des Zellvolumens ein; sie sind etwa vergleichbar mit den Lysosomen der animalischen Zellen und enthalten ebenfalls zahlreiche hydrolytische Enzyme, z. B. saure Phosphatase. In der Vakuole herrscht wie in richtigen Lysosomen ein niedriger pH-Wert, der durch eine Proton transportierende ATPase in der Vesikelmembran aufrecht erhalten wird. Zusätzlich jedoch werden in solchen Vesikeln noch Aminosäuren, divalente Kationen und andere kleine Moleküle gespeichert. Die Zusammensetzung ist variabel und abhängig von äußeren Lebensbedingungen. Ein Teil des Inhalts dieser Vakuolen kann nach außen abgegeben werden.

Auch Golgi-Vesikel sind in Pilzen vorhanden; so wird dort z. B. die Chitinsynthetase in eine Vesikelwand verpackt und in die Zellwand transportiert, und zwar an die Stelle, wo gerade eine neue Zellwand aufgebaut wird.

Pilzzellen haben auch ein inneres Zytoskelett. Lange Proteinzylinder, die Mikrotubuli, durchziehen das Zytoplasma und dienen zur intrazellulären Motilität von Organellen. Spezielle Transportproteine (z. B. SNARE) dienen für intrazelluläres Trafficking und Adressierung von Produkten.

2.2.3.1 Zytoplasmatische Membran

Ein ganz wesentlicher Unterschied zwischen einer Pilzzelle und anderen Eukaryonten liegt im chemischen Aufbau der zytoplasmatischen Membran, einer Lipiddoppelschicht. Während in tierischen und menschlichen Zellen **Cholesterin** der häufigste Fettkörper ist, findet man bei Pilzen dagegen **Ergosterin** (Tabelle 8). Eine Ausnahme stellen Pilze der Gattung Pneumocystis dar, weil sie diesen sonst charakteristischen Baustoff nicht haben.

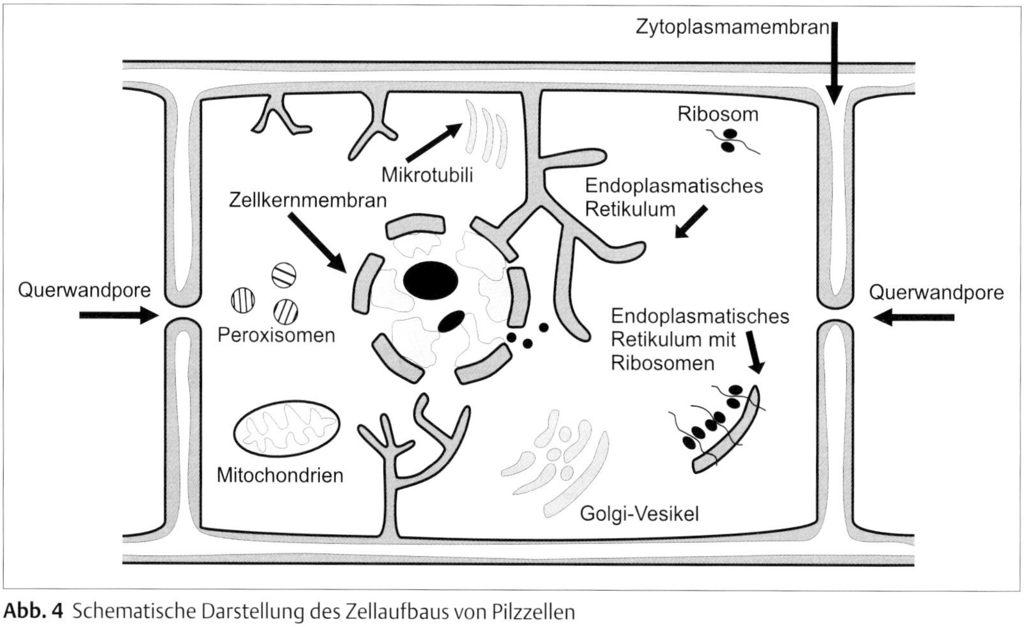

Abb. 4 Schematische Darstellung des Zellaufbaus von Pilzzellen

Tabelle 8 Zusammensetzung der Fette in der zytoplasmatischen Membran von Zellen (Angaben in %)

	Bakterien	Pilze	Mensch
Cholesterin	0	0	20
Ergosterin	0	70	0
Sphingomyelin	0	0	20
Phosphatidylcholin	0	Spuren	Spuren
Phosphatidylethanolamin	70	0	0

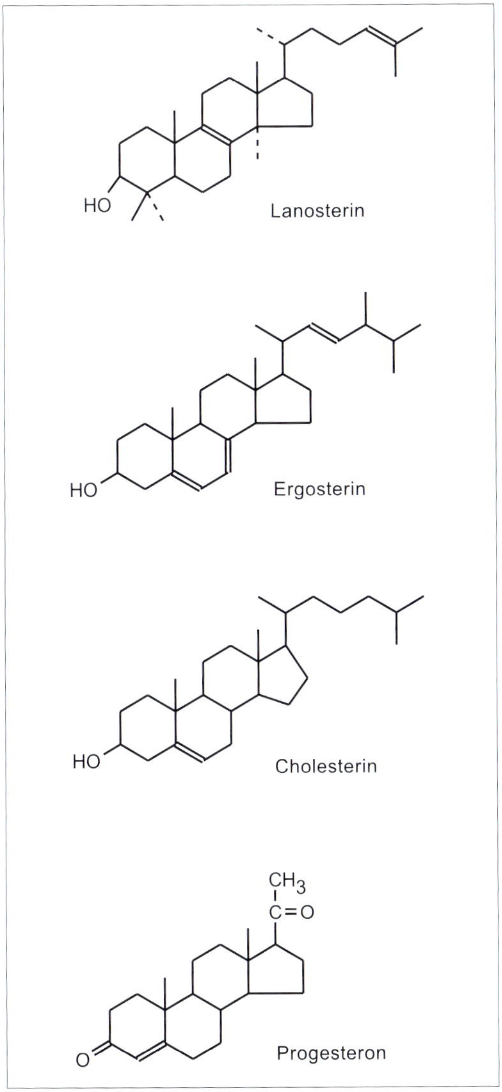

Abb. 5 Vergleich der chemischen Struktur von verwandten Fettkörpern (Steroiden, Ergosterin und Cholesterin), die beim Aufbau der zytoplasmatischen Membran von prokaryotischen Zellen, Pilzzellen bzw. von menschlichen Zellen von Bedeutung sind.

Etwa 5% des Trockengewichtes einer Pilzzelle besteht aus diesem Fettkörper, der zu den Steroiden gehört, wie auch Cholesterin und Progesteron (Abb. 5).

Dieses Ergosterin wird aus der Vorstufe Lanosterin mit Hilfe eines Isoenzyms der Familie der Zytochrom-P-450-Enzyme, der 14α-Demethylase, gebildet. Wegen dieser Besonderheit der Pilzzellen ergibt sich die Möglichkeit eines selektiven Angriffspunktes für Chemotherapeutika, die entweder direkt an diese Targets binden, wie Amphotericin B (Ampho-Moronal), oder die Produktion von Ergosterin hemmen, wie die Azole (Ketoconazol, Fluconazol, Itraconazol, Voriconazol).

Die zytoplasmatische Membran ist Sitz vieler wichtiger Enzyme, z. B. der Synthase von 1→3β-Glukan, und von Rezeptoren.

2.2.3.2 Zellwand

Ein weiteres Charaktermerkmal der Pilzzellen ist das Vorhandensein einer starren Zellwand, die wie ein Exoskelett wirkt, wie bei Bakterien; doch ist die Textur völlig unterschiedlich, denn Peptidoglykan kommt bei Pilzen nicht vor. Vielmehr besteht ihre Zellwand zu 90 % aus Polysacchariden (Abb. 6), nämlich Glukanen, Mannanen und bei allen echten Pilzen auch Chitin. Mithin enthält diese Pilzzelle Strukturen, die sonst in der Natur so nicht regelmäßig vorkommen!

Glukane sind fibrilläre Elemente aus Polymeren von Glukose, die bei den Ascomyzeten in einer (1→3)-β- oder (1→6)-β-Bindung miteinander verknüpft sind. Bei Candida ist das Verhältnis etwa 2:1, während bei Aspergillus die (1→3)-β-Bindung bei weitem überwiegt. Bei Basidiomyzeten, inklusive Cryptococcus, überwiegt dagegen die (1→6)-β-Bindung, was z. B. die relative Unempfindlichkeit gegen Echinocandine erklärt. Bei Candida stellt also das Geflecht von (1→3)-β-Glukanen das Hauptgerüst dar, an das dann (1→6)-β-Glukan sowie Chitin angeknüpft sind. Glukane und Chitin sind verantwortlich für die Rigidität der Zellwand

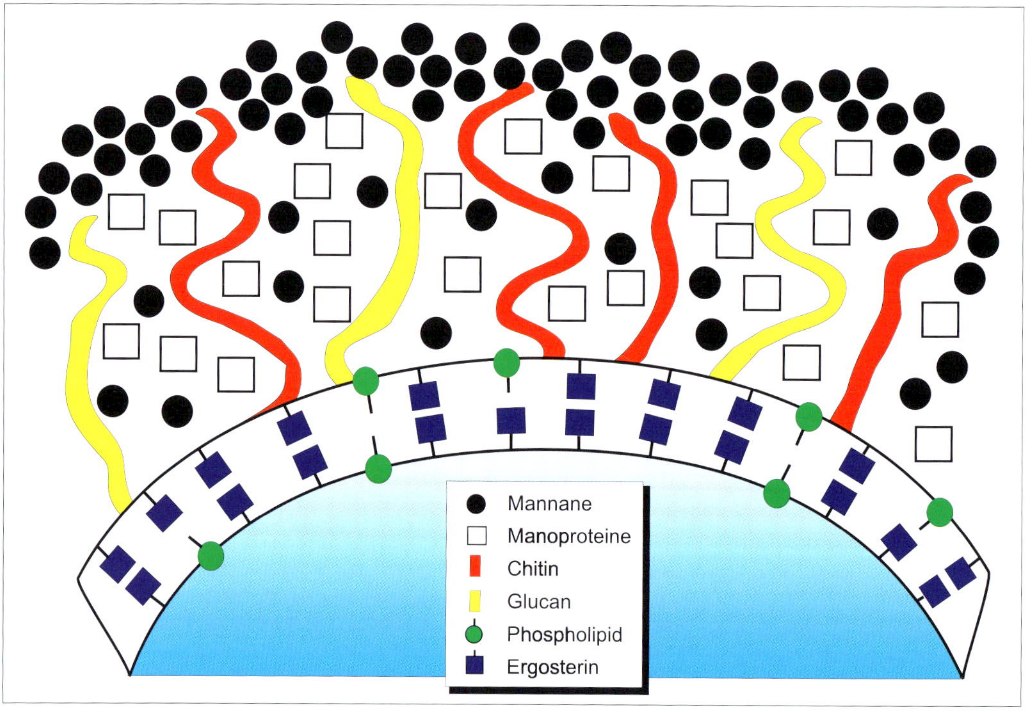

Abb. 6 Schematische Darstellung der äußeren Wand von Pilzzellen

und damit für die Form und die Festigkeit. Während 1→3β-Glukan in der Zelle produziert und dann in die Zellwand transportiert wird, kann 1→6β-Glukan in der Zellwand selbst entstehen. An diese Kohlehydratketten sind noch Proteine fest verankert, z. B. die Enolase. Wenn das Grundgerüst fehlt, so fehlen dann sekundär auch diese essentiellen Proteinbestandteile.

Dieses Netzwerk wird bei den meisten Pilzen noch verstärkt durch **Chitin**, einem starren, rigiden und beständigem Polymer aus 1-4β-N-acetyl-D-Glucosamin; diese chemische Struktur kommt in menschlichen Zellen nicht vor. Zygomyzeten haben viel, bis zu 10%, Chitin in der Zellwand. Manchmal kommt auch noch ein verwandtes Molekül, nämlich Chitosan, zusätzlich vor. Auch das Chitingerippe ist nicht regelmäßig über die Zellwand verteilt, sondern findet sich gehäuft in den Septen zwischen Mutter und Tochterzellen, wo die Zellteilung stattfindet. Die Menge des eingebauten Chitins ist auch abhängig von der Vermehrungsform, so hat die Myzelphase von Sprosspilzen mehr Chitin als die Blastosporenform. In der Myzelphase sind die Enzyme Chitinsynthase und Glukansynthase in ihrer Aktivität deutlich erhöht.

Einige der modernen Antimykotika greifen in die Zellwandsynthese ein; die Echinocandine (z. B. Caspofungin) und die Pneumocandine inhibieren die Glukansynthase, wogegen Nikkomycin die Chitinsynthase hemmt.

Dieses wabige, dreidimensionale Stützskelett ist ausgefacht mit Füllmaterial ähnlich wie ein Patchwork, also nicht ganz regelmäßig. Als Füllmaterial dienen Polymere aus Mannose. **Mannane** sind Ketten von Mannosemolekülen, die dann aber spezifische Seitenketten aus z. B. Galactoseresten haben. So haben z. B. Schimmelpilze der Gattungen Aspergillus und Penicillium typische (1→5)-β-Galactofuranosyl-Seitenketten. Candida-Arten haben recht spezifische α-1,2-, α-1,3-, β-1,2- und β-1,6-verknüpfte Mannose- und Phosphodiesterverbindungen. Selbst innerhalb der Art C. albicans gibt es zwei Varianten, die serologisch unterschieden werden können; die Serogruppe A hat typischerweise keine β-1,2-Verknüpfungen. Die Serogruppe B dagegen (wozu auch die frühere Art C. stellatoidea gerechnet werden muss) hat ein ähnliches α-1,6-Backbone mit α-1,2-verknüpften Oligomannosyl-Seitenketten mit ganz unterschiedlicher Länge. Mit spezifischen Antikörpern gegen diese Mannane kann man manche Sprosspilze identifizieren. Diese Mannane sind abundant in der Zellwand und vor allem in den äußeren Schichten angereichert; pro Hefezelle findet man ca. 1 Picogramm Mannane, das sind ca. 1 % der Trockenmasse einer Hefezelle. Sie werden sogar in großen Mengen nach außen abgegeben; z. T. sind diese Mannane auch fest mit Proteinen zu den **Mannoproteinen** verbunden.

Diese Einzelkomponenten sind schichtartig verteilt. Im Elektronenmikroskop kann man eine innere, sehr homogene Lage von ca. 100 nm erkennen, die dann außen noch durch eine 180 nm dicke Hülle verstärkt ist, die aus Fibrillen aufgebaut ist, die perpendikulär verlaufen und zwischendrin mit Protein ausgefacht sind. Sie sind mehr oder weniger fest mit den Mananen oder vor allem mit dem Glukangrundgerüst verknüpft und werden deswegen oft als glukanassoziierte Proteine bezeichnet. Einige dieser Proteine haben eine Funktion als Enzyme, so ist z. B. bei vielen Pilzen die **Enolase**, ein glykolytisches Enzym, abundant in der Zellwand; dieses Enzym hat vielleicht in der Zellwand ebenso wie im Zytoplasma, wo es auch in großer Menge vorkommt, eine Bedeutung bei der lokalen Energiebereitstellung; daneben spielen Phosphoglyceromutasen und Glukanasen eine wichtige Rolle. Andere Proteine haben z. B. Rezeptorfunktionen für Laminin, Fibrinogen, Komplement, Fibronectin, Albumin, Immunoglobuline, Surfactant, u. v. a. m. und vermitteln die Adhäsion an die Umgebungsstrukturen. Speziell zu erwähnen wäre ein Protein in der Zellwand von C. albicans, das starke Homologien mit dem Rezeptor für die Komplementkomponente iC3b (CR3), einem β2-Integrin (CD11b/CD18) auf einigen Wirtszellen, hat.

Einige dieser Zellwandproteine sind nur intermediär dort verankert und wandern hindurch, um dann in größerer Menge sezerniert zu werden. Überhaupt ändert sich diese Oberflächenbeschaffenheit dynamisch je nach Umgebungsbedingung; so sind bei Blastosporen bzw. bei Pseudomyzelien von C. albicans jeweils recht unterschiedliche Kompositionen dieser Oberflächenproteine zu beobachten. Sie beeinflussen auch die Hydrophobizität, was für die Fähigkeit zur Adhäsion an Rezeptoren der Matrix und der Wirtszelloberflächen von entscheidender Bedeutung sein kann.

Einzelne dieser Proteine sind auch antigen wirksam; spezifische Antikörper im Serum von Patienten können möglicherweise in der Zukunft zur Diagnostik verwendet werden. Und nicht zuletzt als Allergene können solche Oberflächenproteine fungieren.

Bei Pilzsporen sind diese Proteine zu festen, hydrophoben Bündeln (Hydrophobins) verwoben, die eine ganz feste Textur vermitteln, sodass diese Partikel z. B. gegen Sauerstoffradikale resistent sind.

In Einzelfällen wird die Zellwand noch durch weitere Substanzen stabilisiert, wovon dem **Melanin** eine besondere Rolle zukommt (Abb. 6). Während bei den Schwärzepilzen eine Dihydroxynaphthalenverbindung von Melanin eingebaut wird, besteht das Melanin in der Wand von Kryptokokken aus einer Dihydroxyphenylalaninverbindung. Dieses Pigment erhöht die Resistenz gegen Licht und Oxydanzien (Radikale), sodass solche Pilze sowohl in der unbelebten Natur wie auch im Körper des Menschen eine erhöhte Überlebenschance haben.

Die eigentliche Rolle dieser rigiden Zellwand ist die Reißfestigkeit; denn in einer Pilzzelle herrscht ein hoher Turgordruck; wenn diese Hülle nicht mehr stabil ist, so quillt die Pilzzelle und platzt schlussendlich.

Die Pilzzelle reguliert die Zellwandintegrität mittels einer Reihe von Regulationsmöglichkeiten, die auf mehr als 20 Genen kodiert sind. Wenn diese Funktion bedroht ist, kommt es unvermittelt zu Notreaktionen und Reparaturvorgängen.

2.2.3.3 Kapsel

Einzelne Pilze entwickeln außerordentliche Hüllstrukturen, z. B. eine zähe Kapsel, die bei Kryptokokken hauptsächlich aus Glucuronoxylomannan besteht. Von Fall zu Fall kann eine Kapsel sehr dick werden, sodass dadurch die Größe einer Pilzzelle, die im Schnitt schon einen größeren Durchmesser als Bakterien aufweist, erheblich zunimmt. Eine Kryptokokkuszelle, die eigentlich einen Durchmesser von ca. 10 µm hat, schwillt dann auf 30 µm an. Bei widrigen Lebensumständen können Kapsel tragende Pilze besser überleben. So kann z. B. Coccidioides immitis selbst in ariden, sandigen Wüstenböden lange persistieren, wenn dann diese Polysaccharidschicht schrumpft und eine kompakte schützende Schicht bildet. Im Körper des Menschen fungiert die Kapsel als ein Virulenzfaktor, denn sie wirkt antiphagozytär, immunsupprimierend und erleichtert die Immunevasion.

3 Struktur und Funktion

3.1 Myzel

Viele Pilze erscheinen hauptsächlich in Fadenform (Hyphe). Während manche Pilze nur in einzelliger Form vorkommen, treten andere als komplexe, mehrzellige Organismen auf; sie bilden ein richtiges Pilzgeflecht, ein **Myzel**. Bei den primitiven Pilzen, etwa den Zygomyzeten, sind die einzelnen Zellen noch in einem festen Verband, ohne voneinander durch Septen getrennt zu sein; sie bilden ein so genanntes coenozytisches Myzel. Andere Pilze dagegen, z. B. die Ascomyzeten und Basidiomyzeten, organisieren sich in einem richtigen mehrzelligen Gesamtlebewesen, wobei die einzelnen Zellen eine Differenzierung erfahren haben und eine Arbeitsteilung zwischen diesen Partnern erfolgte. In solchen Myzelien sind die einzelnen Pilzzellen durch Septen voneinander getrennt, wobei diese Trennwände für Stoffaustausch und Kommunikation durchlässig sind; dabei spielen komplex aufgebaute Poren eine entscheidende Rolle. Anhand der Feinstruktur eben dieser Porentypen (s. Abb. 3) kann man ebenfalls eine Zuordnung zu den einzelnen Gruppen erreichen und Verwandtschaften feststellen. Die Hyphen können echte Verzweigungen aufweisen, wobei charakteristischerweise bei Zygomyzeten die Abgänge rechtwinklig erfolgen, während sonst ein stumpfwinkliger Abgang zu beobachten ist (Abb. 7). Bei den Basidiomyzeten sind charakteristischerweise die einzelnen Hyphezellen durch eine deutliche Septenbildung voneinander getrennt, werden aber durch so genannte Schnallen (**„clamp connections“**) miteinander verknüpft (s. Abb. 2 a).

Gelegentlich verfestigen sich einzelne Hyphenverbände und sind bald Fremdkörper im Myzel. Zumeist sind solche kompakten Gebilde, die **Sklerotien**, durch Pigmenteinlagerungen auffällig und oft auch schon allein wegen ihrer Größe makroskopisch sichtbar. Typisch ist das schwarze „Mutterkorn“ von Claviceps purpurea (s. Abb. 1). Diese Strukturen können sich sogar aus dem Verband lösen und verbreitet werden; in dieser Form können die Pilze dauerhaft widrige Umstände überleben, um sich dann bei günstigeren Gelegenheiten wieder zu vermehren.

Wenn in einigen Fällen diese Myzelien recht wirr und zufällig strukturiert sind, so entwickelt sich bei anderen Pilzen ein wohl organisiertes Gerüst, das dann als Fruchtkörper eine charakteristische Form annehmen kann. Bei den Speisepilzen (Hutpilzen) z. B. stellen eben diese Fruchtkörper den augenfälligen, eigentlichen Pilz dar.

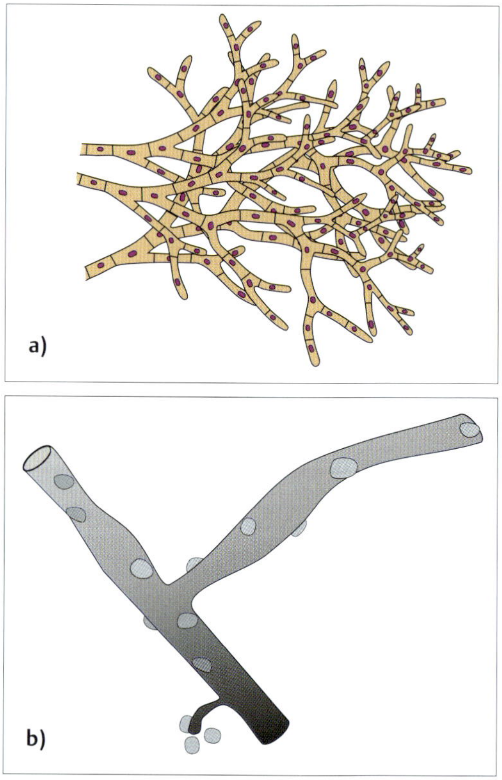

Abb. 7 a u. b Verzweigungsformen von Hyphen
a) Gleichmäßiges, septiertes Myzel von Aspergillus mit spitzwinkliger Verzweigung
b) Ungleichmäßiges, unseptiertes Myzel mit rechtwinkliger Verzweigung von Zygomyzeten

Ein individueller Pilz wird auch oft als **Thallus** bezeichnet. Im Grunde kann also eine Einzelzelle ein Thallus sein oder aber auch ein multizelluläres Gebilde, z. B. ein Fruchtkörper.

3.2 Blastospore

Sprosspilze liegen zunächst als rundliche Zellen, als sog. Blastosporen, vor, wobei man einzelne Arten aufgrund von feinen morphologischen Merkmalen voneinander unterscheiden kann.

Die Bezeichnung „Spore“ bedeutet jedoch nicht, dass diese Form einer Pilzzelle besonders resistent gegen Umwelteinflüsse wäre, wie bei einer Bakterienspore, die durch eine kompakte Verpackung der DNS und durch eine wachshaltige Wand geschützt ist. Diese Blastospore vermehrt sich ungeschlechtlich durch Knospung (Sproßung), wobei seitlich (unilokal oder auch multilokal) aus einer Mutterzelle eine kleine neue Tochterzelle heranwächst und sich dann abschnürt und allmählich größer wird (Abb. 8).

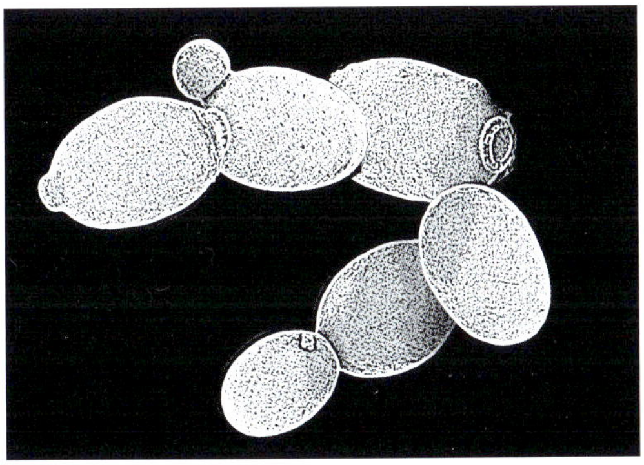

Abb. 8 Sprossung: Seitlich an einer Mutterzelle kommen durch Knospung (Sprossung) junge Tochterzellen hervor, die sich dann abnabeln, wobei jedoch eine Narbe zurückbleibt

Die einzelnen getrennten Zellen können noch durch gemeinsame extrazelluläre Matrix verbunden bleiben. Solche runden Zellen mancher Hefearten können sich unter bestimmten Einflüssen der Umgebung strecken und filamentöse Formen, z. B. einen Keimschlauch, bilden (Abb. 9); diese länglichen Pilzzellen sind nach der Teilung noch lose miteinander verbunden, sie haben keine Querwände (Septen) und kommunizieren nicht über Poren miteinander, sie bilden ein **Pseudomyzel.**

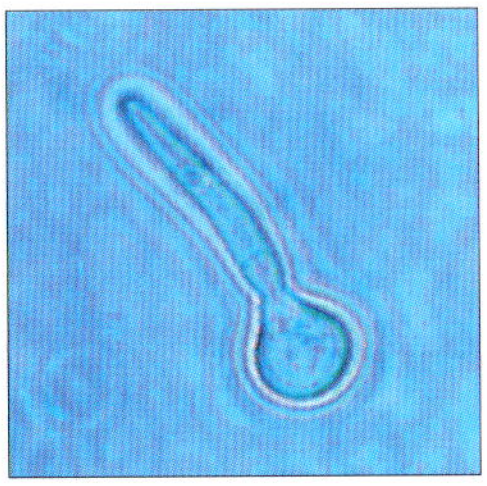

Abb. 9 Keimschlauch von Candida albicans 90 Minuten nach Inkubation bei 37 °C in serumhaltigem Milieu

3.3 *Dimorphismus*

Manche Sprosspilze, jedoch nicht alle, können sich unter bestimmten Wachstumsbedingungen strecken, sodass dann filamentöse Formen (Keimschläuche) entstehen, die typische Variationen erkennen lassen (Abb. 10). Die Bildung dieser zweiten Erscheinungsform ist abhängig von äußeren Bedingungen, z. B. von der Temperatur, sodass Histoplasma bei 37 °C auf Agar in der Hefeform und bei 25–30 °C in der Fadenform vorkommt. Oft wird dieser Begriff jedoch dafür verwendet, wenn der Pilz als Saprophyt auf einem Nährmedium oder in der Umwelt in einer anderen Form vorkommt als wenn er als Parasit im Gewebe eines infizierten Wirtes wächst. So bildet Coccidioides immitis auf Agar die hochkontagiöse Myzelform, die in Einzelteile (Arthrosporen) zerfällt (s. Abb. 55), im Lungengewebe dagegen die Spärulenform.

Manche Pilze haben einen genetisch fixierten Dimorphismus, wobei die Sprosszelle haploid und die Hyphe diploid ist.

Gelegentlich werden die Pilze auch aufgrund dieses Verhaltens eingeteilt (Tabelle 9).

Tabelle 9 Einige Beispiele für dimorphe Pilze

Histoplasma capsulatum
Sporothrix schenkii
Coccidioides immitis
Paracoccidioides brasiliensis
Pneumocystis carinii
Penicillium marneffei

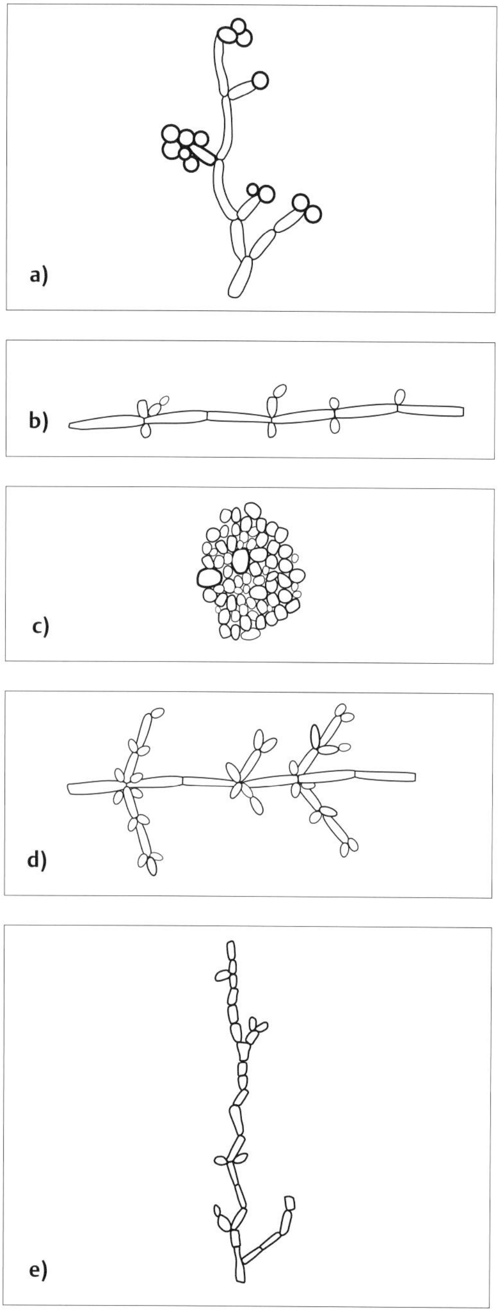

Abb. 10 a – e Mikromorphologie von Sprosspilzen auf Reis-Tween-Agar.
a) Candida albicans: Blastosporen, Pseudomyzel und endständige Chlamydosporen
b) C. tropicalis
c) Candida glabrata: nur Blastosporen
d) C. krusei
e) Trichosporon cutaneum: Arthrosporen

3.4 Pleomorphismus

Ein weiterer Formenwechsel kann während der asexuellen bzw. sexuellen Vermehrung beobachtet werden, wobei dann die Teleomorphe (sexuell) sich unterscheidet von der Anamorphe (asexuell); in einigen Fällen kann auch noch eine Synanamorphe auftreten, also eine zweite asexuelle Form, die sich ganz erheblich von der anderen Anamorphe unterscheidet. So kann Pseudallescheria boydii neben der sexuellen Erscheinungsform auch noch in der ersten anamorphen Konfiguration als Scedosporium apiospermum oder in der zweiten anamorphen Form als Graphium eumorphum auftreten.

3.5 Reproduktion

3.5.1 Sexuelle Vermehrung

Die sexuelle Reproduktion besteht bei den Pilzen darin, dass zwei getrennte, kompetente und komplementäre, haploide Zellen (z. B. + bzw. – bezeichnet) miteinander verschmelzen, was als Heterothallismus bezeichnet wird. Beachtenswert ist, dass die Karyogamie unter Umständen sehr lange Zeit nach der Verschmelzung der Zytoplasmen der beiden Zellen auf sich warten lässt. In anderen Fällen können auch Kerne von einem – mehrzelligen – Thallus, also z. B. einem coenozytischen Myzel, fusionieren, was dann ein Beispiel für Homothallismus wäre. Nach der Karyogamie folgt eine meiotische Teilung, so dass dann aus diesen diploiden Zellen wieder haploide Zellen entstehen.

Eine Produktion von sexuellen Sporen erfolgt bei manchen Ascomyzeten in einem speziellen Fruchtkörper (**Sporangium**), einem Perithecium (z. B. Chaetomium) bzw. einem Cleistothecium (z. B. Pseudallescheria). Die enthaltenen Sporen sind nicht nackt, sondern noch von einem Körbchen (Ascus) umgeben. (Im Gegensatz zu einem ganz ähnlichen Gebilde z. B. Phoma, wo in dem speziellen Fruchtkörper, der Pyknidie, die asexuellen Sporangiosporen unverpackt in großer Zahl liegen!)

3.5.2 Asexuelle Vermehrung

Viele Pilze machen aber nur eine strikte asexuelle Vermehrung durch, d.h., sie durchwandern keine Meiose, sondern erleben nur eine mitotische

Teilung der Chromosomen. Aber Parasexualität, d.h. ein Austausch von Zytoplasma oder sogar eine Karyogamie und Bildung von diploiden Zellen, kann auftreten, wobei selbst ein „crossing over" von Chromosomen und somit Austausch von Gensegmenten passiert, ohne dass jedoch eine Meiose erfolgt.

Daraus folgt, dass Pilze sowohl in einer haploiden wie in einer diploiden Form sich vegetativ, d.h. ungeschlechtlich, vermehren können. So liegen z. B. Saccharomyces cerevisiae und Candida albicans in diploider Form vor, während andere Candida-Arten, wie C. glabrata und auch Cryptococcus neoformans, haploid sind.

Im Verlaufe des vegetativen Wachstums einer Hyphe können Asco- und Basidiomyzeten durch Abschnürung nach außen **Konidien**, asexuelle Pilzsporen, bilden. In manchen Fällen entwickeln sich aus den Hyphen konidiogene Spezialzellen, Konidiophore, an denen dann viele Konidien entstehen (Abb. 11). Davon gibt es viele Variationsmöglichkeiten, z. B. eine annelidische (Scopulariopsis) oder eine phialidische (Aspergillus, Penicillium) Konidiogenese.

Gelegentlich werden asexuelle Konidien in besonderen Fruchtkörpern, Sporangien, produziert. Die **Pyknidie** ist ein solcher Fruchtkörper mit asexuellen Konidien, die von manchen Deuteromyzeten, z. B. Phoma, ausgebildet wird.

4 Physiologie

Das Längenwachstum der Hyphen erfolgt durch Anlagerung von neuer Substanz in die Spitzen; dort werden neue Mikrofibrillen durch Chitin-Synthetase in die Zellwand eingebaut. Auch die Glukansynthese durch entsprechende Enzyme findet dort an den Stellen des Wachstums statt. Die Vermehrung ist unter anderem von Licht, Sauerstoffzufuhr, pH-Wert, Nährstoffangebot und der Temperatur abhängig. Während die meisten Pilze ein Optimum bei Zimmertemperatur haben, sind einige sogar thermotolerant (Tabelle 10).

Tabelle 10 Thermotoleranz von manchen humanpathogenen Pilzen

50 – 55 °C	Rhizomucor, Rhizopus
45 °C	Aspergillus fumigatus
37 °C	Cladosporium

Solche äußeren Einflüsse triggern genetische Steuerungsmechanismen, die dann automatisch ablaufen; dadurch ergeben sich rhythmische Vermehrungsschübe, die sich z. B. bei einer Kolonie als Wachstumsringe identifizieren lassen.

Die biochemischen Leistungen der verschiedenen Pilze sind sehr variabel, wovon einige so charakteristisch sind, dass sie zur Differenzierung herangezogen werden. Exemplarisch sollen hier nur einige der Leistungen vorgestellt werden.

Eisen ist ein essentieller Wuchsstoff für Pilze. Vor der Aufnahme wird Fe^{3+} extrazellulär durch Ferroreductasen zu Fe^{2+} reduziert, welches dann von seinem Träger, dem Transferrin, freigesetzt und vom Pilz aufgenommen wird. Dieser Weg wird aber auch dann möglich, wenn der pH-Wert im Gewebe unter pH 4,5 absinkt, weil sich dann Eisen spontan vom Transferrin löst.

Einige Pilze bilden aber auch Siderophore, z. B. Hydroxamate durch Histoplasma oder Xenosiderophore durch Ustilago, die dann eine höhere Affinität zu Eisen besitzen als Transferrin. Die beladenen Siderophore werden dann durch spezielle Transportsysteme aufgenommen. Gelegentlich schnor-

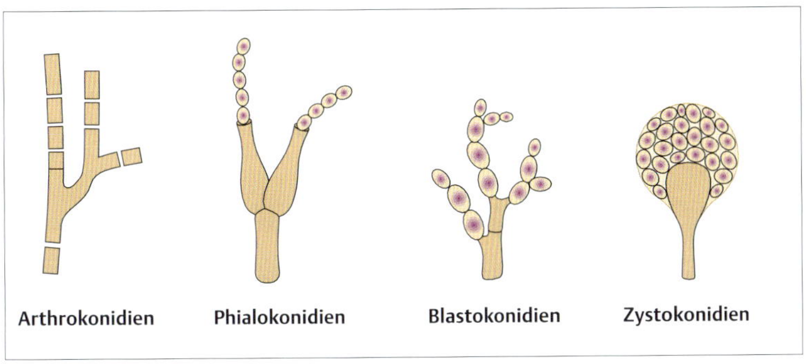

Abb. 11 Verschiedene Typen von asexuellen Sporen (Konidien)

ren Pilze von anderen Mikroorganismen in ihrer Umgebung, z. B. indem sie deren beladene Siderophore verschlingen. Die Art und Weise, wie ein Pilz sich im Einzelfall mit dem essentiellen Eisen versorgt, ist weitgehend abhängig von den Umgebungsbedingungen.

Bei vielen Pilzen, speziell aber auch bei Candida spp. und eben auch bei Candida albicans, kommt die **Enolase**, eine 2-phospho-D-glycerat-Hydrolase, in großer Menge vor. Dieses Enzym, das vor allem in der Glykolyse wirksam ist, kommt nicht nur in großer Menge im Zytoplasma vor, wo es unter Stress noch verstärkt gebildet wird, sondern ist auch eines der mengenmäßig dominierenden Proteine in der Zellwand, wo es fest mit Glukan assoziiert ist. Dort ist es auch eines der stärksten Antigene, sodass dieses Protein bei der Allergie gegen Pilze eine führende Rolle spielt. Bei Cladosporium herbarum, übrigens dem Pilz, der am häufigsten als Allergieauslöser beschuldigt wird, ist die Enolase (Cla h6) das hervorstechende Allergen. Auch bei Pneumocystis carinii ist die Enolase ein stark immunogenes Protein und zusätzlich noch verantwortlich für die Bindung von Plasminogen, was seinerseits dann eine Fibrinolyse in Gang setzt.

Interessant ist auch die Produktion von **Äthanol** aus Glukose von vielen Sprosspilzen, z. B. Saccharomyces und auch Candida, weniger dagegen von Cryptococcus. Noch viele andere flüchtige organische Substanzen (**VOC** = volatile organic compounds), vermutlich mehr als 500, werden von den verschiedenen Pilzen außerdem gebildet. Diese bedingen z. B. den Geruch, der von solchen Kulturen ausgeht, der fruchtig, hefeartig oder erdig, beißend sein kann. Manche Pilze, die im Kork wachsen, können aus 2,4,6-Trichlorphenol enzymatisch das 2,4,6-Trichloranisol bilden, das dann für den geschmacklichen Verderb von Wein verantwortlich gemacht wird.

Schimmelpilze können zumindest unter bestimmten Wachstumsbedingungen andere, sekundäre Metaboliten synthetisieren, die z. T. sezerniert werden und z. T. aber fester Bestandteil der Pilzelemente bleiben. Für Mensch und Tier wirken diese Stoffe toxisch. **Mykotoxine** gehören zu ganz unterschiedlichen Stoffklassen und sind in ihrer Bedeutung bei Krankheitsinduktion noch teilweise unbekannt und auch unterschätzt.

Manche Pilze bilden **Farbstoffe**, wie Carotinoide, Naphthochinone oder Melanin, welche dem Produzenten helfen, besser mit den Lebensverhältnissen in der jeweiligen Umgebung fertig zu werden, also sogenannte Fitnessfaktoren darstellen.

Eine beachtliche Gruppe von Sprosspilzen, z. B. Saccharomyces, Candida, Hansenula und Kluyveromyces, bildet „**Killertoxine**", die sezerniert werden und in der Lage sind, andere, verwandte Arten zu zerstören. Für das Überleben in der Umwelt spielen sie eine wichtige Rolle.

In ganz ähnlicher Weise werden **Antibiotika** als Fitnessfaktoren produziert; da die schnell wachsenden Bakterien die Nährstoffe wegnehmen würden, müssen sich die Pilze dagegen wehren, indem sie durch antibakterielle Stoffe das Wachstum der Konkurrenten hemmen oder sie sogar abtöten.

Praktisch alle pathogenen Pilze bilden **Prostaglandine** und **Leukotriene**, auch ohne dass Arachidonsäure von außen zugeführt wird. Man kann unterstellen, dass im Körper eines Wirtes durch die Phospholipase der Pilze die Phospholipide aus den Zellmembranen auch Arachidonsäure zur Verfügung steht, was dann noch durch Konversion dieser Vorstufe die Bildung dieser immunregulatorischen Wirkstoffe wesentlich verstärkt. (Zusätzlich werden diese Mediatoren auch noch von den Leukozyten produziert, wenn Zellwandprodukte aus den Pilzen frei werden.)

5 Virulenz und Pathogenese

5.1 *Fitnessfaktoren/Virulenzfaktoren*

Die Anpassungsfähigkeit an veränderte, besondere Umgebungssituationen ist ein Zeichen von Fitness, eine Voraussetzung fürs Überleben auch unter widrigen Umständen. Während Besiedelung und Infektion von Mensch und Tier wird ein Keim ebenfalls vor neue, außergewöhnliche Herausforderungen gestellt, die er nur mit neuen, sonst nicht geforderten Genprodukten erfolgreich bestehen kann. Natürlich benötigt er selbst dabei die gewöhnlichen Genprodukte ebenfalls; wenn ein Keim durch Ausschalten eines bestimmten Gens die Fähigkeit verliert, eine Infektion zu erzeugen und also apathogen geworden ist, so ist dies noch kein Beweis, dass dieses Gen ein Virulenzfaktor ist; vielleicht ist es nur ein Fitnessfaktor. Etwa 50 Gene werden bei einer invasiven Infektion bei C. albicans neu angeschaltet und sind somit irgendwie als Virulenzfaktoren beim Infektionsgeschehen sequentiell beteiligt. Einer davon ist eben der

Glyoxylatzyklus, der bei pathogenen C. albicans-Stämmen verstärkt angeschaltet wird, sobald der Pilz phagozytiert ist.

Besondere Eigenschaften sind jeweils gefordert bei der **Adhäsion**, der **Invasion** sowie der **Disseminierung**.

Die ökologische Nische auf der Haut bzw. Schleimhaut eines Wirtes ist hart umkämpft von vielen anderen Mikroorganismen; nur bei voller Durchsetzungskraft kann ein Pilz sich gegen die Bakterien behaupten, die Nährstoffe und Siedlungsplätze in Anspruch nehmen. Leichter wird es für den Pilz, wenn diese lästige Konkurrenz weg ist, z. B. nach Antibiotikabehandlung. Auch untereinander streiten sich Pilze, z. B. mit Hilfe von Killertoxinen, um den Platz an der Sonne.

Eine Besiedelung von Haut und Schleimhäuten eines Wirtes wird aber erschwert durch unspezifische Abwehrmaßnahmen, wie etwa dem lokalen pH-Wert; Sprosspilze tolerieren leicht saure Verhältnisse; wenn jedoch der pH-Wert < 4,5 ist, wie z. B. in der Vagina unter physiologischen Bedingungen, wird das Überleben von Candida albicans unterbunden. Die chemische Beschaffenheit sowie die Konsistenz von Schleim auf einer Mukosa stellt eine richtige Barriere dar. **Antimikrobiell wirksame Oligopeptide**, wie die Betadefensine in den Sekreten der Haut, das „lingual antimicrobial protein" (LAP) auf der Zunge, das „tracheal antimicrobial protein" (TAP) in den tieferen Atemwegen, der Surfactant-Faktor in den Alveolen, das Cryptdin im Dünndarm oder das Andropin in den männlichen Samenwegen verhindern das Überwuchern der Pilze auf den Epithelien, indem sie die Zellwände der Keime attackieren; nur mit intakter, kompakter Struktur, evtl. verstärkt durch eine dicke Kapsel, überstehen Pilze diese Angriffe.

Das funktionstüchtige Flimmerepithel der unversehrten Bronchialschleimhaut expediert ankommende Pilze wieder nach oben; beim Raucher, wo das Bronchialepithel nach Intoxikation durch Bestandteile im Rauch Defekte aufweist, ist diese Abwehrfunktion leichter zu überwinden. Nur wenn Pilze an die Oberflächenstrukturen der Schleimhäute festhaften, können sie überdauern.

Nicht zuletzt werden die lokalen Makrophagen, etwa die Alveolarmakrophagen nach Inhalation, die Anflugkeime eliminieren, wenn sich die Pilze nicht durch antiphagozytäre Faktoren, etwa eine Kapsel, davor schützen.

Die Kontaktaufnahme mit der Haut oder die Bindung an die Endothelien der Gefäßwände (oder allein an die Wände von Plastikkathetern) verlangt jeweils ganz unterschiedliche Fähigkeiten und Strukturen.

Im Prinzip gibt es mehrere verschiedene Proteine an der Oberfläche von Wirtszellen, die „cell adhesion molecules" (CAM), an denen sich nicht nur die benachbarten Körperzellen, sondern auch die mikrobiellen Invasoren festhalten, nämlich die Cadherine, die Selectine, die Integrine und die Immunglobuline, die jedoch nur eine begrenzte Verbreitung besitzen. Mit Hilfe von Lektinen, das sind kohlenhydrathaltige Strukturen, heften sich die Pilze an diese CAMs. Mannane der Zellwände von Pilzen (Abb. 6) sind daran beteiligt. Synthetische β-1,2-Mannane verhindern bei oraler Gabe durch Kompetition an den Rezeptoren die Kolonisation des Darmes.

Zusätzlich besitzen die Pilze aber auch eine Reihe von oberflächlichen Proteinen, wie etwa aus der Familie der ALS, das sind große Glykoproteine, die ihrerseits mit Reaktionspartnern im Wirt eine feste Bindung eingehen.

Dermatophyten produzieren Elastasen, Collagenasen und Keratinasen, um auf der Haut zu überleben, indem sie sich durch die Verdauung der Wirtsprodukte essentielle Nährstoffe beschaffen. Sprosspilze und Schimmelpilze machen das ganz ähnlich. Doch andererseits wird dadurch auch der Weg frei, um in das Gewebe vorzudringen. Verschiedene Materialien, wie die Collagene, die Proteoglykane, eine heterogene Gruppe von Makromolekülen mit einem Zentrum aus Protein und multiplen Polysaccharidseitenketten, und die multiadhäsiven Matrixproteine, darunter Laminin, Vitronectin und Fibronectin, bilden diese extrazelluläre Matrix, die einerseits das Vordringen verhindert, aber andererseits die Adhäsion der Pilze an die darunter liegenden Zellrezeptoren, an die sich ein Pilz binden will, verdeckt. Vitronectin enthält solche minimalen Strukturen, die notwendig sind, damit sie von Integrinen in der Plasmamembran von Pilzen erkannt werden, nämlich die Aminosäuresequenz Arg-Gly-Asp (abgekürzt RGD). Da Vitronectin auch auf der Oberfläche von Endothel- und Epithelzellen und Muskelzellen zu finden ist, spielen solche Interaktionen eine wichtige Episode in der Pathogenese. Solche Faktoren sind also sowohl für die Fitness als auch für die Virulenz verantwortlich. Pathogene Pilze wie etwa C. albicans besitzen an ihrer Oberfläche ganz ähnliche Strukturen wie Makrophagen, nämlich einen Rezeptor für iC3b, einem typischen Komplementfaktor.

Manche pathogene Pilze sezernieren eine Reihe von Enzymen, wie die Enolase, der eine Plasminogenaktivierung nachgesagt wird. Speziell den Proteinasen wird eine große Bedeutung beigemessen, die vor allem dadurch gekennzeichnet sind, dass sie im leicht sauren Milieu funktionieren müssen. Von diesen sauren Proteinasen (SAPs), die in ihrem aktiven Zentrum zwei nebeneinander liegende Aspartatmoleküle besitzen, gibt es bei Candida albicans gleich eine ganze Genfamilie von 10 verschiedenen Genprodukten, die zwar eine gewisse Homologie von 50–95% aufweisen, die z. T. gleichzeitig und z. T. nacheinander benötigt werden, wenn der Pilz in das Gewebe vordringt und dabei unterschiedliche Hindernisse zu überwinden hat. Je nach der gegebenen Situation spielen also die verschiedenen SAPs eine unterschiedliche Rolle. Einerseits beschafft sich der Pilz mittels dieser Enzyme durch Abbau von Proteinen des Wirtes die notwendigen Aminosäuren; SAPs sind also Fitnessfaktoren. Aber daneben haben sie auch die Funktion als Virulenzfaktoren, wenn sie z. B. die Körperabwehrmechanismen ausschalten; sie lösen die Schleimbarriere auf; sie können Komplementfaktoren degradieren oder auch Proteinaseinhibitoren des Wirtes, wie etwa α_1-Antitrypsininhibitor oder α_2-Makroglobulin, inaktivieren; manche SAPs, zumindest etwa SAP 2 von C. albicans, können sogar das IgA attackieren, das ja sonst gegen viele Proteinasen resistent ist, und damit das lokale Immunsystem ausschalten. Interessant ist auch die Wirkung auf Faktor X der Blutgerinnungskaskade; bei Infektionen mit Candida, Aspergillus und Zygomyzeten beobachtet man im Gewebe einen Verschluss der Blutgefäße um einen Infektionsherd, sodass sich dann eine Nekrose bildet, in der die Pilze ungestört durch Abwehrmechanismen sich vermehren.

Beim Eindringen in den Wirtsorganismus wird der Aggressor mit einer Reihe von unspezifischen und spezifischen Abwehrmechanismen konfrontiert. Transferrin hält Eisenionen so fest, dass nur ein solcher Pilz eine Chance hat, sich diesen essentiellen Nährstoff zu besorgen, wenn er mittels Ferroreductase oder hochaffinen Siderophoren dem Transferrin die Ionen abreißt. Lysozym und Komplement wollen die Zellwand des Pilzes attackieren und desintegrieren, wenn sie Schwächen aufweist. Das Vordringen wird durch die extrazelluläre Matrix verhindert, wenn nicht eben die Pilze Lektine, z. B. Kapselpolysaccharide, im Überschuss bilden, welche die Bindemoleküle absättigen. Sporothrix schenkii bildet solche Lektine, die speziell an menschliches Fibronectin binden.

Spätestens aber nach Internalisierung durch sessile oder patrouillierende Phagozyten werden apathogene Pilze gestoppt. Wiederum schützt eine Kapsel davor. Manche Kapselsubstrate werden in großer Menge produziert und durch Shedding in die Umgebung abgegeben, sodass schon in weitem Umkreis die Abwehr blockiert ist. Wird dennoch ein Pilz internalisiert, so kann er sich durch eine kompakte Wand vor der Zersetzung durch oxidative und nicht oxydative Abwehrstoffe entziehen. Auch Melanin in der Zellwand schützt Cryptococcus und Aspergillussporen vor den aktiven Sauerstoffradikalen. Einige Spezialisten, wie etwa Histoplamsa capsulatum, bringen spezielle Faktoren mit, wie etwa Kalzineurin, ein Kalziumbindeprotein, das dann das intrazelluläre Leben durch Kompetition mit Wirtszell – eigenen Strukturen (FκB) ermöglicht.

Die Ausrüstung der Pilze mit starken Virulenzfaktoren ist aber im Vergleich zu Bakterien gering. Die allermeisten Pilze sind nur Opportunisten und können nur dann effektiv Widerstand leisten, wenn die Körperabwehr mehr oder weniger geschädigt ist. Falls der Wirt viele Abwehrmechanismen verloren hat und die Abwehr defekt ist, so können natürlich auch solche Pilze eine Chance erhalten, die nur wenige oder schwache Virulenzfaktoren besitzen, also eigentlich wenig pathogen oder gar apathogen sind. Dann reichen eigentlich schon allein die Fitnessfaktoren aus; in der Tat findet man immer wieder im Einzelfall, beim anfälligen Patienten, selbst harmlose Umweltkeime als Krankheitserreger.

Ein Zeichen von Adaptationsfähigkeit ist auch der Wandel von einer Blastosporenform in ein filamentöses Pseudomyzel bei C. albicans. Mit der Filamentproduktion geht gleichzeitig einher eine Veränderung der strukturellen Komposition der Zellwand sowie des Enzymbesatzes. Dieser morphologische Wechsel ist allein nicht entscheidend, d.h. essentiell, für die Pathogenität, sondern nur hilfreich, unterstützend, addiert mit anderen Faktoren ist es eine Trumpfkarte für C. albicans. Dagegen hat C. glabrata durchaus pathogene Eigenschaften, auch wenn sie nie in der Lage ist, Filamente zu bilden.

„Phenotypic switching“ bedeutet, dass durch spontane Mutation mit einer relativ hohen Frequenz in einem Teil der Zellpopulation Gene angeschaltet und dadurch frische Eigenschaften mobilisiert werden, die auch wieder rückgängig gemacht werden können. Wenn dies z. B. Oberflächenstrukturen betrifft, so kann durch diese neue Äußerlichkeit der Pilz profitieren, weil er so das Immunsystem verwirrt. Aber auch andere Eigenschaften, wie Zellwandarchitektur, Proteaseproduktion und Antimykotikaempfindlichkeit, können betroffen sein. Dies passiert z. B. bei Candida albicans, aber auch bei Cryptococcus neoformans. Pilze können auch direkt die Immunreaktion regulieren, z. B. durch die Bildung von Prostaglandinen, speziell PGD_2 und PGE, welche die Lymphozytenproliferation hemmen; auch die Aktivität von Th1-Zellen wird dadurch vermindert, wodurch die Produktion von proinflammatorischen Zytokinen, wie TNF-α und IL-1 unterdrückt und relativ die Produktion von IL-10 erhöht wird. Auf diese Weise kann der Pilz die akute Entzündung mildern, wodurch seine Chancen zu überleben steigen.

5.2 Pathogenitätsfaktoren

Sprachlich sollte man vielleicht den Begriff Virulenzfaktor abgrenzen zum Pathogenitätsfaktor; Pilzprodukte wie Allergene und Toxine, die also erheblichen Schaden im Wirt anrichten können, sind Pathogenitätsfaktoren, sie helfen aber nicht unbedingt dem Keim beim Überleben während einer Infektion und sind damit also keine richtigen Virulenzfaktoren.

6 Infektabwehr

Die Exposition gegenüber verschiedenen, potentiell pathogenen Pilzen ist recht häufig, auch anhaltende Kolonisierungen oder sogar transiente Infektionen kommen vor; aber manifeste Erkrankungen sind eher die Ausnahme. Die Mechanismen der Abwehr gegen Infektionen mit diversen Pilzen sind recht vielfältig und von Pilz zu Pilz und von Ort zu Ort unterschiedlich. Prinzipiell kann man dabei die angeborenen, unspezifischen Faktoren abgrenzen von der erworbenen, spezifischen Immunität.

6.1 Unspezifische, angeborene Mechanismen

Unspezifische Abwehrmechanismen der Haut, wie Säuremantel (pH-Abhängigkeit), Talg und Cerumen, haben eine fungistatische Wirkung. Der Schleim auf den mukosalen Oberflächen hat eine ähnliche Wirkung. Verstärkt werden diese Stoffe noch durch Oligopeptide, wie z. B. Betadefensine, Protegrine, Laktoferrin, Lysozym, Cathelicidine, Dermicidin im Schweiß etc. Sie regulieren zusammen mit den bakteriellen Konkurrenten die Kolonisation von Haut und Schleimhäuten. Diese unspezifische, chemische, lokale Infektabwehr ergänzt also die anatomischen Barrieren und verhindert eine Invasion.

Eine intakte Epithelzellschicht ist ein wirksamer Schutz vor Invasion; selbst wenn im Intestinaltrakt einige Sprosspilze regelmäßig zu finden sind, so können sie beim normalen Menschen diese Barriere nicht überwinden – weder durch Persorption, d.h. parazelluär (zwischen den Epithelzellen hindurch), noch durch Invasion. Allenfalls beim Leukämiepatienten, der nach einer aggressiven Zytostatikatherapie als Kollateralschaden eine Mucositis und somit einen Defekt der Epithelschicht entwickelt, kann eine Einschwemmung von Pilzen aus dem Lumen erfolgen.

Und selbst wenn einmal diese erste Hürde überwunden ist, steht eine zweite Abwehrreihe, die extrazelluläre Matrix. Collagenfibrillen, Proteoglykane und multiadhäsive Matrixproteine verstärkt noch durch Hyaluronane, große Polysaccharide, die als hydrierte Gele wie Klebstoff die Proteine verbinden, hindern die Pilze an der Invasion.

Auch Pilze benötigen Eisen als essentiellen Nährstoff, wobei dieses Element im Körper nicht frei zur Verfügung steht. Vielmehr ist es fest gebunden an Eisenbindeproteine (Siderophiline), wie Transferrin im Plasma, in Lymphe und Liquor oder Laktoferrin in den exokrinen Sekreten, wie Tränen, Speichel, Bronchialschleim, Darmsekreten, Vaginalsekreten, Samenflüssigkeit und Milch, sowie in den sekundären, spezifischen Granula von Granulozyten. Während Transferrin nur im neutralen Milieu Eisen fest bindet, kann Laktoferrin auch noch im sauren Bereich, bis zu pH 4, funktionstüchtig sein. Dieses Protein hemmt das Wachstum von Trichophyton spp., Histoplasma capsulatum, Candida albicans, Cryptococcus neoformans und vor allem von Zygomyzeten. Bei Eisenüberladung nach Polytransfusion besteht eine erhöhte Infektanfälligkeit; auch trotz Bindung von Eisen durch Chelatbildner, wie Desferrioxamin, können Pilze sich dieses Angebotes bedienen; sie nehmen den Chelatbildner mit dem Eisen auf.

Die Komplementfaktoren mit ihrer lytischen Aktivität, aber auch mittels den dadurch ausgelösten Opsoninen und Chemokinen, spielen ebenfalls eine wichtige Rolle in der Infektabwehr zumindest bei Infektionen mit C. albicans und A. fumigatus, weniger bei Infektionen mit H. capsulatum bzw. C. immitis.

Neben den humoralen Abwehrmechanismen kommt gerade bei den Pilzinfektionen der zellulären Infektabwehr eine entscheidende Rolle zu. Manche Parenchymzellen, z. B. Keratinozyten, haben eine antimykotische Wirkung; mit Hilfe von Mannosebindeproteinen können sie Pilze arretieren und abtöten. Granulozyten sind die primären Abwehrzellen, obwohl sie als Einzelzellen viel zu klein sind, um die viel größeren Pilzelemente vollständig zu internalisieren. Im Verband jedoch können sie erfolgreich Myzelien attackieren (Abb. 30) und mit ihren lysosomalen Enzymen und anderen Oligopeptiden, z. B. den kationischen Proteinen, den alpha-Defensinen, BPI, p15 u.v.m., attackieren. Daneben spielen natürlich auch noch die oxydativen Mediatoren, wie H_2O_2 oder O-Radikale oder das langlebige Produkt N-Chlorotaurin, eine wichtige Rolle; dies wird deutlich, wenn diese Zellen fehlen, nämlich bei Neutropenie nach myelosuppressiver Therapie einer Leukämie, oder defekt sind, wie bei der chronischen Granulomatose, wo den Zellen einige Enzyme fehlen, oder bei Diabetes, wo die Funktionen der Chemotaxis sowie des oxidativen Burst vermindert sind. Die Rolle von iNOs und die Generierung von NO ist nicht bei allen Pilzinfektionen in der Abwehr involviert, so hat dieses Produkt z. B. keinen Einfluss auf die Infektion mit Kryptokokken.

Zusätzlich kommen die Makrophagen zu Hilfe. Die untrainierten Zellen der Zirkulation und in zentralen Organen sind recht schwach gegen Pilze. Diese können sich sogar darin vermehren (Abb. 31). Dagegen sind die Alveolarmakrophagen und solche in einem entzündlichen Gebiet durch die Zytokinkonstellation so aktiviert, dass sie mühelos phagozytierte Pilze, selbst Cryptococcus, Histoplasma und Coccidioides, innerhalb kurzer Zeit inaktivieren und eliminieren. Vor allem 1-3-β-Glukan in der Zellwand von vielen Pilzen, speziell der Ascomyzeten, kann an mindestens zwei Rezeptoren auf Makrophagen binden, den Komplementrezeptor und den Dectin-1-Rezeptor, wodurch nachfolgende Funktionssteigerungen bezüglich antitumoraler und antimikrobieller Wirkung getriggert wird. Die Bereitstellung von IL-12 beeinflusst ganz entscheidend die nachfolgende Immunreaktion.

Bei Diabetikern zeigen die Makrophagen eine Dysfunktion und sind nicht mehr in der Lage, Sporen abzutöten. Unter Kortison ist einerseits die Abfolge der entzündlichen Reaktionen, welche die Pilze in Schach halten, vermindert und andererseits wird dadurch ein Diabetes induziert, der ebenfalls die Abwehrreaktion schwächt.

Die Bedeutung von NK-Zellen ist noch wenig erforscht, aber es ist anzunehmen, dass auch diese Zellen, die z. B. schon in vitro eine direkte Inhibition auf C. neoformans ausüben, beteiligt sind.

Neben den chemischen und zellulären Abwehrmechanismen gibt es auch noch physikalische Wirkungen, welche die Pathogenität von Pilzen beeinflussen, z. B. die Temperatur. So können manche Pilze allenfalls die Oberflächen mit niedrigen Temperaturen besiedeln, bei 37 °C oder sogar bei Fieber ist das Optimum für viele Pilze, die eigentlich an die Umwelt adaptiert sind, überschritten (Tabelle 10).

6.2 *Erworbene, spezifische Abwehr (Immunität)*

Die Rolle der B-Lymphozyten und der dadurch bedingten humoralen Immunität wird immer noch zwiespältig diskutiert. Während in manchen Beispielen, etwa Candida- und Cryptokokkeninfektionen, spezifische Antikörper einen protektiven Effekt haben können, z. B. über ihre opsonisierende Wirkung bzw. über eine antikörperbedingte Zytotoxizität, zumindest wenn sie der richtigen Immunglobulinklasse angehören, in ausreichender Menge gebildet und gegen relevante Epitope gerichtet sind, wird ihr Wert bei anderen Infektionen bestritten. Sogar eine nachteilige Wirkung wird ihnen nachgesagt, z. B. bei der Histoplasmose und Coccidioidomykose. Dort ist ein hoher Titer in der KBR mit einer schlechten Prognose korreliert, was vielleicht dadurch zustande kommt, dass diese Antikörper die Pilze vor sonstigen körpereigenen Abwehrmechanismen schützen.

Dagegen ist die Rolle der T-Lymphozyten unbestritten, aber noch bei weitem nicht klar verstanden.

Hinweise gibt es, dass aktivierte T-Lymphozyten direkt an die Pilzzellen binden und sie mit Hilfe von Perforinen und Granzym lysieren können, wo doch die T-Zellen sonst einer strengen MHC-Restriktion unterliegen. Selbst wenn der kompetente T-Lymphozyt mit Hilfe seines T-Zell-Rezeptors sein passendes Antigen an der Oberfläche eines Pilzes erkannt hat, so fehlen doch die gesetzmäßig erforderlichen weiteren, akzessorischen Liganden. In Gestalt von Mac-1-Antigen (CD11b/CD18) aber können Lymphozyten direkt mit undefinierten Strukturen der Pilzzellen interagieren und ihre antimikrobielle Wirkung ausüben.

Viel besser verstanden ist die Rolle der Zytokine, die von T-Zellen nach Antigenkontakt ausgeschüttet werden, bei der Überwindung von lokalen und systemischen Infektionen. Ein Zytokinmuster, das die Ausbildung von Th1-Zellen favorisiert, schützt vor einer Infektion mit C. albicans. Aber die Komplexität des Regelkreises von Zytokinen und Chemokinen von Phagozyten und T-Zellen ist nicht immer in gleicher Weise gefordert. Die Produktion von Interferon-γ und von Tumor-Nekrose-Faktor-α spielt unter den anderen proinflammatorischen Zytokinen ein hauptsächlich schützende Rolle. Dagegen haben IL-4 und IL-10 eine eher schädigende Wirkung, obwohl auch paradoxe Resultate bei einigen Pilzinfektionen berichtet werden.

Die Rolle der T-Lymphozyten wird vor allem dann offensichtlich, wenn ihre Funktion ausfällt. Die Gabe von Glukokortikoiden führt neben einer Schwächung der Funktion der phagozytierenden Zellen auch zu einer Störung der T-Zellen. Die Suppression der zellulären Immunität nach Organtransplantation bzw. bei Autoimmunkrankheiten mittels Cyclosporin A und anderen Immunsuppressiva schwächt ganz außerordentlich die Abwehr gegen Pilze, wobei je nach Pilzart die Folgen quantitativ unterschiedlich sein können. Nicht zuletzt geht die Störung der T-Zell-Funktion bei Krankheiten wie etwa Aids mit einer erhöhten Infektanfälligkeit auch gegen diverse Pilze einher, z. B. Candida, Cryptococcus, Coccidioides und Histoplasma.

II Diagnostik

7 Inspektion

Speziell Dermatomykosen werden an ihren charakteristischen Manifestationen gut erkannt. Aber auch andere Mykosen befallen die Haut und auch die Schleimhäute und die Läsionen können bei Inspektion erkannt werden (Abb. 12). Als typische Pilzinfektion kann der Soor gelten, wo Candida-Arten auf der Mundschleimhaut dicke, weißliche (gelegentlich auch tingierte) Beläge bilden können (Abb. 12 b). Aber auch die Kryptokokken, Histoplasma, Sporothrix und sogar manche Schimmelpilze infizieren das Integument.

8 Bildgebende Verfahren

Röntgen: Eine Pilzpneumonie durch Candida, Histoplasma, Cryptococcus, Coccidioides oder Aspergillus kann in der Röntgenaufnahme erkannt werden, entweder als Rundherd oder als flächige Verschattung oder als ein klassischer „fungus ball", nämlich dann, wenn Aspergillen eine vorgebildete Kaverne besiedeln.

CT: Eine deutlich bessere Auflösung der Feinstrukturen ist mit der Computertomographie zu erhalten, was im HR-CT noch gesteigert werden kann. Während eine Candida-Infektion meist mul-

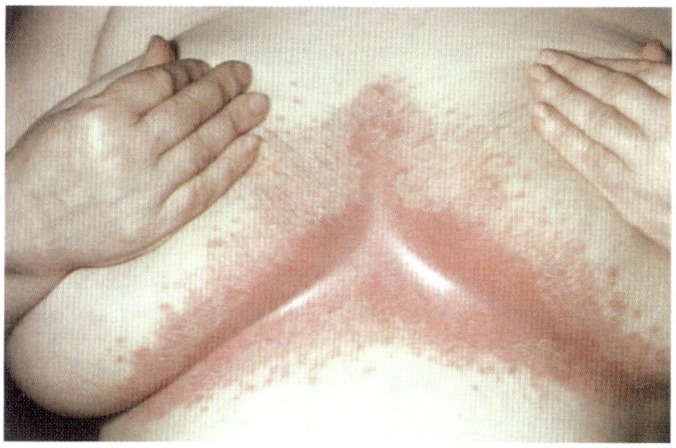

a)

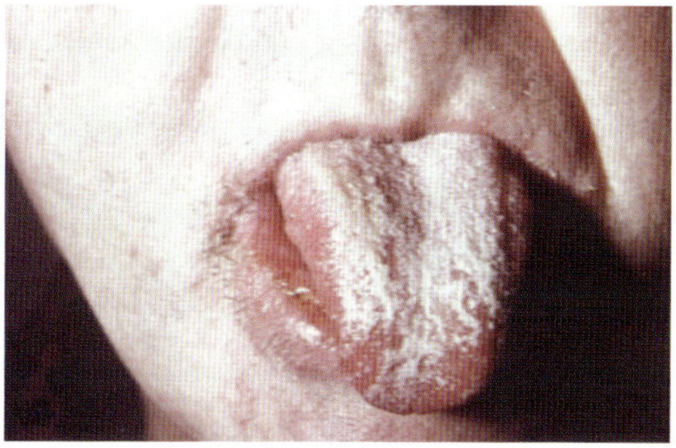

b)

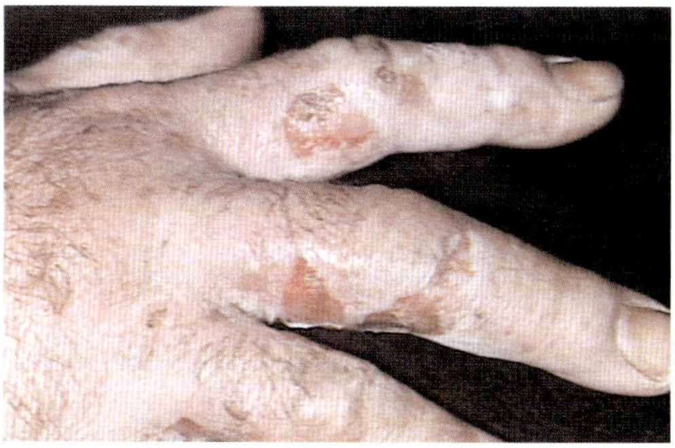

c)

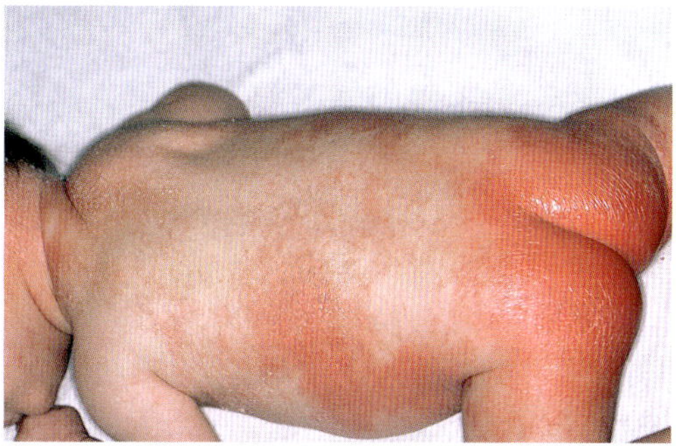

d)

Abb. 12 a – d Besiedlung von Haut und Schleimhäuten mit Sprosspilzen

a) Submammäre, intertriginöse Candidose mit tiefrot entzündeter Haut und zahlreichen Papeln an der Periphere bei einer Diabetikerin

b) Orale Candidose (Soor) bei einem Aidspatienten

c) Interdigitale Candida-Mykose mit grau-weißlich mazerierter Haut und dunkelrot glänzender Fläche zwischen den Fingern

d) Windeldermatitis

tiple Infiltrate mit unterschiedlicher Ausdehnung erzeugt, die scharfe Ränder haben, sind die Läsionen durch Aspergillus meist pleuranah und zeigen einen Halo um das Infektionsgebiet (Abb. 13). Wenn die Infektion fortschreitet und sich ausgedehnte Gewebsnekrosen gebildet haben, so kann sich eine Luftsichel über dem Pilzherd ausbilden (Abb. 13 c).

Enzephalitische Herde, hervorgerufen durch Cryptococcus oder Aspergillus, lassen sich ebenso nachweisen, wenn sie eine minimale Ausdehnung erreicht haben (Abb. 46 c).

Ultraschall: Infektionen von parenchymatösen Organen wie Leber und Milz lassen sich gelegentlich als herdförmige Aussparungen darstellen (Abb. 14).

Abb. 13 a – c High Resolution (HR)-Computertomogramm von Aspergilluspneumonie. (Bilder von Prof. Jacobi/Frankfurt)
a) Zu Beginn eine diffuse Verschattung pleuranah
b) Später eine deutliche Zunahme der entzündlichen Infiltration und ein Randsaum (Halo) mit Progression
c) Als Restfolge besteht ein Aspergillom mit einer Sichelbildung („air crescent sign“)

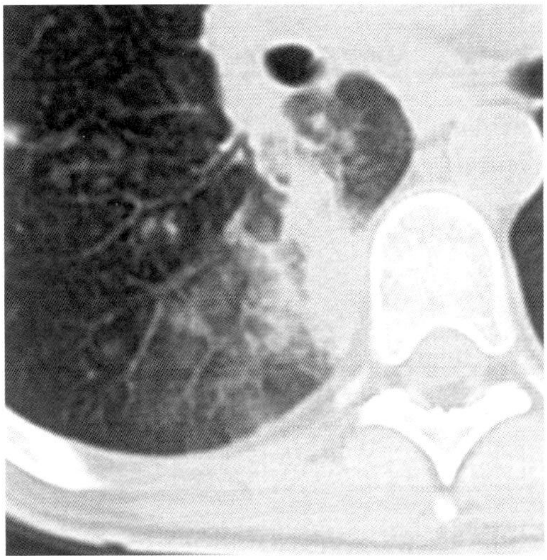

a)

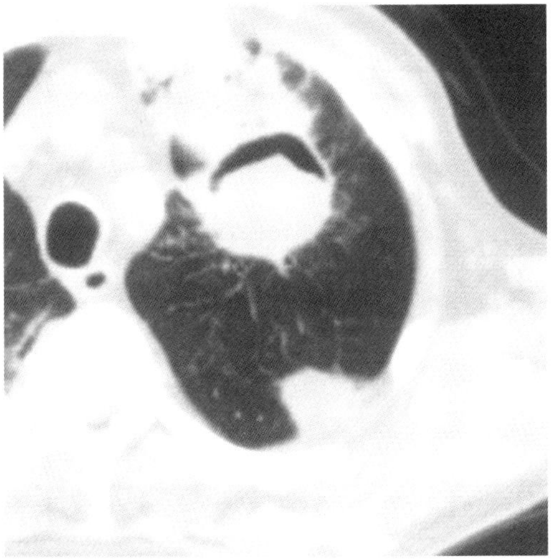

c)

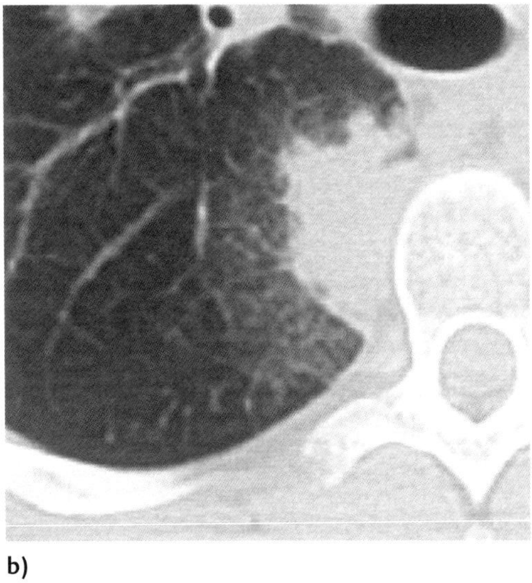

b)

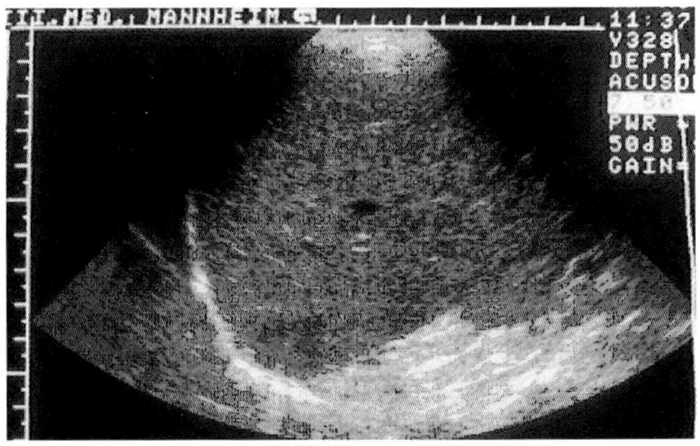

Abb. 14 Hepatolienale Candidainfektion. Hypodense und z.T auch hyperdense Zonen können im Ultraschall nachgewiesen werden (Bild von Frau Prof. Weiss/Mannheim)

9 Histologie

Der Nachweis von Pilzelementen in entzündlichen Herden gelingt vor allem dann, wenn man an eine mykotische Ursache denkt; zwar lassen konventionelle Verfahren, wie etwa die HE-Färbung, auch Pilzelemente erkennen, aber entsprechende Spezialfärbungen können spezifisch die Zellstrukturen von Pilzen deutlich machen, z. B. die PAS-Färbung oder noch besser die Silberfärbung nach Grocott-Gomori (Abb. 15). Mit optischen Aufhellern können die Zellwände von Pilzen dargestellt werden (Abb. 15 c). In der Zukunft kann vielleicht die Verwendung von markierten Gensonden (Abb. 16) die spezifische Entdeckung von Pilzen ermöglichen.

Zuverlässige Zahlen über die Häufigkeit von Mykosen bei Verstorbenen sind wegen einer niedrigen Sektionsfrequenz heute nur punktuell zu erhalten. Aber man kann hochrechnen, dass ca. 75 % der systemischen Mykosen erst post mortem diagnostiziert werden.

10 Klinische Chemie

Bei disseminierten Pilzinfektionen und entsprechender entzündlicher Reaktion sind die klassischen Entzündungsparameter wie Leukozytose, CRP, Zytokinmuster etc. positiv. Eine sichere Abgrenzung zur Ätiologie durch andere Erreger lässt sich jedoch damit nicht erzielen.

Zukünftig wird es vielleicht die Möglichkeit geben, durch den chemischen Nachweis von Produkten der Pilze, wie etwa von spezifischen Zuckern, wie D-Arabinitol, eine Pilzinfektion dingfest zu machen.

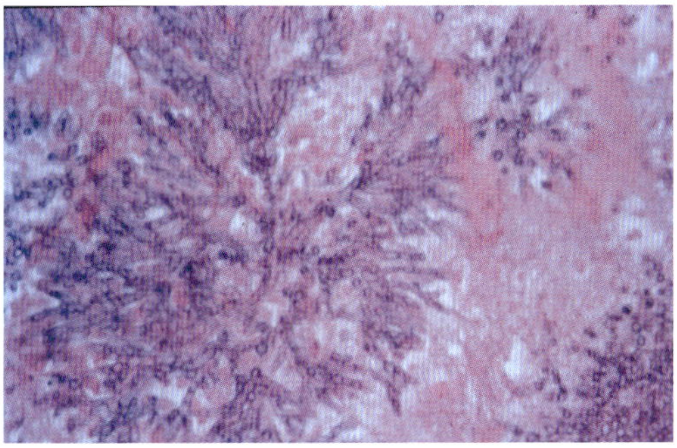
a)

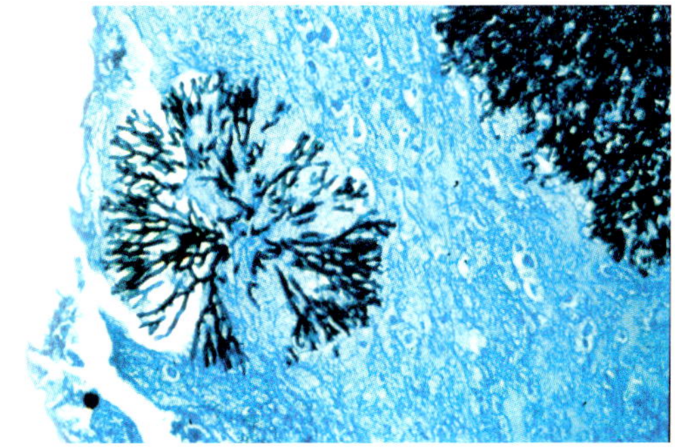
b)

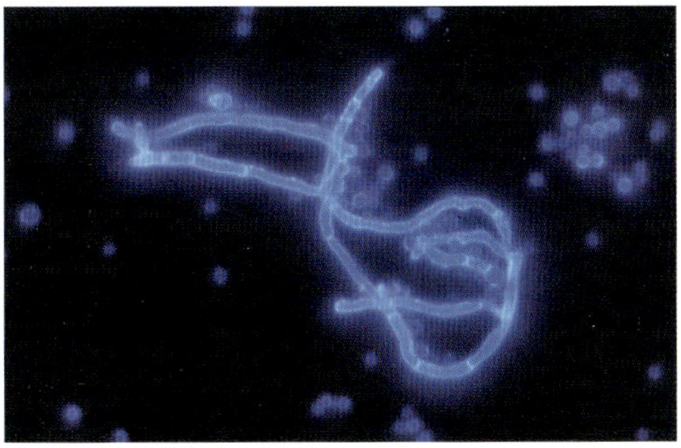
c)

Abb. 15 a – c Histologische Färbung mit HE **a)** bzw. nach Grocott Gomori **b)** einer experimentellen Candida-Infektion der Niere mit C. albicans; die Pilzelemente sind schwarz gefärbt.
c) Eine Imprägnierung der Zellwand von Pilzen mit einem optischen Aufheller wie Calcofluor lässt im Fluoreszenzmikroskop die Fäden und auch die Septen hell aufleuchten

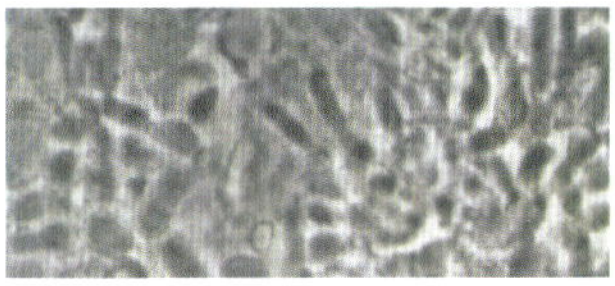
a)

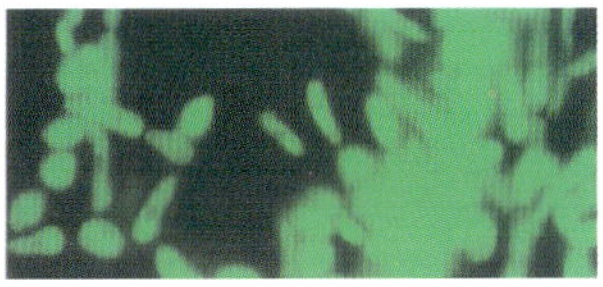
b)

Abb. 16 a u. b Darstellung von Candida albicans im Gewebe ungefärbt **(a)** oder mittels spezifischer Gensonden **(b)** (Bilder von Prof. Morschhäuser/Würzburg)

11 Mikrobiologie

11.1 Kultur

Manche Pilze wachsen auf den üblichen bakteriologischen Nährböden, andere dagegen stellen spezielle Anforderungen an Kulturbedingungen, bezüglich Nährsubstrat, pH-Wert, Temperatur, Lichtverhältnisse, Gaskonstellation und Zeit. Der Sabouraud Nährboden bietet für viele Pilze günstige Bedingungen; die Glukosekonzentration variiert bei einzelnen Produkten und hat gewissen Einfluss auf die phänotypische Präsentation der Pilze. Daneben gibt es jedoch eine Reihe von Spezialnährböden, die jeweils für einzelne Pilze von Vorteil sind, so kann der Nickerson Elektivagar am besten das Wachstum von Candida erlauben, wobei diese Pilze dann durch das Wismut im Nährboden bräunlich bis schwarz gefärbt erscheinen. Die Kulturmorphologie (Abb. 17) lässt für den erfahrenen Mykologen schon einige Rückschlüsse auf die Keimart zu; doch differiert das Bild von Fall zu Fall, abhängig vom Stamm und den Kulturbedingungen. Vor allem im Laufe der Zeit ändert die Kolonie ihre Struktur und Farbe, was auf die Ausbildung bestimmter Formen zurückzuführen ist.

Zunehmend werden Chromagars verwendet. Diese Nährböden basieren darauf, dass sie Substrate enthalten, welche jeweils durch charakteristische Enzyme eines bestimmten Mikroorganismus erfasst werden. Wenn diese Substrate, die an ein Chromogen gekoppelt sind, zerlegt werden, wird der inhärente Farbstoff in seinem jeweiligen Farbton sichtbar. Wird z. B Beta-D-Glukosaminid mit einem Chromogen gekoppelt, so wird durch die Glukanase von C. albicans der Farbstoff frei und die Kolonie erhält somit je nach Chromogen eine charakteristische Farbe (Abb. 18).

Eine Typisierung der Pilze mittels biochemischer Leistung, wo – ähnlich wie bei der bunten Reihe – bestimmte Substrate je nach Enzymbesatz

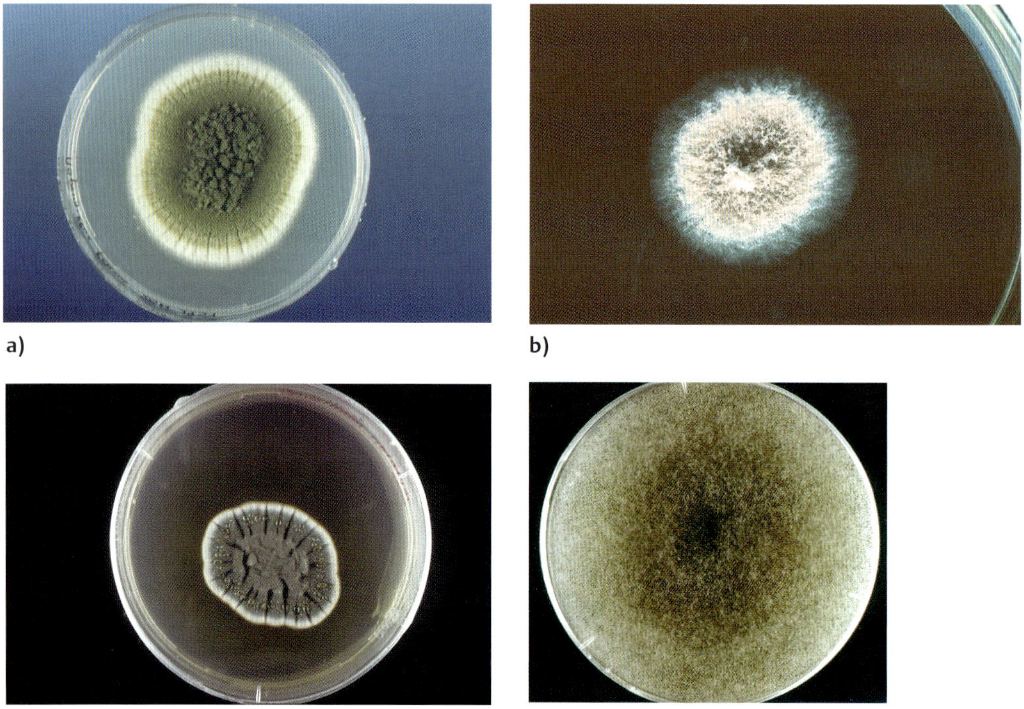

Abb. 17 a – d Formen und Farben von Pilzkulturen stellen Hinweise zur Erkennung von bestimmten Pilzarten dar
a) Aspergillus fumigatus
b) Scopulariopsis brevicaulis
c) Penicillium notatum
d) Mucor sp.

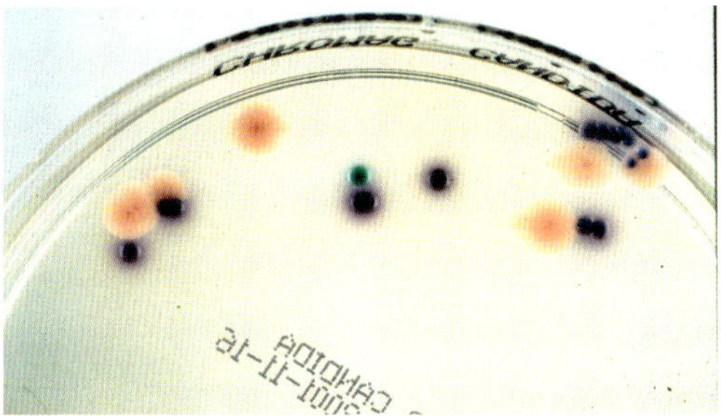

Abb. 18 Wachstum verschiedener Candida-Arten auf Chromagar. **Grün:** C. albicans; **blau:** C. tropicalis; **rosa:** C. glabrata

umgesetzt werden oder nicht, oder mittels Assimilation, wobei die Fähigkeit erfasst wird, ob ein Pilz bestimmte Nährstoffangebote nutzt und dann wächst, ist bei der Diagnostik von Sprosspilzen recht üblich und erfolgreich. Kommerzielle Kits, z. B. von Api-BioMérieux, werden dafür angeboten. Neuerdings gibt es auch Systeme für die biochemische Differenzierung von Schimmelpilzen im Handel.

11.2 Mikromorphologie

Zusätzlich zu den biochemischen Bestimmungsmethoden oder wenn solche fehlen, werden Pilze aufgrund von morphologischen Merkmalen definiert, was jedoch viel Erfahrung voraussetzt und manchmal nur eine subjektive Beurteilung ist. Einige der charakteristischen Formvarianten werden nur unter speziellen Wachstumsbedingungen, z. B. auf einem Mangelagar, wie etwa Reis-Tween-Agar, erkennbar (s. Abb. 10).

Beurteilt wird die Form der Pilzzelle, ob sie als Blastospore oder als gestreckte Zelle vorliegt, ob Hyphen gebildet werden, die in ihrer Dicke unterschiedlich, septiert oder nichtseptiert (z. B. die Zygomyzeten) oder evtl. verzweigt sind, wobei der Winkel der Verzweigung eine Rolle spielt (die Zygomyzeten gehen oft im rechten Winkel ab; siehe Abb. 7), und ob Vermehrungsformen gebildet werden. Der Beurteilung der Konidiogenese kommt ebenfalls eine große Rolle bei der Differenzierung von Pilzen zu, wie am Beispiel der Aspergillen gezeigt (Abb. 19).

Während das Repertoire an Erscheinungsformen bei den Sprosspilzen überschaubar ist, beeindruckt und verwirrt die extreme Vielfalt der Schimmelpilze; nur nach intensivem Training kann die

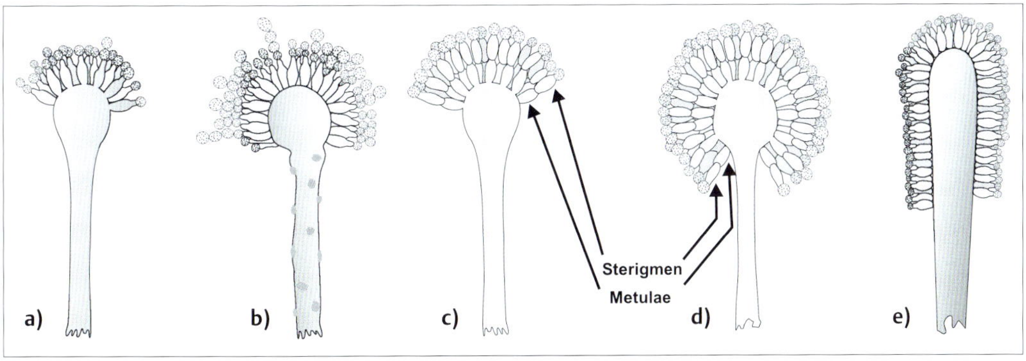

Abb. 19 a – e Formvarianten der Konidienbildung bei Aspergillen

a) A. fumigatus: Die runde Vesikel geht flaschenförmig in den Stiel über. Die Phialidenreihe setzt weit oben an und ist einreihig

b) A. flavus: Die Vesikel ist kreisrund, d.h., sie beginnt abrupt am Stiel. Die Phialiden setzen schon weit unten an und sind (meist) einreihig. Der Stiel ist rau mit kleinen warzenförmigen Aufsätzen

c) A. nidulans: Die runde Vesikel geht flach in den Stiel über. Zwei Reihen von Phialiden (Metulae und Sterigmen) setzen weit oben an

d) A. niger: Die Vesikel ist ganz rund. Das 2-reihige Phialidenepithel setzt tief unten an, d.h. direkt am Abgang der Vesikel vom Stiel

e) A. clavatus: Die Vesikel ist nicht rund, sondern keulenförmig (clavatus). Das einreihige Phialidenepithel setzt tief an

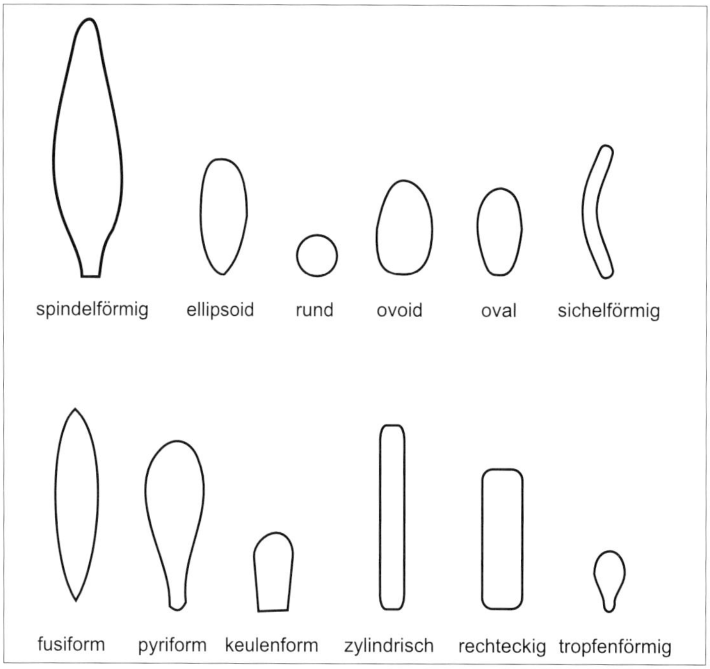

Abb. 20 Terminologie von einigen Formen von Pilzelementen

Zuteilung der Pilze nach morphologischen Merkmalen sicher vorzunehmen. Bei der Beschreibung der vielen Formvarianten von Pilzelementen werden Begriffe verwendet, die nicht unbedingt geläufig sind, sodaß sie einer Erklärung bedürfen (Abb. 20).

11.3 Resistenzbestimmung

Mit zunehmender Zahl an wirksamen Antimykotika kommt der Resistenzbestimmung eines Isolates bei der Wahl der optimalen Therapie immer mehr Bedeutung zu, denn gegen manche Präparate gibt es entweder eine intrinsische oder eine erworbene Resistenz. Leider sind die Testverfahren nicht so gut evaluiert wie in der Bakteriologie. Für die Bestimmung der MHK (minimalen Hemmkonzentration) gibt die amerikanische NCCLS Empfehlungen (M27-A document für manche Sprosspilze und M38-P für manche Schimmelpilze) ebenso wie die DIN, zumindest für einige wenige Pilzarten. Die Methoden unterscheiden sich unter anderem in der Wahl der Nährmedien (NCCLS: RPMI 1640 ohne Natriumbicarbonat, sondern mit MOPS-Puffer und neuerdings supplementiert mit 2% Glukose; DIN: HR-Medium ohne Natriumbicarbonat aber mit Na+K+-Puffer, supplementiert mit 2% Glukose), des Inokulums sowie der Ablesepunkte. Noch ist unklar, ob mit den Ergebnissen, die mit diesen Testmethoden erzielt werden, auch wirklich bei allen Antimykotika eine Vorhersage der klinischen Effizienz möglich ist. Weitaus weniger aussagekräftig ist der meist geübte Blättchendiffusionstest. Eine praktische Verbesserung brachte der E-Test, der aber von Ungeübten gelegentlich fehlerhaft abgelesen wird (Abb. 21). Auch gibt es noch keinen generellen Konsens über die relevanten „break points" für die Präparate bei den verschiedenen Pilzarten. Diese Laborteste erbringen also Anhaltswerte, aber keine unumstößlichen Diktate.

Für experimentelle Untersuchungen werden intelligente und sophistizierte Methoden eingesetzt, etwa die Flowzytometrie, Vitalfärbungen oder die ATP-Messung, um wenigstens Vergleichswerte zu Referenzstämmen zu erhalten.

11.4 Antigen

In einigen wenigen Fällen gelingt mit kommerziellen Kits der Antigennachweis. Dies können sezernierte Enzyme sein, wie z. B. SAPs, oder auch spezifische Mannane und Galactofuranosylmannane aus der Zellwand, die von Pilzen in großer Menge

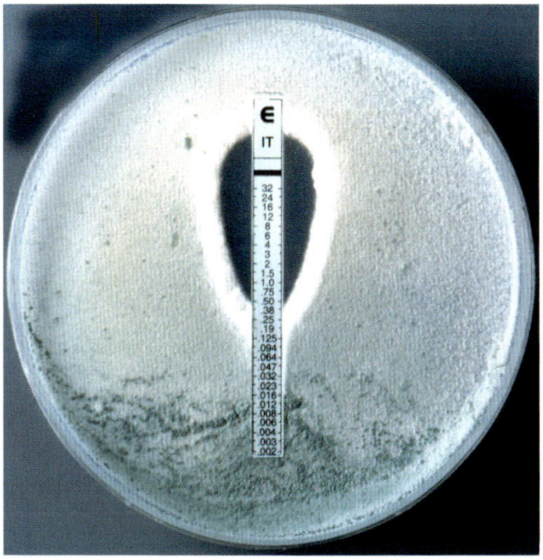

Abb. 21 Empfindlichkeitsbestimmung von Aspergillus fumigatus gegen Itraconazol mittels E-Test. Man sieht einen Hemmhof bei hohen Konzentrationen, nämlich >0,5 mg/l. Noch bevor das Wachstum der Hyphen gehemmt wird, hört die Produktion von Sporen auf, sodass dort der Pilz ganz weiß erscheint

gebildet und auch im Überschuss nach außen abgegeben werden, oder auch spezifische Kapselantigene, z. B. Glucuronoxylomannane. Bei den Ascomyzeten, d. h. bei Candida, Aspergillus, Penicillium, Pneumocystis u. v. a. m., kann der Nachweis von pilzspezifischen Glukanen mit Hilfe des G-Tests gelingen.

Diese Pilzprodukte können im Blut, Liquor oder sogar im Urin mittels Latexagglutination oder dem empfindlicheren ELISA nachgewiesen werden; nachteilig ist, dass diese Teste nicht frühzeitig, sondern erst nach fortgeschrittener Infektion positiv ausfallen, weil der Wirt solche fremden Stoffe rasch aus der Zirkulation entfernt. Wenn die Infektion lokalisiert und dort abgekapselt ist, kann auch nicht erwartet werden, dass dann solche Antigene in ausreichender Menge nach außen gelangen.

11.5 Molekularbiologische Methoden

Für wissenschaftliche Fragestellungen wurden Gensonden entwickelt, die bestimmte Pilze erfassen (s. Abb. 16). Am ehesten taugt diese Methode mittels FISH-Technik („fluorescens in situ hybridisation") zur Charakterisierung von Pilzisolaten, weniger zum Nachweis von Pilz-DNS im infizierten Menschen. Eine ganz moderne Variation dieser FISH-Technik benutzten Peptid-Nucleotid-Acid (PNA)-Sonden, die eine bessere Affinität als DNS-Sonden haben. Damit lassen sich z. B. in positiven Blutkulturen schnell Pilze identifizieren.

Eine weitaus höhere Empfindlichkeit hat die PCR. Bei der universellen PCR, einer Pan-Fungus-PCR, eignen sich bestimmte Genabschnitte mit einer Länge von ca. 500 auf der 18S-RNS der Ribosomen die Präsenz von Pilzen zu erfassen. In einem zweiten Schritt können dann mit spezifischen Gensonden die einzelnen Pilzarten definiert werden. Andere PCR-Teste amplifizieren bestimmte Genabschnitte, die ausschließlich nur bei definierten Pilzarten vorkommen, etwa mitochondriale Sequenzen.

Für bestimmte epidemiologische Fragestellungen kann man mittels eines molekularen „fingerprinting" die Verteilung von repetitiven Elementen auf dem Genom, z. B. dem CARE2 auf einzelnen Stämmen von C. albicans, einzelne Klone identifizieren, um somit epidemiologische Zusammenhänge aufzuklären. Mit Hilfe der Restriction-Fragment-Length-Polymorphismus (RFLP)-Technik kann man ebenfalls eine Grobunterscheidung von Isolaten einer Spezies erreichen.

11.6 Immunologische Methoden/ Antikörperbestimmung

Im Prinzip induziert jede Pilzinfektion humorale und auch zellvermittelte Immunreaktionen, die dann z.B. durch Antikörper in Blut oder Liquor oder durch eine Hautreaktion vom verzögerten Typ nachgewiesen werden können. Einige Pilzantigene sind so ubiquitär, dass praktisch jeder Erwachsene solche Antikörper besitzt, welche durch einen vorausgegangenen Kontakt mit Pilzen entstanden sind. Das Immunsystem kann bereits schon nach bloßer Besiedelung diese Antigene erkennen und reagieren. Der Nachweis von spezifischen Antikörpern ist also keineswegs in allen Fällen ein schlüssiger Beweis für eine invasive Infektion.

Die Ausführung der Teste ist erschwert durch die Tatsache, dass die Antigene, die käuflich zur Verfügung stehen, meistens „crude" und so oft Kreuzreaktionen zu beobachten sind. In der Praxis entstehen oft mehr Fragen als verwertbare Antworten (Tabelle 11).

Tabelle 11 Aufgeworfene Fragen zum Wert der Serologie bei der Diagnostik von Pilzinfektionen

- Wie stabil sind die Antigene?
- Wie oft soll eine Serumprobe untersucht werden?
- Wie sensitiv? Können Antikörper noch vor anderen Testen Hinweise auf eine Therapiebedürftigkeit erbringen?
- Wie spezifisch? Gibt es Kreuzreaktionen?
- Kann man zwischen bloßer Besiedelung und systemischer Infektion unterscheiden?
- Prognostischer Wert?
- Monitoring für Ansprechen auf Behandlung oder Relaps?

Da naturgemäß die Immunreaktion immer dem aktuellen Ereignis hinterherhinkt, ist diese Methode für Ad-hoc -Entscheidungen, z. B. über Therapie, selten geeignet. Die Interpretation ist auch erschwert durch den Umstand, dass gerade bei Abwehrschwäche Pilzinfektionen sich ausbreiten, wobei dann das Immunsystem gar nicht mehr reagiert. Nur bei einigen exotischen Pilzinfektionen, wie der Histoplasmose, hat sich der Antikörpernachweis bewährt.

Der Nachweis von lokalen Hautreaktionen nach intradermaler Injektion von Candida-Antigen wird oft zur Überprüfung der Aktivität der zellvermittelten Immunität eingesetzt, denn normalerweise reagieren alle erwachsenen Menschen positiv, weil sie im Laufe des Lebens schon Kontakte mit diesen Pilzen hatten. Zur ätiologischen Abklärung einer akuten, fieberhaften Erkrankung ist dieser Test also überhaupt nicht geeignet. Dagegen ist der Histoplasminhauttest zum Nachweis von systemischen Infektionen mit Histoplasma capsulatum sowie der Hauttest zum Nachweis von Infektionen mit Coccidioides immitis hilfreich, jedoch sind diese Antigene nicht überall erhältlich. Bei hoher Prävalenz der Infektion ist auch ein positiver Ausfall nicht immer pathologisch zu werten.

11.7 Fazit

Heute ist es in vielen Fällen noch nicht möglich, rechtzeitig, d.h. frühzeitig, eine invasive Mykose zu dokumentieren, sodass man oft schon bei einer wahrscheinlichen, vielleicht sogar bei einer möglichen invasiven Mykose bereits Konsequenzen bezüglich Therapie zu ziehen hat.

III Mykosen

12 Allgemeines

Viele verschiedene Pilze können bei entsprechender Exposition eine transiente Kolonisation von Haut und Schleimhäuten des Menschen bedingen, ohne dass dadurch eine Reaktion ausgelöst wird – außer bei allergischen Individuen. Während der Kontakt mit Pilzen recht häufig ist, geschieht dagegen eine Invasion von Gewebe eher selten, abhängig von der Aggressivität des Pilzes sowie der Abwehrlage des Wirtes. Dabei kann die Ausbreitung der Erreger auf die Oberfläche beschränkt sein. In Einzelfällen können die Pilze auch tiefe Schichten erreichen oder sich sogar systemisch ausbreiten (Tabelle 12).

Tabelle 12 Lokalisation von Mykosen

Superfiziell	**Systemisch**
Soor	ZNS
Ösophagitis	Auge
Vaginitis	Lunge
Balanitis	Herz
Haut	Leber
Nägel	Niere
Schleimhäute	Knochen
	Prostata

Diese Entwicklung hängt einerseits von Virulenzfaktoren der Pilze ab und andererseits von den gegebenen Bedingungen. In einigen Regionen der Welt gibt es in der unbelebten Umgebung des Menschen pathogene Pilze, wie Histoplasma, die in recht hoher Inzidenz eine systemische Mykose bei einem Teil der normalen, exponierten Bevölkerung auslösen. Dagegen sind bei uns viel häufiger die opportunistischen Pilze, die in der Umgebung prävalent sind und einen normalen Menschen allenfalls besiedeln können, aber erst bei einer günstigen Gelegenheit eine Infektion verursachen (Tabelle 13).

Tabelle 13 Faktoren, die das Entstehen von Mykosen begünstigen

Oberflächliche Infektionen
- Feucht, warm und dunkel
- Gestörte Mikroflora, z. B. nach Behandlung mit Breitspektrumantibiotika

Systemische Infektionen
- Durchlässige Barriere (Katheter und Implantate, i.v. Drogen, Mucositis)
- Abwehrgeschwächter Patient: Neutropenie: Candida, Aspergillus, Zygomyzeten; Defekt der zellulären Immunität: Cryptococcus, Aspergillus, Histoplasma, Coccidioides, Penicillium marneffei, mukosale Infektion mit Candida

Aus ganz verschiedenen Ursachen, nämlich HIV, iatrogene Immunsuppression bei Leukämie und Transplantation, ausgedehnte Operationen, langanhaltende Intensivtherapie etc., nimmt die Bedeutung von systemischen Mykosen zu. Und solche Infektionen haben eine schlechte Prognose.

13 Dermatomykosen

Infektionen mit Hautpilzen (Dermatophyten) gehören zu den häufigsten Infektionskrankheiten überhaupt; Fußpilz ist geradezu eine Volksseuche, denn bis zu 30 % der Bevölkerung sind betroffen, wobei der Leidensdruck unterschiedlich stark sein kann, abhängig von der Intensität der ausgelösten Begleitentzündung oder von der Indolenz des Trägers. Andere Dermatomykosen, wie etwa die Mikrosporie, sind aber heutzutage eine Seltenheit geworden. Wenn auch diese Infektionen im Allgemeinen wenig bedrohlich sind, so kann die Lebensqualität dadurch oft beeinträchtigt sein. Und gelegentlich treten auch schwerwiegende Folgen auf, wenn z. B. pathogene Bakterien, wie etwa Streptococcus pyogenes, solche mykotischen Hautläsionen als Eintrittspforte benutzen und dann ein lebensbedrohliches Erysipel auslösen. Daneben können auch andere Pilze oberflächliche Infektionen der Haut und Hautanhangsgebilde induzieren, die z. T. aber nicht in diesem Kapitel behandelt sind, weil die systemischen Infektionen weitaus wichtiger sind, z. B. Sprosspilze wie Candida und Cryptococcus.

13.1 Infektionen durch Dermatophyten

Die Dermatophyten, die vom Keratin als wesentlichem Nährstoff abhängig sind, befallen ausschließlich die Haut und Hautanhangsgebilde, d.h. Haare bzw. Nägel. Manche der Pilze haben sich spezialisiert: So kann Microsporum audouinii eigentlich nur Haare befallen, Epidermophyton floccosum dagegen nur die Haut und Nägel. Für den Menschen sind nur wenige Erreger von Bedeutung (Tabelle 14). Das Reservoir der Pilze ist von Fall zu Fall verschieden; manche werden von Mensch zu Mensch entweder direkt oder über Gegenstände übertragen, während andere vom Tier oder vielleicht auch aus der unbelebten Umwelt stammen. Oft spielt die berufliche Exposition beim Erwerb dieser Infektion eine Rolle. Eingeschleppt durch Einwanderer aus Afrika (besonders Ostafrika) wird T. soudanense, welches genetisch identisch mit T. violaceum ist.

Die Kontagiosität von anthropophilen Dermatophyten ist deutlich höher, d. h., dass schon eine schwächere Exposition ausreicht. Im Allgemeinen haben sich die anthropophilen Pilze so an den Menschen adaptiert, dass die Krankheitsfolgen jedoch meist gering sind. Die zoophilen und geophilen Pilze, wenn sie einen Menschen befallen, rufen eine heftige entzündliche Reaktion der Haut hervor. Eine Disseminierung findet allerdings nie statt.

Die klinischen Manifestationen von Infektionen mit Dermatophyten hängen außerdem vom Ort der Infektion ab, was früher die Dermatologen dazu verleitete, diese Infektionen, die als Tinea bezeichnet wurden, je nach Lokalisation noch zusätzlich zu benennen, z. B. Tinea pedis (Abb. 22 a), Tinea manuum, Tinea cruris, Tinea corporis, Tinea capitis, Tinea barbae (Abb. 22 b) etc. Oft sind jedoch mehrere Körperteile gleichzeitig befallen; unilaterale Infektionen der Hand – zumeist ist bei Rechtshändern die linke Hand betroffen – mit gleichzeitiger Infektion der beiden Füße („two feet one hand syndrome“) ist gar nicht so selten. Man findet trockene, schuppende, hyperkeratotische Veränderungen der Palma manus und der Plantae pedis.

Tabelle 14 Die wichtigsten Dermatophyten und ihre Herkunft

Gattung		**Habitat**	
	anthropophil	zoophil	geophil
Microsporum	M. audouinii M. ferrugineum	M. canis M. gallinae	M. gypseum M. cookei
Trichophyton	T. rubrum T. mentagrophytes var. interdigitale	T. verrucosum T. mentagrophytes	T. terrestre T. ajelloi
	T. tonsurans T. violaceum T. soudanense	T. equinum	
	T. schoenleinii		
Epidermophyton	E. floccosum		

a) 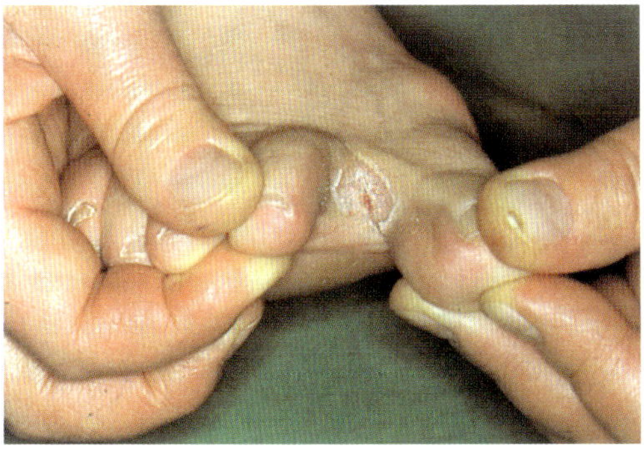

b) 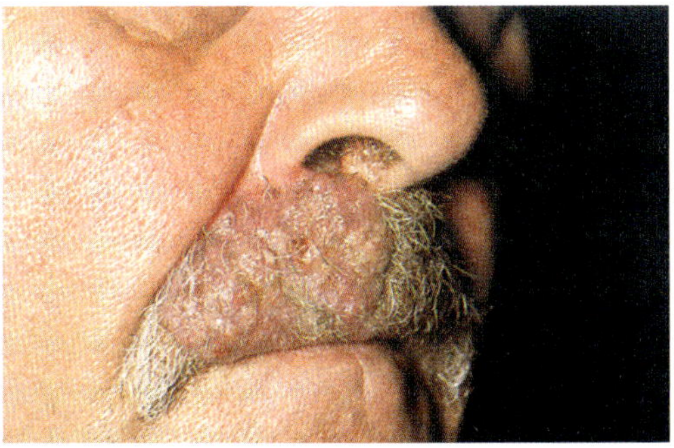

Abb. 22 a u. b Erscheinungsformen von Tinea
a) Tinea pedis: in den Zehenzwischenräumen, wo es feucht, warm und dunkel ist, können sich Dermatophyten vermehren
b) Tinea barbae

13.1.1 Mikrosporie

Befallen sind in erster Linie Haare, die von außen wie mit einem Mantel aus Pilzgeflecht und Arthrosporen umgeben sind und dann kurz über der Haarwurzel abbrechen. So entstehen tonsurartige, runde Herde auf der behaarten Kopfhaut mit einer leichten grauen Schuppung der trockenen Hautareale. Nach Ausheilung wachsen dann die Haare ungestört wieder nach. Nicht zuletzt wegen des ektotrichen Wachstums ist eine Eradikation der Pilze durch systemische Antimykotika erschwert.

Die anthropophilen Stämme wie **M. audouinii** sind bei uns heute nur noch selten zu finden und wurden dann meistens aus Afrika eingeschleppt. Früher traten solche Infektionen vor allem in der Schule epidemieartig auf, weil sie leicht über Sporen bei direktem Kontakt oder über gemeinsam verwendete Kämme, Bürsten und Handtücher von Kind zu Kind übertragen werden. Nach der Pubertät treten kaum mehr Infektionen auf.

Microsporum canis wird nicht nur bei Kindern, sondern auch bei Erwachsenen beobachtet, die diese Erreger vom Haustier, meistens der Katze, bei längerem und intensivem Kontakt bekommen. Eine Übertragung auf andere Menschen geschieht kaum. Auffallend ist, dass hierbei auch unbehaarte Hautpartien befallen und entzündlich gerötet sein können, mit einer deutlich Betonung des Randsaumes. Diese Abwehrreaktion sorgt in vielen Fällen für eine spontane Ausheilung.

Die Gärtnermikrosporie, eine Berufskrankheit, wird durch den geophilen Keim **Microsporum gypseum** bewirkt, der eben in der Erde seinen Standort hat und bei Exposition gelegentlich auf den Menschen übergeht, was heute jedoch nur noch selten beobachtet wird. Wenn die Infektion auftritt, dann kommt es ebenfalls zu einer heftigen entzündlichen Reaktion der Haut, meistens eine Tinea manuum, und nicht nur zu einer Infektion der Haare.

Die Verdachtsdiagnose entsteht durch den Haarbefall und wird bestätigt durch eine klinische Untersuchung mit der Woodlichtbeleuchtung. Bei diesem UV-Licht von 365 nm fluoreszieren die ummantelten Haare. Als Differentialdiagnose kommen noch Lupus erythematodes, Psoriasis und Lues serpiginosa in Betracht.

Die Kultur der Pilze bringt die endgültige Bestätigung. Die flauschig-weißen Kolonien zeigen bei einer mikroskopischen Untersuchung neben den untypischen Myzelfäden die charakteristischen spindelförmigen, gekammerten Makrokonidien (Abb. 23).

Die Entfernung der Haare durch Schneiden entzieht den Pilzen den Boden. Diese Pilze, ganz speziell M. audouinii, sind hoch empfindlich gegenüber Griseofulvin.

Eine Bestrahlung mit Röntgenstrahlen, was zu einem Haarausfall führt, der den Pilzen praktisch ebenfalls den Boden entzieht, ist heute nicht mehr erlaubt, denn als Spätfolge, und zwar auch noch 3–5 Dekaden später, können deswegen intrakranielle Meningeome auftreten.

13.1.2 Trichophytie

Die häufigste Art, die den Menschen befällt, ist Trichophyton rubrum, der von Mensch zu Mensch übertragen wird. Vermutlich wurden die Pilze von den Sklaven von Afrika nach Amerika und von dort aus nach Europa verschleppt. Es existiert eine Vielzahl von Varianten. In Sportlerkreisen und im Fitnessbereich nimmt seit einiger Zeit T. tonsurans

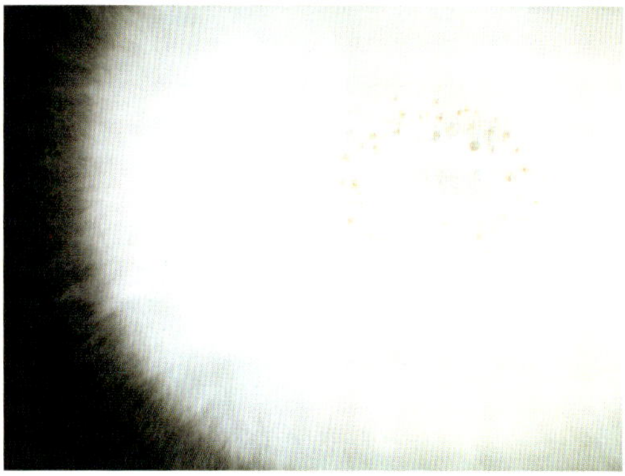

a)

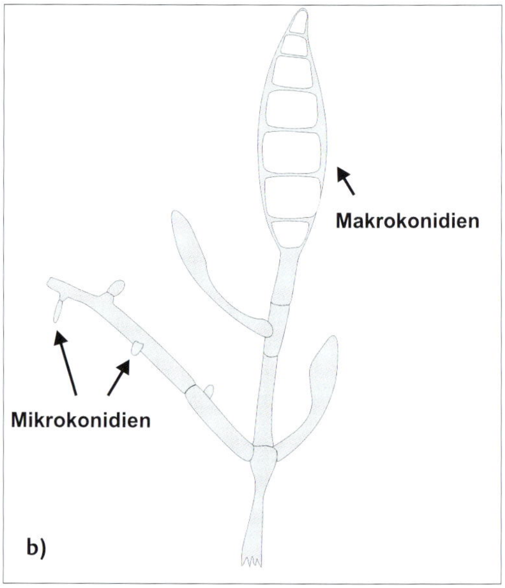

Abb. 23 a u. b Kolonie und Mikromorphologie von Microsporum canis
a) flauschige, weiße Kolonie
b) Myzel, Mikro- und Makrokonidien (gekammert und mit Protuberanzen)

als Erreger von Tinea corporis (Tinea gladiatorum) an Häufigkeit zu; die Sporen, die eine hohe Kontagiosität besitzen, werden über Matten und gemeinsam benutzte Gegenstände verbreitet (Tabelle 15).

Tabelle 15 Häufigkeit der verschiedenen Dermatophyten bei Tinea corporis (in %)

Trichophyton rubrum	66
Microsporum canis	12
Trichophyton tonsurans	9
Trichophyton mentagrophytes	8
Trichophyton verrucosum	2
Epidermophyton floccosum	2
Microsporum gypseum	1
Trichophyton equinum	1

Eine andere Art, z. B. Trichophyton verrucosum, ist der Erreger der Kälber-/(Rinder)flechte, die bei Exposition mit infizierten Rindern (durch Impfung mit attenuierten, lebenden Pilzen ließe sich die Infektion beim Tier verhindern) auch auf den Menschen übertragen wird. Auch Spieltiere, wie etwa Meerschweinchen, sind häufig von Dermatophyten, z. B. T. mentagrophytes, befallen und damit die Quelle für Infektionen der Kinder, die mit diesen Tieren spielen (Abb. 24).

Die Art Trichophyton mentagrophytes ist genetisch recht heterogen und muss eigentlich ganz verschiedenen Teleomorphen zugeordnet werden; die früher als T. mentagrophytes var. interdigitale bezeichnete Art sollte heute als eine neue Art, nämlich T. interdigitale, genannt werden.

Der Favus beim Menschen, der früher viel öfters auftrat und durch einen scheibenförmigen Haarausfall kurz über dem Haarschaft gekennzeichnet ist, wird speziell durch Trichophyton schoenleinii hervorgerufen. Infektionen mit Trichophytenarten betreffen die Haut, Haare und Nägel. Die Pilze wachsen endotrich, d. h. innerhalb der Haare, und entlang des Haarschaftes bis in die Haarwurzel, die Haare werden dadurch allmählich mürbe und fallen aus (und brechen nicht in gleicher Höhe ab wie bei der Mikrosporie). Hier ist meist auch die Haut entzündlich gerötet und bei einer profunden Ausdehnung sind auch tiefere Hautschichten betroffen. Von den Langerhans-Zellen, den dendritischen Zellen der Haut, werden die Pilzantigene den T-Lymphozyten präsentiert, die daraufhin Zytokine, z. B. IFN-γ, sezernieren, was zu einer verstärkten Proliferation der Keratinozyten führt. Eine Hyperkeratose ist also eine selbstverständliche Folge einer Dermatophyteninfektion. Das Cerion celsi ist eine tiefe Trichophytie durch T. verrucosum mit einer sehr stark entzündlichen, feuchten Exsudation. Gerade T. rubrum produziert einen Stoff, ein Pigment, welches eine immunsuppressi-

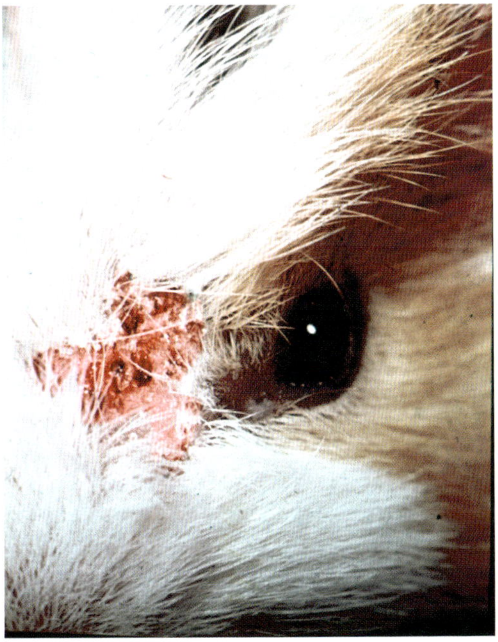

a)

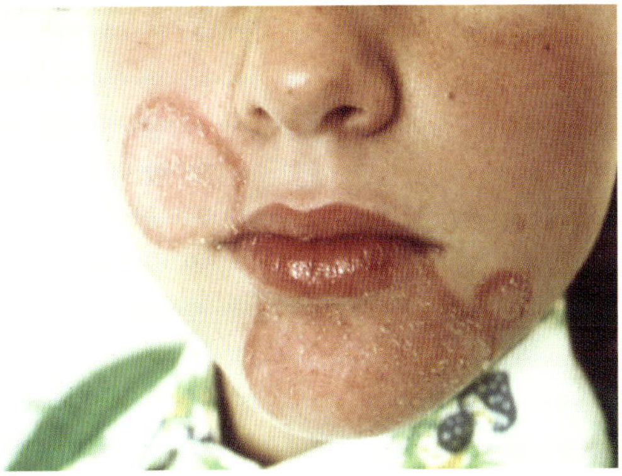

b)

Abb. 24 Tinea durch Trichophyton mentagrophytes bei Tier und Mensch
a) Meerschweinchen
b) Kind

ve Wirkung entfaltet, sodass die Entzündung im infizierten Gebiet bei Infektion mit diesem Pilz oft nur ganz schwach ist. Durch bakterielle Superinfektion kann die lokale Ausprägung aber verstärkt werden. Eine Disseminierung findet jedoch nur gelegentlich statt, z. B. bei Anergie nach Kortisonbehandlung, bei Infektionen mit T. rubrum (T.-rubrum-Syndrom).

13.1.3 Onychomykose (Tinea ungium)

Die Prävalenz ist in Deutschland recht hoch; etwa 12% aller Menschen leiden unter dieser Infektion. Der Befall der Nagelplatte von Finger- und Zehennägeln geht meist von einer Interdigitalmykose aus. Erstaunlich ist jedoch, dass nicht bei jeder Exposition eine Infektion auftritt. Voraussetzung für eine Invasion ist nämlich, dass der Nagel vorgeschädigt ist, was eben durch Tragen von engen Schuhen oder beim Sport oder bei der Arbeit passiert. Auch eine Durchblutungsstörung der Akren, die bei alten Menschen oft vorliegt, was klinisch als „kalte Füße" imponiert, geht oft voraus.

Die Lokalisation (Abb. 25) sowie die Ausprägung der Läsion sind entscheidend für die Prognose.

Hauptsächlich verursachen solche Pilze Nagelmykosen, die eine Keratophilie mitbringen, also Dermatophyten (Tabelle 16); aber in Einzelfällen können auch Sprosspilze (Abb. 26 a) und sogar Schimmelpilze beteiligt sein.

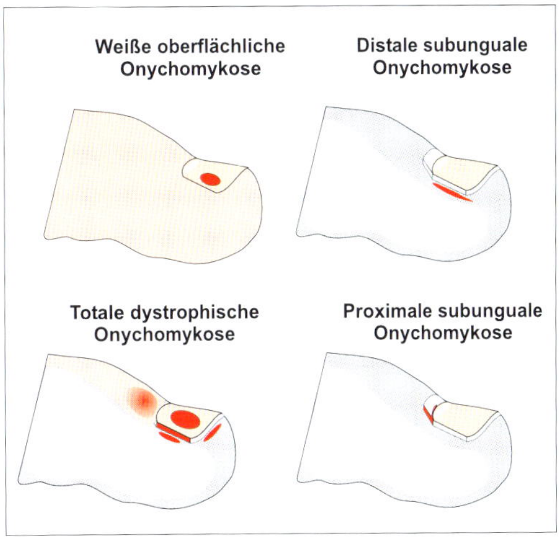

Abb. 25 Nagelbettschema

Tabelle 16 Mykotische Ursachen von Onychomykosen (in %)

Trichophyton rubrum	70–80
Trichophyton interdigitale (T. mentagrophytes)	5–10
Candida albicans	1–5
Diverse Trichophytonarten	1–5
Epidermophyton floccosum	1
Scopulariopsis brevicaulis	1
Aspergillus fumigatus	1
div. Schimmelpilze inklusive Schwärzepilze	> 1

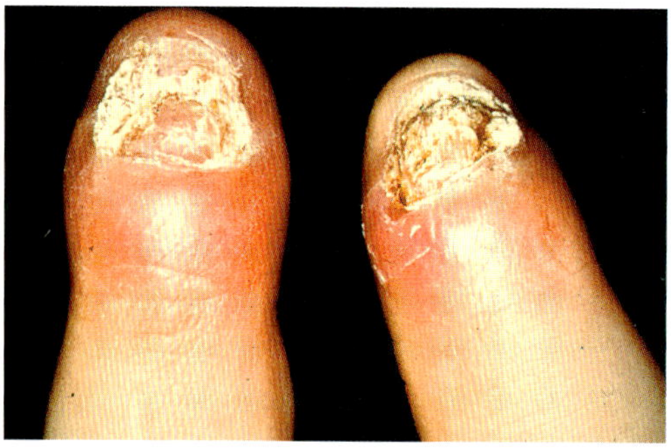

Abb. 26 a Nagelmykose, bedingt durch Candida albicans. Betroffen ist nicht nur der Nagel selbst, sondern auch der Nagelwall. Sekundär kommt es zu einer unregelmäßigen Struktur der Oberfläche der Nagelplatte mit Rillen

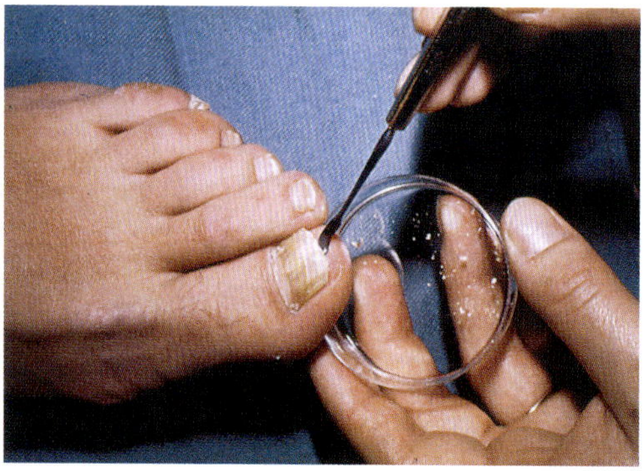

Abb. 26 b Abnahme von geeignetem Material zur mikroskopischen und kulturellen Untersuchung. Am Übergang von erkranktem und gesundem Gewebe sind am ehesten Pilze zu finden

13.1.4 Diagnose von Dermatophytenmykosen

Differentialdiagnostisch muss man die Tinea ungium von einer Nagelpsoriasis, evtl. auch von Ekzemnagel und Lichen ruber unterscheiden. Zur endgültigen Klärung trägt die mikrobiologische Untersuchung des befallenen Materials bei. Hautschuppen, Nägelspäne oder Haare sind zur Untersuchung geeignet. Man entnimmt die Materialien mittels Tupfer, Skalpell, scharfem Löffel (Abb. 26 b), Holzspatel oder am besten mittels Nagelfräse bzw. Epilationspinzette aus dem progressiven Rand der Läsion, weil im Zentrum die Infektion schon im Abheilen begriffen ist und lebende Erreger nur noch in geringer Zahl vorhanden sind. Wenn man zuvor die Areale mit 70%igem Alkohol desinfiziert, so kann man die Zahl der hautbesiedelnden Bakterien und die Anflugkeime, darunter auch Schimmelpilze, reduzieren.

Nach Vorbehandlung mit 20 % KOH-Lösung für 1–2 Stunden oder länger lassen sich die körpereigenen Zellen, die eine Lipidwand besitzen, auflösen, während die Pilzelemente, Hyphen und Arthrosporen wegen ihrer chitinhaltigen Zellwand widerstehen. Bei der mikroskopischen Betrachtung dieses Nativpräparates (40er Objektiv) (Abb. 27). kann man jedoch keine Gattung oder Spezies des Pilzes erkennen. Alternativ kann auch eine 20%ige Lösung von Tetraethylammoniumhydroxid die menschlichen Zellen auflösen. Nach einiger Zeit werden jedoch auch die Pilze dadurch zerstört.

Noch besser sieht man die nicht fixierten („wet mount") Pilzelemente nach Behandlung mit Calcofluor bzw. Blankophor, wodurch die chitinhaltigen Strukturen markiert werden (Abb. 15 c), was man dann unter dem Fluoreszenzmikroskop (360–390 nm Wellenlänge des UV-Lichtes) erkennen kann.

Ein Sabouraud-Agar mit 2 oder 4% Glukose gilt als das Standardmedium für die Kultur von Dermatophyten. Um eine optimale Ausbeute zu erlangen, sollten ggf. noch weitere Nährmedien beimpft werden, etwa Kimmig-Agar oder Mykosel-Agar. Zur Unterdrückung der evtl. vorhandenen Schimmelpilze und einiger Sprosspilze (siehe Tabelle 32) , kann man Cycloheximid (Actidione) zugeben. Zur Differenzierung werden spezielle Nährböden herangezogen, etwa Casein-Agar oder Ammoniumcitratagar, die zusätzlich spezielle Stickstoffquellen wie Nikotinsäure, Inosit, L-Histidin oder Thiamin enthalten. (T. equinum: Wachstum abhängig von Nikotinsäure; T. megninii: Wachstum abhängig von L-Histidin; T. tonsurans: Stimulation durch

Thiamin; T. verrucosum: Stimulation durch Inosit.) Auch der Harnstoffagar nach Christensen und der Kartoffel-Glukose-Agar werden zur Differenzierung benötigt, weil die Pilze unter diesen Bedingungen zur charakteristischen Farbstoffbildung angeregt werden.

Die Dermatophyten wachsen unterschiedlich schnell, und zwar relativ langsam, denn oft erst nach 10–40 Tagen bei Zimmertemperatur sind manche Pilze bei Primärkultur aus Untersuchungsmaterial als Kolonie sichtbar. Dann sind nämlich typischerweise Luftmyzelien vorhanden, die flauschig, wollig und weiß oder auch tingiert erscheinen (Abb. 28 a). Charakteristischerweise ist bei speziellen Pilzen die Unterseite des Agars tingiert. Nur selten, nämlich nur bei T. rubrum var. melanoides, diffundiert der Farbstoff weit in die Umgebung. Mit etwas Erfahrung kann man so die Keime grob differenzieren. Diese Kulturmerkmale sind abhängig von den Wachstumsbedingungen und somit nicht immer sicher verwertbar. Die Pleomorphie der Dermatophyten erschwert jedoch die exakte Differenzierung mittels solcher phänotypischen Erscheinungen. Die Eigenschaft, farbige Metaboliten zu produzieren, die nach Primärkultur noch vorhanden sein kann, geht nach mehreren Kulturpassagen auch möglicherweise verloren.

Neben diesen physiologischen Merkmalen werden traditionell für eine feinere Typisierung auch morphologische Eigenschaften herangezogen. Die Hyphen sind im Verhältnis zu Schimmelpilzen viel dünner; gelegentlich sind sie spiralig geformt (weil solche Strukturen in bestimmten ökologischen Nischen als Halteorgane dienten); manchmal enthalten sie interkalare Chlamydosporen, die dickmantelig und breiter als die Hyphen sind; gelegentlich zerfallen sie in Arthrosporen. Typisch sind jedoch die Makro- (Tabelle 17) und evtl. Mikrokonidien (Abb. 28 b). Aber verschiedene Stämme einer genetisch definierten Pilzart zeigen sich in ganz unterschiedlichen morphologischen Varianten, speziell Stämme von T. rubrum. Nur vom Fachmann sind solche Feinheiten erkennbar und interpretierbar. Und die Neigung zu sporulieren verschwindet oft nach Passagen, sodass dann nur noch steriles, uncharakteristisches Myzel zu sehen ist.

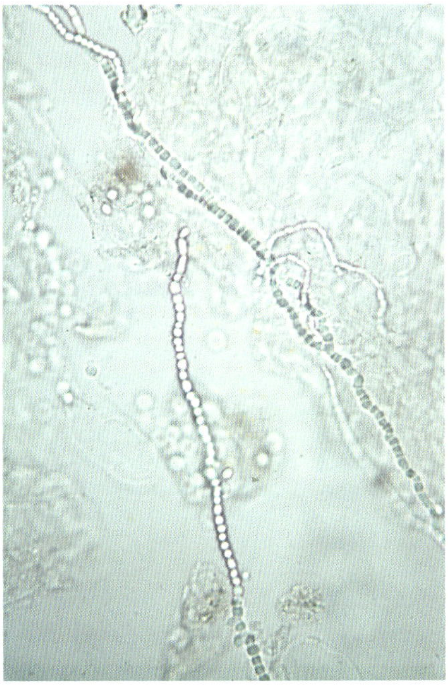

Abb. 27 KOH-Präparat. Die (pflanzlichen, d.h. glukan- und chitinhaltigen) Pilzelemente überstehen die Behandlung mit 20% KOH für 2 Stunden; man sieht im Mikroskop (nativ, 40er Objektiv) doppeltbrechende Filamente. Eine Speziesdiagnose ist nicht möglich.

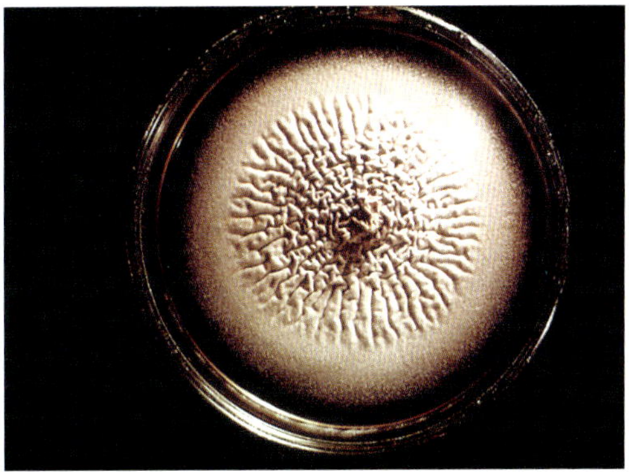

a)

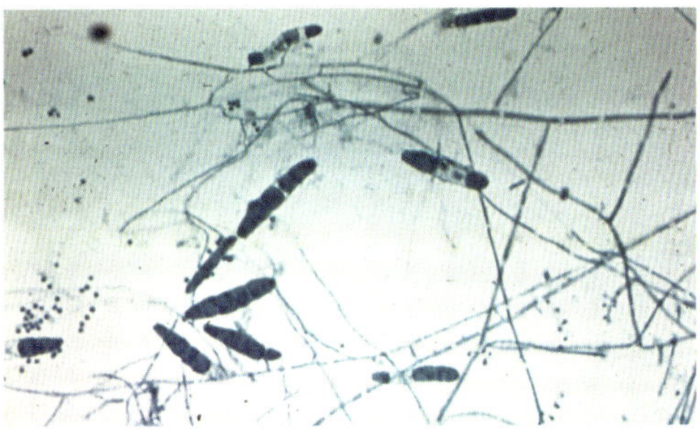

b)

Abb. 28 a u. b Kultur und mikromorphologische Charakteristika von T. mentagrophytes
a) Kultur
b) Mikroskopisches Bild

Tabelle 17 Formen der Makrokonidien

Gattung	Form der Makrokonidien
Microsporum	spindelförmig, rauwandig evtl. mit Warzen
Trichophyton	zigarren- oder bleistiftförmig, glattwandig
Epidermophyton	keulenförmig, glattwandig

Im Zweifelsfalle hilft eine genotypische Charakterisierung. Bei solchen Arbeiten fiel auf, dass die konventionelle Einteilung von Dermatophyten oft nicht mit der molekularbiologischen Typisierung übereinstimmt. So ist z. B. die Art T. mentagrophytes recht heterogen und muss eigentlich in mehrere Arten unterschieden werden.

13.1.5 Therapie der Dermatomykosen

Eine Reihe von therapeutischen Maßnahmen, die früher mit Erfolg eingesetzt wurden, gilt heute wegen der unerträglichen Nebenwirkungen als obsolet. Teerbehandlung ist wegen seiner karzinogenen Wirkung verlassen, und auch die Röntgenbestrahlung von hartnäckigen Affektionen, wie etwa dem Favus, ist wegen der Induktion von Hirntumoren, die auch Jahre später erst auftreten, nicht mehr berechtigt.

Früher wurden Hautpilzinfektionen mit antimikrobiell wirksamen Farbstoffen, etwa 1–2% Solutio Castellani, behandelt; heute werden oberflächliche Infektionen der Haut und der Hautanhangsgebilde, wie Haare und Nägel, zumeist durch eine topische Applikation von Antimykotika wie Ciclopiroxolamin, Terbinafin und Azolen behandelt. Bei tiefen Mykosen und bei abwehrgeschwächten Patienten muss aber auch eine systemische Applikation von Terbinafin, Azolen und evtl. Griseofulvin erfolgen. Durchgesetzt hat sich die Pulstherapie mit 400 mg Itraconazol täglich für eine Woche pro Monat bzw. eine kontinuierliche Gabe von 250 mg Terbinafin täglich über ca. 2 Monate.

Da eine **Onychomykose** keine Selbstheilungstendenz aufweist, ist eine Behandlung angeraten. Die Therapie speziell von Nagelmykosen ist schwierig und langwierig, was sich auf die Compliance negativ auswirkt; selbst eine operative Entfernung der betroffenen Nägel garantiert keine sichere Heilung. Allenfalls mit einer Kombination von Methoden kann man mit einiger Regelmäßigkeit eine Ausheilung erzielen (Tabelle 18). Risse und Spalten in den Nägeln sind Barrieren, sodass die Wirkstoffe – egal ob sie lokal aufgetragen oder systemisch appliziert werden – nicht bis in jede Nische vordringen, wo Pilzsporen sich verstecken können, obwohl eigentlich nominell lokal ein 1 000facher Overkill an Substanz vorliegt. Deswegen ist eben eine mechanische Vorbereitung nötig, auch um das Erregerreservoir zu reduzieren. Eine atraumatische Ablösung der infizierten Nagelplatte mittels Kalium jodatum 35 % in Lanolin oder 30 % Urea in einer Salbengrundlage ist einer chirurgischen Nagelextraktion vorzuziehen, weil dieses massive Trauma den Heilungsprozess eher behindert. Weiterhin liegen oft die Pilze in einer Ruheform vor, sodass sie in diesem Stadium gar nicht auf Antimykotika, welche die Neubildung von Ergosterin bei wachsenden Pilzen hemmen, also Azole, Amorolfin und Allylamine, ansprechen.

In der Alternativmedizin werden Naturstoffe, z. B. Campher, Menthol und diverse ätherische Öle, wie sie z. B. in Wick VapoRub enthalten sind, mit Erfolg eingesetzt. Zum Management gehört aber auch eine Beseitigung der prädisponierenden Faktoren. Aber selbst dann gelingt ein optimales Ergebnis, ein klinisch gesunder Nagel und die Pilzfreiheit, nur in ca. 50 % der Fälle. An diesem besonderen Ort können die unspezifischen und spezifischen Abwehrmaßnahmen nicht supportiv greifen.

Tabelle 18 Therapiemöglichkeiten bei Onychomykose

- Mechanische Reduktion der Pilzlast durch Entfernen des dystrophischen Nagelmaterials oder Behandlung mit 30% Harnstoff.
- Lokale Applikation von Antimykotika (Amorolfin; Ciclopiroxolamin, Terbinafin, Azole)
- Orale Applikation von Antimykotika (Terbinafin; Itraconazol, Fluconazol)

Trotz intensiver Therapie nur in etwa 50 % wirkliche Ausheilung

Unter den antimykotischen Medikamenten sind einige, die hauptsächlich in der Behandlung der Dermatophyten zum Einsatz kommen. Terbinafin wird in T. rubrum sehr viel stärker akkumuliert als in Candida und ist somit in erster Linie für Dermatophyteninfektionen geeignet. Ciclopiroxolamin hat zwar eine breite antimykotische Wirkung, wird aber schnell bei systemischer Applikation degradiert und eignet sich eigentlich nur für lokale Anwendungen.

13.1.6 Prophylaxe

Um einem Rezidiv vorzubeugen, ist es auch ratsam, neben der Therapie prophylaktisch die Quellen für Pilzsporen, nämlich Strümpfe und Schuhe, zu desinfizieren.

Die Expositionsprophylaxe durch umsichtiges Verhalten in Risikobereichen, wie etwa Fitnesscentern, ist angeraten.

Die Impfung gegen die Kälberflechte mit einem attenuierten Lebendimpfstoff von T.verrucosum hat in der Veterinärmedizin erstaunliche Erfolge gebracht; sogar zur Therapie wurde dieser Impfstoff erfolgreich eingesetzt!

13.2 Pityriasis versicolor (Kleienflechte)

13.2.1 Biologie

Eigentlich gehören die Erreger der Pityriasis Malassezia furfur und andere Arten, die früher z. T. auch als Pityrosporum bezeichnet wurden (Tabelle 19), nicht zu den Dermatophyten, sondern zu den Sprosspilzen; sie sind nahe verwandt mit Filobasidiella und Trichosporon und werden zugeteilt zu der Familie Tremellales innerhalb der großen Gruppe der Basidiomyzeten. Doch sind diese Pilze hauptsächlich als Erreger von Hautinfektionen bekannt. Im Prinzip trägt jeder Mensch diese Pilze auf der Haut in unterschiedlicher Menge, speziell aber auf bestimmten Arealen, nämlich solchen mit Talgdrüsen, z. B. Stirn oder vordere und hintere Schweißrinne. Sehr selten zwar und allenfalls beim Frühgeborenen sowie bei längerer parenteraler Ernährung von Immunsupprimierten mit Lipidlösungen, wenn durch diese Pilze die Katheter besiedeln, können sie von dort aus streuen und systemische Infektionen erzeugen, z. B. eine interstitielle Pneumonie. Dies geht dann mit Fieber und Bradykardie einher. Unbehandelt nimmt eine solche systemische Infektion einen lebensbedrohlichen Verlauf. Auf eine Therapie mit Fluconazol spricht diese Infektion gut an.

Diese Pilze existieren in einer Hefe- wie auch in Myzelform. Im Direktabstrich von der Haut, z. B. auch im Tesastreifenpräparat, sieht man mikroskopisch kurze, rundliche Pilzzellen (Sporen) sowie Hyphen in Nestern. Malassezia ist unfähig, Zucker zu fermentieren. Typischerweise ist das Wachstum abhängig oder doch begünstigt durch Fettsäuren, sodass Nährböden zum kulturellen Nachweis mit Öl (als Film) versetzt werden. Nur M. pachydermatis kann auch auf üblichen Pilznährböden wachsen. Bei 32 °C dauert es zumindest 4–6 Tage, bis Kolonien sichtbar werden. Die Pigmentbildung aus Tryptophan verleiht den produzierenden Pilzen einen Schutz vor UV-Strahlen.

13.2.2 Klinik

Einen hohen Krankheitswert hat diese Infektion nicht, denn allenfalls kosmetische Veränderungen folgen der oberflächlichen Infektion mit Malassezia furfur (früher Pityrosporun ovale) oder anderen Arten von Malassezia (s. Tabelle 19). Die seborrhoische Dermatitis mit aufschießenden roten Flecken, die sich gelegentlich zu Papeln umbilden und auch zur Schuppung neigen, ist die eine Manifestation. Juckreiz besteht selten. Eine juckende Folliculitis, die allenfalls mit einer Rötung und Papelbildung einhergeht und dann auch zu verstärkter Bildung von Kopfschuppen führt, ist eine zweite Variante. Befallen sind in erster Linie Brust,

Tabelle 19 Eigenschaften von Vertretern der Gattung Malassezia

Art	Wachstum abhängig von Öl	Cremophor-Assimilation	Farbstoffbildung durch Tryptophanabbau	Äsculinspaltung
M. furfur	+++	+	++	+
M. pachydermatis	–	–	+/–	–
M. sympodialis	+++	–	–	+
M. globosa	+++	–	–	–
M. obtusa	+++	–	–	–
M. restricta	+++	–	–	–
M. slooffiae	+++	–	–	–

Nacken, Abdomen und seltener das Gesicht. Einzelne Herde, die zur Konfluenz neigen, entstehen hauptsächlich im Sommer, wenn die infizierten Areale sich nach Lichtexposition nicht mehr braun färben. Nebeneinander gibt es hypo- sowie hyperpigmentierte Flecken (Abb. 29). Männer sind etwas häufiger betroffen als Frauen. Im Wood-Licht fluoreszieren die Herde golden bis orange.

a)

b)

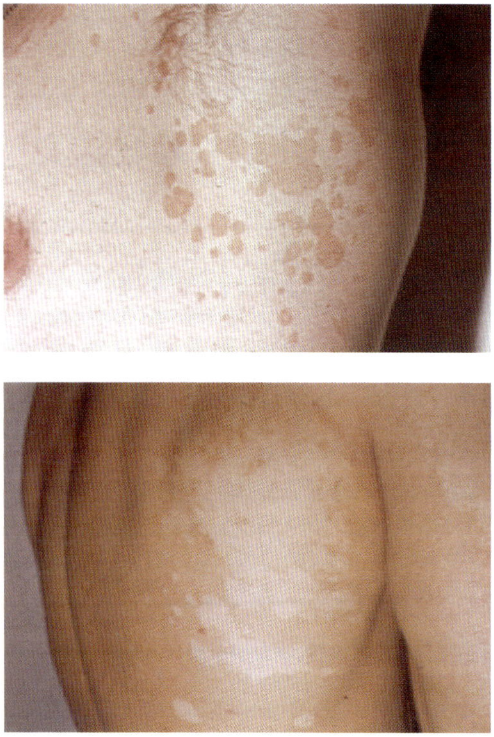

Abb. 29 Pityriasis versicolor
a) hyperpigmentierte Flecken
b) hypopigmentierte Flecken

13.2.3 Therapie

Spontane Heilung – allerdings oft erst nach langer Zeit – kommt vor. Topisch kann man verschiedene Desinfizienzien einsetzen, etwa alkoholische Lösungen (z. B. 70 %iger Alkohol mit einem Zusatz von 2 % Salicylsäure und 1 % Phenol).

Die Erreger sprechen auch gut auf Antimykotika, etwa Azole (z. B. Itraconazol oral 200 mg/Tag für 1–2 Wochen) an, sofern eine solche aggressive Therapie bei dieser Bagatellerkrankung indiziert ist. Ein Rezidiv kann jedoch auftreten, weil der Pilz normalerweise als Teil der üblichen Flora auf der Haut, speziell der Kopfhaut und anderen Arealen mit Talgdrüsen wie der Glans penis, als Kommensale vorkommt. Auch bei Tieren können diese Pilze residieren.

Bei rezidivierenden Infektionen sollte man evtl. schon prophylaktisch zu Beginn der warmen Jahreszeit eine Therapie einleiten, obwohl eine Prävention durch Beseitigung der Risikofaktoren (ungeeignete Kleidung) erfolgversprechender ist.

13.3 *Piedra*

Wenn der Haarschaft mit schwarzen, harten Knötchen, die wie bei einem Rosenkranz aneinandergereiht sein können, behaftet ist, ohne dass dabei das Haar in Mitleidenschaft gezogen ist, so ist dies vermutlich durch **Piedraia hortae** bedingt. Die Pilzelement sind dabei fest, zementartig miteinander verklebt.

Wenn eher weiße Knötchen die Haare befallen, so sind daran **Trichosporon spp.** beteiligt.

13.4 *Sporotrichose*

Der dimorphe Pilz Sporothrix schenckii lebt in seiner saprophytären Form in der Natur auf pflanzlichem Material. Bei Kontakt mit solchen Quellen kann der Pilz durch Mikroläsionen, etwa durch Dornen oder Holzsplitter, in die Haut gelangen; hauptsächlich bei Gartenarbeiten also wird die Infektion erworben. Während in gemäßigten Zonen die Infektion eher selten ist, tritt sie in den Subtropen und Tropen recht häufig auf.

Die Sporotrichose des Menschen verläuft typischerweise als eine chronische, jahrelange Infektion der Haut bzw. der Subcutis. Es beginnt unscheinbar mit Erythem, das sich dann in millimeter- bis zentimetergroße Papeln weiterentwickelt. Später ulzerieren sie mit einem erhabenen, geröteten Randsaum. Nach lokaler Abheilung können die Läsionen in der Umgebung neu aufflammen. Prinzipiell kann die Sporotrichose also mit bakteriellen Infektionen, z. B. Nokardiosen, verwechselt werden, aber auch mit einer Leishmaniose oder Blastomykose. Bei Abwehrschwäche kann auch in seltenen Fällen eine Disseminierung, z. B. auch in Auge und Knochen, geschehen.

Bei der histologischen Untersuchung sieht man in einem eitrigen, granulomatösen Herd des Randsaumes die runden oder zigarrenförmigen Sprosszellen in der Gram-Färbung oder mittels Calcofluor recht gut, weniger in der HE-Färbung. Aber erst nach ca. 5 Tagen bei 25 °C wachsen dann auf Sabouraud-Agar oder auf Maisagar cremefarbene, später mehr braungefärbte Kolonien mit gezacktem Rand. Dann sieht man auch elongierte Zellen mit Septen und Verzweigungen. Einzelne, ovale, dickwandige Konidien entsprossen direkt aus den Hyphen, während typischerweise an einem Sporangiophor ein Cluster von elliptoiden Sporen wie ein Gänseblümchen entsteht.

Spontanheilungen sind möglich. Eine lokale Hyperthermie kann diesen Prozess unterstützen, weil dadurch die Vermehrung der temperaturempfindlichen Pilze gebremst wird. Die Therapie einer kutanen Sporotrichose ist ganz exquisit und besteht in der oralen Aufnahme von Kaliumjodid. Von einer gesättigten Lösung erhält ein Patient pro Tag etwa 3 x 40 Tropfen für 2 Monate. Weil individuell das Präparat manchmal schlecht vertragen wird und Übelkeit, Erbrechen, Durchfall oder Hautausschlag erzeugt, sollte man zunächst mit ansteigenden Dosen beginnen und evtl. auch kurz unterbrechen. Neben diesem Mittel der ersten Wahl wird in letzter Zeit auch Itraconazol (200 mg–400 mg pro Tag für 14 Tage bis zu einem Jahr) empfohlen. Bei schwerem Krankheitsverlauf muss man auf Amphotericin B zurückgreifen.

13.5 *Chromoblastomykose*

Diverse Schwärzepilze aus der Umwelt können nach traumatischer Inokulation schon beim abwehrstarken Menschen lokale Infektionen der Haut erzeugen. Gefährlich werden diese Erreger aber eigentlich beim abwehrgeschwächten Patienten, wo dann gefährliche, schwer zu behandelnde Systemmykosen sich aufpropfen. Deswegen ist diese Entität erst später in ausführlicher Form dargestellt (s. S. 91)

13.6 *Zygomykose*

Auch diese niederen Pilze können in Einzelfällen die Haut infiltrieren und purulente, nekrotische Infektionen hervorrufen.

Daneben sind aber auch systemische Disserminierungen gefürchtet (s. S. 92 ff).

14 Systemische Mykosen

14.1 *Allgemeines*

Früher war die Rolle von Candida und anderen Sprosspilzen als Krankheitserreger gering. So war zwischen 1950 und 1970 der Anteil der Todesfälle durch Candidainfektionen konstant niedrig. Seitdem steigt in den entwickelten Ländern die Häufigkeit und Bedeutung stark an, was mit einer Reihe von Veränderungen in den ärztlichen Praktiken einhergeht (Tabelle 20). Infektionen mit Schimmelpilzen wurden nur selten erkannt. Und in den europäischen Ländern waren die importierten, exotischen Pilzinfektionen eine Rarität.

14.2 *Sprosspilzinfektionen*

Die Bezeichnung „Sprosspilze" basiert auf der Morphe und der Vermehrungsart dieser Pilze, weil sie nämlich in einem bestimmten Milieu in einer rundlichen Einzelzelle, der Blastospore, vorliegen, wobei die einzelnen Arten charakteristische Größen und Formvariationen aufweisen, die der Fachmann werten kann (s. Abb. 10). Die ungeschlechtliche Vermehrung findet dann durch Knospung (Sprossung) statt, wobei aus einer Mutterzelle seitlich eine oder charakteristischerweise auch mehrere Tochterzellen hervorgehen, die im Verbund mit der Mutter noch eine Weile verbleiben und allmählich an Größe zunehmen (Abb. 8).

Von manchen wenigen Sprosspilzen besteht neben der ungeschlechtlichen Vermehrungsform auch noch eine geschlechtliche. So kann der Hefepilz Saccharomyces cerevisiae auch Ascosporen bilden und ist somit eindeutig in die Gruppe der Ascomyzeten einzuordnen. Die Kryptokokken dagegen kommen neben ihrer ungeschlechtlichen Hefeform in speziellen ökologischen Nischen in der Umwelt auch als Basidiomyzeten vor und werden dann nicht mehr Cryptococcus, sondern, botanisch richtig, Filobasidiella genannt. Diese eukaryontischen Pilzzellen enthalten mehrere Chromosomen; einige davon, wie C. albicans, sind diploid, wogegen andere, z. B. C. glabrata, haploid sind.

Während einige Arten, wie etwa C. glabrata, ausschließlich nur in dieser Blastosporenform beobachtet werden, können andere Sprosspilze unter geeigneten Bedingungen auch Keimschläuche bilden und in Fadenform (Hyphe) wachsen, sind also dimorphe Pilze. Solche Zellen können zusammen-

Tabelle 20 Gründe für den Anstieg der Häufigkeit von schwerwiegenden Pilzinfektionen

- **Aids:** Bei der erworbenen Immunschwäche können sich Sprosspilze lokal auf den Schleimhäuten vermehren, aber auch gelegentlich systemisch ausbreiten. Neben Candida albicans sind auch andere opportunistische Sprosspilze, sogar auch C. krusei beteiligt. Cryptococcus neoformans stellt ein ganz spezielles Problem dar.
- **iatrogene Immunsuppression:** Durch Zytostatika, die zur aggressiven Therapie von Leukämien sowie von soliden Tumoren eingesetzt werden, kommt es auch zu einer Schädigung der Infektabwehr. Auch diejenigen Medikamente, die zur Behandlung von Autoimmunerkrankungen, von rheumatischen Beschwerden sowie bei Organtransplantierten eingesetzt werden, wie Kortikoide, FK 506 und Cyclosporin A, supprimieren ebenfalls die Abwehrmaßnahmen, die gegen Pilzinfektionen nötig sind.
- **Lebenserhaltende Maßnahmen** in Folge von Fortschritten in vielen Bereichen der Medizin ermöglichen zwar das Überleben von bedrohlichen, evtl. sogar tödlichen Krankheiten, jedoch nur mit einem Defizit in der Infektabwehr inklusive gegen Pilze. Daneben treten auch bei Alten und Frühgeborenen, die über längere Zeit in einem solchen Zustand leben, Pilze als Problemkeime nach und nach in Erscheinung.
- **Der allzu häufige Gebrauch von Antibiotika**, welche die übliche Bakterienflora zerstören, führt zu einem Ungleichgewicht, sodass bei einer verminderten „colonization resistance" Pilze eine Begünstigung erfahren.
- Östrogene, die in der **Schwangerschaft** sowie durch die **Pille** vermehrt anfluten, können die Anfälligkeit für Pilzinfektionen erhöhen. Die veränderte Bakterienflora begünstigt eine Kolonisation mit Sprosspilzen. Dann ist das Immunsystem durch die Hormone in komplexer Weise verändert; die Epithelzellen bilden verstärkt Rezeptoren, an die sich Pilze gut anlagern können. Pilze haben ihrerseits Rezeptoren für Oestrogene und ändern unter dem Einfluss dieses Hormons ihre Morphe und ihr Verhalten, was meistens zu einer Zunahme der Virulenz der Keime führt; die Fluidität der Membran der Pilze wird durch diese Steroide beeinflusst, was dann auch auf die Antimykotikaempfindlichkeit Auswirkungen hat.
- **Die Verwendung von Plastikkathetern** für die parenterale Ernährung schafft nicht nur Bakterien, sondern auch Pilzen ein günstiges Milieu, wo sie kaum von der Infektabwehr – selbst bei einem gesunden Menschen – attackiert werden können.
- **Bei weltweiten Reisen** werden heute viele Touristen in Gebiete kommen, wo sie exotischen Pilzen exponiert werden; in feuchtheißen Gebieten der Tropen etwa Histoplasma capsulatum und Coccidioides immitis in trockenheißen Wüstengebieten.

bleiben und ein richtiges Geflecht, ein Myzel, bilden. In der typischen Vermehrungsform, der Blastospore, also der rundlichen Hefezelle, findet man C. albicans als Saprophyt auf dem Menschen. Nach Invasion geht sie aber teilweise in die Myzelform über.

Sprosspilze sind in der Natur weit verbreitet. Sie residieren auch als Kolonisten auf Haut und Schleimhaut des Menschen; so etwa C. albicans, in geringer Menge findet man sie regelmäßig. Von dort aus können sich also endogene Infektionen entwickeln. Eine transiente Beherbergung von Stämmen, die von anderen Menschen kommen, z. B. vom medizinischen Personal, und durch direkten sowie indirekten Kontakt übertragen werden, ist ebenfalls möglich. Also auch exogene, nosokomiale Infektionen sind denkbar, wobei die Hände von medizinischem Personal eine wichtige Rolle beim Transfer spielen. Andere Candida-Arten haben ihren gewöhnlichen Standort im Tier oder sogar in Lebensmitteln, sodass sie dann von diesen Quellen aus auf einen Patienten übertragen werden (Tabelle 21). Im Krankenhaus muss vor allem auf die parenterale Ernährung als Infektionsquelle geachtet werden.

Einige Arten, wie etwa Saccharomyces, sind typische Umweltkeime und unter normalen Umständen im Grunde harmlos. Ihre Bedeutung in der Medizin liegt vielmehr in der Verfeinerung von Lebensmitteln. Der Produktion von Alkohol, dem wichtigsten Mykotoxin, kommt eine immense kulturelle Bedeutung zu. Auch ihre Bedeutung als Nährstoffe ist nicht zu vernachlässigen. Im Zytoplasma werden viele Proteine gespeichert, die einen hohen Anteil an essentiellen Aminosäuren beinhalten können, so hat die Bäckerhefe einen

Tabelle 21 Habitat von Sprosspilzen

Herkunftsort von Isolaten	%-Anteil aller Isolate
Pflanzen, Blätter, Blüten	21
Früchte, Säfte	9
Bier, Wein	4
Andere Lebensmittel	8
Erde	11
Wasser	6
Luft	1
Insekten	12
Tiere	8
Menschen	16
Maschinen	3

Tabelle 22 Häufigkeit von Candida-Arten in diversen klinischen Untersuchungsmaterialien (Mannheim, 2001)

Candida albicans	3 056	70 %
Candida glabrata	999	20 %
Candida tropicalis	156	3 %
Candida krusei	101	2 %
Candida parapsilosis	84	2 %
Candida famata	6	
Candida lusitaniae	4	
Candida dubliniensis	2	
Candida guilliermondii	2	
Candida spp.	54	1 %

hohen Gehalt an Lysin und Tryptophan. Nennenswert ist auch der hohe Gehalt an Vitaminen in diesen Zellen, z. B. Vitamin B_1, B_2, B_6, B_{12}, Niacin, Pantothensäure, Biotin und Folsäure. Für den Nährwert solcher Pilze ist auch noch die Menge der Mineralstoffe, wie Kalium, Kalzium, Phosphor sowie Eisen, Zink und Kupfer von Bedeutung.

Die Gattung Candida ist die wichtigste Gruppe als Krankheitserreger in der großen, heterogenen Gruppe der Sprosspilze, neben den wenigen anderen fakultativ pathogenen Arten wie Cryptococcus, Trichosporon, und nahezu apathogenen Arten, wie Saccharomyces, Rhodotorula u. a. m. Apathogen ist auch der sog. „Milchschimmel", Geotrichum, der ebenfalls häufig in der Umwelt zu finden ist. Der Gattung Candida sind heute weitgehend nur noch ascomyzetale Sprosspilze zugeordnet. Sie können aufgrund von diversen biochemischen und mikromorphologischen Merkmalen von anderen Sprosspilzen, wie Brettanomyces, Kloeckera, Trigonopsis, Oosporidium etc. abgetrennt werden.

14.2.1 Candidosen

14.2.1.1 Biologie

Am häufigsten findet man immer noch C. albicans als Krankheitserreger (Tabelle 22). Mit Hilfe von spezifischen Antikörpern kann man diese Keime in Serogruppe A und B aufteilen, was auf bestimmten Seitenkettensequenzen der Mannane in der Zellwand der Sprosspilze beruht. Die sog. Art Candida stellatoidea ist dabei synonym mit C. albicans Serogruppe B. Aber aus verschiedenen Gründen ist in letzter Zeit eine Zunahme der Non-albicans-Stämme zu verzeichnen. Kürzlich konnte auch eine ganz neue Art, nämlich C. dubliniensis, von C. albicans abgetrennt werden.

Die übliche Einteilung und Benennung der etwa 200 verschiedenen Candida-Arten in der Gattung Candida ist im botanisch-wissenschaftlichen Sinne jedoch falsch, denn offensichtlich ist dies eine recht heterogene Gruppe, deren Vertreter genetisch zu ganz verschiedenen Gattungen gehören. Bislang sind aber nur von wenigen dieser Candida-Arten die Teleomorphe bekannt (Tabelle 23). Candida glabrata ist genetisch viel näher mit Saccharomyces cerevisiae verwandt als etwa mit C. albicans. Daher ist auch verständlich, dass innerhalb der aus praktischen, historischen Gründen bezeichneten Gattung Candida die einzelnen Mitglieder sich recht deutlich in ihrer Virulenz unterscheiden. C. utilis ist praktisch apathogen und hat eher eine Bedeutung in der Ökologie, denn dieser Pilz ist in der Lage, kurzkettige Kohlehydratketten, die z. B. bei der Benzingewinnung aus Erdöl als lästige Abfallprodukte anfallen, zu assimilieren und Protein daraus zu synthetisieren, die dann z. B. als **„single cell proteins"** in der Tierernährung eingesetzt werden könnten.

14.2.1.2 Pathogenese

Von der Önologie und der Brauerei her ist bekannt, dass die **Vermehrungsgeschwindigkeit** von einzelnen Hefepilzen stark schwankt und in unterschiedlichem Ausmaß von den jeweiligen Umgebungsbedingungen abhängig ist. Die Fähigkeit, sich an ganz verschiedene Umweltbedingungen zu adaptieren, ist die Grundvoraussetzung für die Pathogenität. Da gerade Sprosspilze an ganz verschiedenen anatomischen Stellen unter ganz unterschiedlichen Bedingungen sich halten und vermehren müssen, benötigen sie eine hohe Adaptationsfähigkeit; mehr als 40 Virulenzdeterminanten sind im Genom von Candida nachgewiesen.

Tabelle 23 Heterogenität der Gruppe der Candida-Sprosspilze (Zugehörigkeit von einigen Candida spp. zu verschiedenen Gattungen)

Anamorph	Teleomorph
C. ciferri	Stephanoascus cifferri
C. famata	Debaryomyces hansenii
C. guilliermondii	Pichia guilliermondii
C. pelliculosa	Hansenula anomala
C. lusitaniae	Clavispora lusitaniae
C. kefyr (sive pseudotropicalis)	Kluyveromyces marxianus
C. lipolytica	Yarrowia lipolytica
C. pulcherrima	Metschnikovia pulcherrima
C. krusei	Issatchenkia orientalis

Das Überleben in unwirtlichem Milieu (**pH-Empfindlichkeit**) ist von komplexen strukturellen und organisatorischen Details eines Pilzstammes abhängig. Sie bedingen z. B., ob ein Keim dem Säuremantel der Haut oder der Magensäure zumindest kurzfristig standhält. Bei neutralem pH wird das Gen PHR1 exprimiert, dessen Genprodukt in die Zellwandsynthese eingreift. Bei saurem pH, z. B. in der Vagina, wird PHR1 abgeschaltet und dafür PHR2 angeschaltet, das eine ähnliche Funktion hat.

Der **Wandel von Blastosporenform in die Fadenform** ist eine derjenigen Eigenschaften, welche die Virulenz eines Pilzes mitbedingen, wobei eine verstärkte **Adhäsion** solcher Strukturen an Zellrezeptoren sowie eine intensivere Penetration die Gewebe von solchen Erscheinungsformen erzielt wird. Vor allem wenn diese Umwandlung mit einer gerichteten Ortsbewegung auf ein lockendes Ziel hin verbunden ist, kann der Pilz an der geeigneten Stelle in das Gewebe vordringen; ein ausgeprägter **Thigmotropismus** ist eine der Grundvoraussetzungen für die Virulenz. An der Oberfläche von C. albicans findet man mehrere integrinartige Rezeptoren, die sich an die hochaviden Aminosäurestrukturen Arg-Gly-Asp (auch RGD Sequenz genannt) binden, die auf vielen Matrixproteinen, z. B. Vitronectin, vorkommen. Die Zusammensetzung dieser Oberflächenrezeptoren ändert sich bei der Umwandlung von Blastosporen in filamentöse Formen. Andere Adhäsionsmoleküle, wie Als1p und Als5p (Proteine, die mit einem GPI-Anker in der Zellwand festgehalten sind), Hwp1p (Mannoprotein, das mit den β-Glukansträngen der Zellwand gekoppelt ist), Int1p (ein integrinartiges Protein), Mnt1p (eine α-1,2-Mannosyltransferase) binden an extrazelluläre Matrixproteine wie Fibronectin, Fibrinogen, Laminin und Collagen (Typ I und IV). Auch die Bindung an Plastikmaterialien kann einem Pilz helfen, eine Infektion zu erzeugen. Einzelne Sprosspilze, etwa C. parapsilosis, sind richtige Spezialisten für die **Besiedelung von Plastik**.

Weiterhin kann die Fähigkeit, adaptiv unterschiedliche Oberflächenstrukturen auszubilden, was als **phenotypic switching** benannt ist, zu einem Virulenzgewinn beitragen. Unter dem Einfluss von UV-Licht z. B. kann ein Pilz in recht hoher Frequenz raue Kolonien ausbilden, was sich nach Wegfall des Stimulus rasch wieder zurückbildet. Speziell aber dem Switch-White-Opaque wurde viel Aufmerksamkeit gewidmet. Zumeist geht diese Änderung auch parallel mit anderen Kolonieveränderungen einher, worin sich einzelne Stämme erheblich unterscheiden. Bei diesem Wechsel der Erscheinung der Kolonien ändert sich auch die Zellmorphologie; Pilzzellen von weißen Kolonien erscheinen rund bis ovoid, während die Einzelzellen von opaquen Kolonien elongiert und bohnenförmig aussehen. Darüber hinaus ist bei dem Wechsel auch die Fähigkeit zur Sprossung mitbetroffen. Dies zeigt schon, dass bei diesem Phänomen eine Reihe von verschiedenen Genen beteiligt ist.

Eine interessante Hypothese ist, dass die differentielle Expression von SAPs, den sauren, sezernierten **Aspartatproteinasen**, die im sauren Milieu ihr Funktionsoptimum erreichen, für die Virulenz von Candida entscheidend sei. Diese Enzyme werden von einer Genfamilie, bestehend aus mehreren Mitgliedern, kodiert, die untereinander zwischen 20 und 80 % Homologie besitzen, was von der Evolution her so interpretiert werden kann, dass die jüngeren Entwicklungen eben noch mehr Ähnlichkeit besitzen als die alten. Bei C. albicans sind derzeit 10 verschiedene Gene bekannt, bei anderen Arten jedoch weniger. Sie sind in ganz unterschiedlicher Weise an der Pathogenese beteiligt (Tabelle 24).

Tabelle 24 Funktionen der SAPs bei der Pathogenese

- Bereitstellung von Stickstoff durch die Degradation von Proteinen des Wirtsgewebes
- Zerstörung der Gewebsbarrieren, z. B. dem Schleim, was die Invasion ermöglicht
- Vermittlung von Adhärenz an das Gewebe
- Evasion der Wirtsabwehr, z. B. durch Zerstörung von Komplement und Immunglobulin

Das An- bzw. Abschalten solcher Gene kann durch äußere Bedingungen geregelt werden, wobei der diploide C. albicans mit den beiden Allelen in differentieller Weise reagieren kann.

Weitere hypothetische Virulenzfaktoren sind die **Lipasen, Lysophospholipase und Phospholipasen** der Pilzstämme u. a. m. (Tabelle 25)

Außerdem befähigt eine rasche Reaktion auf Abwehrmaßnahmen des infizierten Wirtes den Erreger zu überleben.

Tabelle 25 Vermutliche Virulenzfaktoren von Hefepilzen

- Vermehrungsgeschwindigkeit
- Produktion von Hyphen bzw. Pseudomyzelien
- Thigmotropismus
- Phenotypic switching
- Oberflächenstrukturen, die als Adhäsine (Integrine) oder als Komplementrezeptoren (C3b) wirken
- Produktion von Proteinasen
- Produktion von Lipasen
- Antigenes Mimikry
- Induktion von Apoptose bei Granulozyten (auch ohne Phagozytose)
- Hemmung der NO-Produktion in Makrophagen

Anders als bei den bakteriellen Infektionen scheint die Virulenz der Sprosspilze nicht so sehr von einem oder ganz wenigen Virulenzfaktoren bedingt zu sein; vielmehr dürfte hier das kombinierte Zusammenspiel der verschiedenen Faktoren einen Vorteil für den Erreger bieten. Nur wenn in einer konzertierten Aktion mehrere Virulenzfaktoren aktiviert werden, resultiert eine Infektion.

Aber insgesamt sind diese Faktoren nicht so aggressiv, dass sie eine Infektion immer erzwingen könnten; vielmehr hängen die wirkliche Manifestation und die Intensität der Infektion entscheidend von der Eintrittspforte und den lokalen Gegebenheiten (Tabelle 26) sowie von der Abwehrlage des Wirtes ab.

Tabelle 26 Vermutliche Eintrittspforten von Hefepilzen bei Patienten mit Fungämien

Katheter	39 %
Gastrointestinaltrakt	20 %
Wunden	9 %
Harnwege	7 %
Respirationstrakt	3 %
Unbekannt	22 %

Die meisten Candida-Arten sind eigentlich Umweltkeime und haben ein Wachstumsoptimum bei 30 °C. Nur wenige Candida-Arten, darunter eben auch C. albicans, können bei höheren Temperaturen (sogar bis 40 °C) noch wachsen.

14.2.1.3 Immunologie und Infektabwehr

Lokale Abwehr auf Haut und Schleimhäuten

Unspezifische Abwehrmechanismen wie Schleimproduktion, Säuremantel, Oligopeptide, wie z. B. Protegrine, Laktoferrin, Lysozym etc. regulieren zusammen mit den bakteriellen Konkurrenten die Kolonisation von Haut und Schleimhäuten. Auch die Epithelzellen der Vagina und von Schleimhäuten haben selbst eine hemmende Wirkung auf Candida, was nicht nur auf der Produktion von löslichen Oligopeptiden, wie Defensin oder Calprotectin, beruht. Diese unspezifische lokale Infektabwehr ergänzt also die anatomischen Barrieren und verhindert eine Invasion.

Ein intaktes Epithel stellt ein nahezu unüberwindliches Hindernis für Pilze dar; Läsionen dieses Schutzwalles, z. B. eine Mucositis bei Leukämiepatienten nach zytostatischer Therapie, ermöglichen erst ein Durchdringen.

Die Erfahrung mit Aidspatienten zeigt, dass der Verlust von T-Zell-vermittelter Immunität zunächst zu einer erhöhten Infektionsrate der Schleimhäute führt. Der Soor, der früher eben beim unreifen Säugling und nach Gabe von Breitspektrumantibiotika als Schwämmchen beobachtet wurde, tritt bei den HIV-Infizierten meist als erste manifeste Erkrankung mit Opportunisten auf, was als Beginn von Aids, der erworbenen Immunschwäche, gewertet wird. Ein ganz beträchtlicher Anteil der T-Zellen in den Schleimhäuten sowie der Vagina gehört zu der Population der γ/δ-T-Zellen; im Experiment bewirkt ein Ausfall der Funktion dieser Zellen sogar eine verminderte Anfälligkeit für Candida-Infektionen, was für eine immunregulatorische Rolle dieser Zellen spricht. Die humorale Immunität, d. h. die Antikörperproduktion, spielt dagegen bei der lokalen Infektabwehr offensichtlich eine untergeordnete Bedeutung, dies ist möglicherweise dadurch begründet, dass pathogene Candida-Arten eben viele SAPs bilden, die auch IgA attackieren können.

Abwehr systemischer Infektionen

Nach Eindringen in die Gewebe stellen die polymorphkernigen Granulozyten die wichtigsten Abwehrkräfte dar. Sie werden durch verschiedene Mechanismen angelockt (Tabelle 27).

Tabelle 27 Leukotaktische Faktoren

- Pilzprodukte
- Peptide, die bei der Komplementaktivierung entstehen, z. B. C3a, C5a und C5a-desArg
- Leukotriene
- Interleukine, z. B. IL-8
- Chemokine, wovon es an die 40 verschiedene Derivate gibt, wovon einige mit bestimmten Chemokinrezeptoren auf den Leukozyten reagieren (einige locken mehr die Makrophagen und andere wieder die Lymphozyten)

Bei einem Mangel an polymorphkernigen Granulozyten kommt es eben leicht zu einer Disseminierung und zu tiefen Mykosen. Wenn eine Neutropenie < 500/µl länger als 10 Tage andauert, ist die Infektionsgefahr nahezu 100 %.

TOLL-Rezeptoren auf der Oberfläche der Phagozyten reagieren mit Bestandteilen der Pilze, wodurch intrazelluläre Signale ausgelöst werden, die dann zur Ausschüttung von Zytokinen führen, welche die nachfolgenden Entzündungsreaktionen steuern. Vor allem Zytokine, die eine Th1-Antwort begünstigen, nämlich IL-12 fördern die Abwehr gegen Sprosspilze, während Zytokine mit Th2-stimulierender Aktivität, also z. B. IL-4, sich eher nachteilig auswirken. Aber auch mit dem Komplementrezeptor 3 auf Makrophagen und polymorphkernigen Granulozyten kann 1→3-β-Glukan von Pilzen spezifisch interagieren; darüber hinaus haben diese Zellen offensichtlich noch zumindest einen weiteren spezifischen Rezeptor für diese speziellen Bestandteile von Pilzzellen, dem 1→3-β-Glukan, nämlich das Dectin-1 (s. S. 22). Auch lösliche Mannane werden von den Phagozyten sehr rasch aus der Blutbahn eliminiert.

Die Interaktion der Pilzstrukturen mit den Rezeptoren der Phagozyten löst ein Rearrangement des Zytoskeletts der Wirtszelle aus, wobei Aktinfilamente gebildet werden, welche zur Bildung von Pseudopodien an der Wirtszelle führen. Die Pilzelle verschwindet somit nach und nach in der Versenkung und wird internalisiert. Nach Phagozytose, wo die Pilze in einer Phagozytosevakuole eingeschlossen sind, kommt es sehr schnell zu einer Fusion der Endosomen und Lysosomen mit der Vakuole, wodurch diese professionellen Zellen die Pilze mit Hilfe von oxidativen und nicht oxidativen Stoffwechselprodukten inaktivieren können. Die Myeloperoxidase der Lysosomen dieser Zellen sowie die Defensine, die mehr als 10 % des Proteingehalts einer solchen Zelle ausmachen, haben eine starke antimykotische Wirkung. Beim oxidativen Burst, der durch die Internalisierung ausgelöst wird, entstehen Radikale und andere antimikrobielle Stoffe, wie etwa N-Chlorotaurin, die ebenfalls ein breites fungizides Wirkspektrum haben. Bei diesem Vorgang kommt es auch zu einer deutlichen pH-Absenkung. Obwohl die kleinen Granulozyten die filamentösen Pilze gar nicht vollständig internalisieren können, geben die Abwehrzellen nach festem Kontakt mit der Pilzzelle diese Stoffe in den Granula nach außen ab, wodurch die Pilzzelle attackiert und geschädigt wird (Abb. 30).

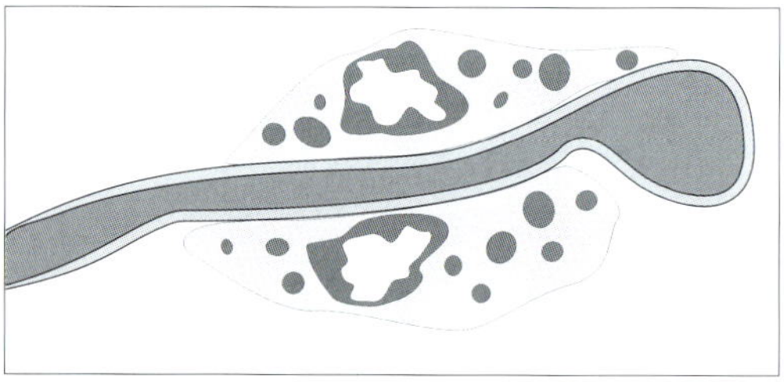

Abb. 30 Schema von Granulozyten, die Pilzhyphen attackieren

In zweiter Linie sind dann auch Makrophagen bei der Abwehr von Pilzen beteiligt. Allerdings sind naive Makrophagen wenig effizient, denn virulente Hefepilze können sich sogar noch in diesen Zellen vermehren (Abb. 31). Nicht zuletzt die pH-Absenkung in der Phagozytosevakuole ist ein Anreiz für die ingestierten Blastosporen von Candida albicans, Pseudomyzelien zu bilden und auf diese Weise der Attacke zu entkommen. Bei diesem Prozess der Auskeimung dringen die Sprosspilze nicht ins Zytoplasma der Wirtszelle vor, sondern verbleiben die ganze Zeit von einer Membran umgeben.

Erst wenn sie durch Signale von spezifischen T-Zellen aktiviert werden, können die Makrophagen auch Pilze abtöten. Dendritische Zellen können bei Candida ebenfalls mittels eines Mannose-Fucose-Rezeptors die Hefen binden, phagozytieren und degradieren. Offensichtlich können sie effektiv

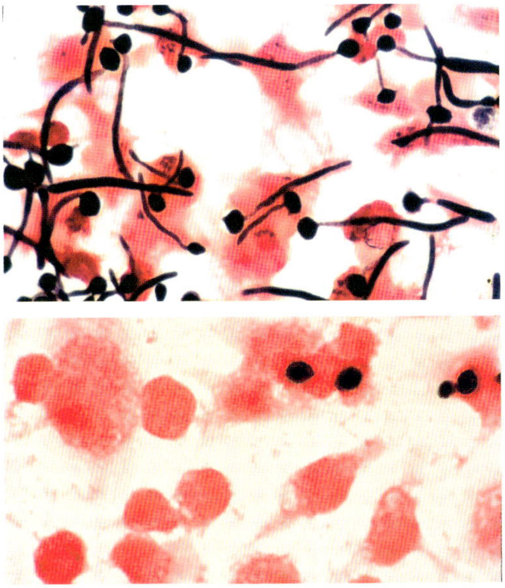

a)

b)

Abb. 31 a u. b Pathogene Sprosspilze der Art C. albicans **a)** können sich innerhalb von nicht aktivierten Mausperitonealmakrophagen nach Phagozytose vermehren, während wenig pathogene Erreger wie C. krusei **b)** am Wachstum gehemmt werden

Pilzantigene den Lymphozyten präsentieren. Die Stimulierung der zellvermittelten Immunität von $CD4^+$- ebenso wie von $CD8^+$-T-Zellen ist der entscheidende Schritt zu einer protektiven Immunität.

Nach den Grundregeln der Immunologie könnten T-Lymphozyten eigentlich gar nicht direkt mit Pilzzellen interagieren; der T-Zell-Rezeptor könnte vielleicht noch das entsprechende Antigen an der Oberfläche der Pilze erkennen, da aber Pilze die klassischen MHC-Moleküle nicht besitzen, könnte es nicht zu der programmierten Zellaktivierung kommen. Aber nicht nur NK-Zellen, die eben nicht MHC-restringiert sind, sondern auch T-Lymphozyten können direkt Pilzzellen attackieren. Mit dem Mac1-Antigen (CD11b/CD18) können sie sich an typische Pilzstrukturen binden! Vermutlich sind dies β-Glukane sowie N-Acetyl-D-Glucosamin in der Zellwand von Pilzen, weil durch diese Verbindungen, wenn sie im Überschuss gegeben werden, die Verbindung unterbunden wird. Wenn erst einmal der Pilz so nahe an den T-Lymphozyten gefesselt ist, können die Perforine die Zellwand der Pilze attackieren.

Ein Ausfall der T-Lymphozyten bei Aids, bei Leukämie oder bei iatrogener Immunsuppression erhöht die Anfälligkeit gegenüber Sprosspilzinfektionen (Tabelle 28). Disseminierte Candida-Infektionen treten folglich fast nur als Folge solcher Grundkrankheiten auf. Lokale Infektionen der Haut, der Schleimhäute und evtl. der Harnblase findet man dagegen auch bei abwehrtüchtigen Menschen.

Die humorale Immunität, d.h. Antikörper, spielt bei der Abwehr von Candida eine untergeordnete Rolle. Bis zu einem gewissen Grad hat die Produktion von spezifischen Antikörpern allenfalls einen diagnostischen Wert.

14.2.1.4 Klinische Manifestationen

Kaum ein anderer Mikroorganismus kann dank der verschiedenen Adaptations- und Virulenzfaktoren sich an so vielen verschiedenen Stellen im Körper vermehren; folglich sind auch die Manifestationen einer Sprosspilzinfektion recht variabel.

Tabelle 28 Voraussetzungen für die Entstehung einer disseminierten Candida-Infektion

Prädisponierende Faktoren	**Iatrogene Faktoren**
Lang anhaltende Leukopenie	Antitumorchemotherapie
Leukämie (AML)	Immunsuppressive Therapie (Kortison, Cyclosporin)
Lymphome	Breitspektrumantibiotika
Eintrittspforten in Haut und Schleimhaut	Knochenmarktransplantation
Schwerste Verbrennungen	Organtransplantation
Darmerkrankungen	Graft-versus-host-Reaktion
i.v. Drogenabhängigkeit	Lange Verweildauer im Krankenhaus
Aids	Strahlentherapie
Diabetes	Peritonealdialyse
Schwerer, chronischer Alkoholabusus	Katheter
Frühgeburt	

14.2.1.5 Candidid (oder Candida-Mykid)

Sowohl bei einer lokalen wie einer systemischen Infektion mit Candida kann es bei einzelnen Patienten zu einer immunologisch-allergischen Reaktion der Haut kommen, die ganz unterschiedlich stark ausgeprägt sein kann. Die Hautveränderungen können sich z. B. nur als eine feinlamelläre Schuppung manifestieren, mitunter aber auch als papulöse oder vesikuläre Effloreszenz; gelegentlich treten sogar Erythema-nodosum-ähnliche Bilder auf. Auch Urticaria chronica sowie Pruritus ani et generalisatus wurden so erklärt. Ob solche immunpathologischen Reaktionen auch an inneren Organen Krankheitssymptome, z. B. Kolon irritabile, auslösen, wird ebenfalls diskutiert. Möglicherweise sind noch weitere, andere Reize nötig, um solche Folgen zu induzieren.

Die exakte Abklärung solcher Zusammenhänge bleibt jedoch meist vage, da der Nachweis von Immunreaktionen gegen Candida wegen der ständigen Exposition eigentlich normal ist.

14.2.1.6 Haut

Oberflächliche Infektionen gehen zunächst mit Rötung und evtl. mit Pustelbildung einher; eine anhaltende Entzündung führt dann zu Brennen und Jucken und zu einer verstärkten Hautschuppung, die bei starker Ausprägung als Collerette imponiert, was eben durch große Hautschuppen bedingt ist. Bevorzugt dort, wo es **feucht, warm und dunkel** ist, also in den Zehenzwischenräumen, in intertriginösen Hautfalten bei Obesitas, unter der Achsel, unter feuchten Windeln etc. bilden sich solche entzündlichen Herde (s. Abb. 12). Wenn zusätzlich dann noch weitere Ereignisse hinzukommen, wie Friktionen, so kann die Haut durch Mazeration empfänglich für Pilze werden. Alte und Diabetiker sind ebenfalls häufig anfällig. Wenn dann Sprosspilze von außen, z. B. bei mangelhafter Hygiene, speziell der Händehygiene, oder aus der eigenen Darmflora eingeschleppt werden, so entsteht – bei anhaltenden Verhältnissen des Milieu – eine hartnäckige Entzündung.

Patienten mit einem angeborenen Defekt der Granulozyten (chronisch mukokutane Granulomatose) erleben neben bakteriellen Infekten auch sichtbare Hautinfektionen mit C. albicans, die auch tiefe Schichten betreffen.

Bei septischer Streuung können entzündliche Hautinfiltrate um infektiöse Metastasen herum entstehen (Abb. 32).

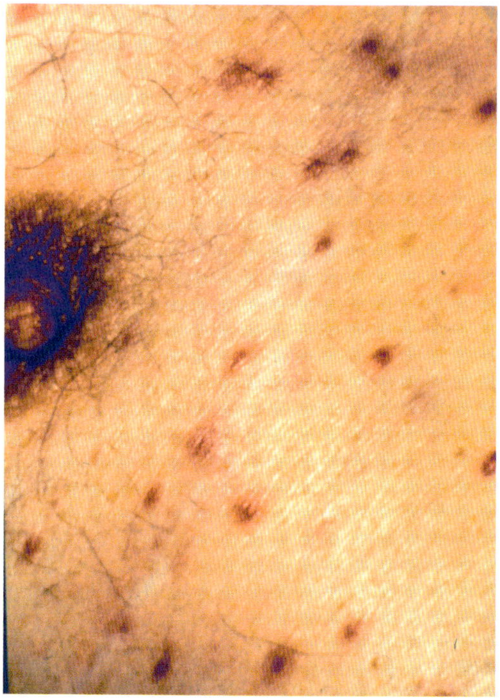

Abb. 32 Hautläsionen bei disseminierter Candidose

Der Prophylaxe kommt die größte Rolle zu, die gefährdeten Körperstellen sollten zunächst trockengelegt werden, um das Milieu für die Pilze zu verschlechtern. Solange die Infektion unkompliziert und oberflächlich und auf die Haut beschränkt ist, können lokale Desinfektionsmittel bzw. topische Antimykotika aus der Azolreihe oder Polyene (Nystatin) ausreichen. Kortikoide helfen akut, die Entzündung zu bremsen. Sonst sind auch systemische Antimykotika, z. B. Fluconazol oral, wirksam.

14.2.1.7 Nägel (Onychia et Paronychia candidosa)

Nagelmykosen durch Candida, hauptsächlich C. albicans (s. Abb. 26) und C. parapsilosis, kommen vor, sind aber eher die Ausnahme im Verhältnis zu den Dermatophyten. Definitionsgemäß zählt diese Infektion nicht zur Tinea ungium. Dennoch werden sie genau so diagnostiziert und therapiert wie alle Nagelmykosen.

Klinisch ist diese Erkrankung durch eine chronische Entzündung des proximalen und lateralen Nagelwalles gekennzeichnet. Dabei kommt es zu einem unregelmäßigen Umbau der Nagelplatte, die dann an den Nagelwällen zu Querrillen führt, die nachträglich noch bakteriell infiziert sind.

14.2.1.8 Mucositis/ Soor

Auch bei gesunden Menschen findet man in einem erheblichen prozentualen Anteil eine Kolonisation der Mundschleimhaut mit Candida spp., zumeist C. albicans, aber normalerweise nur in geringer Menge. Wenn die Ökologie gestört ist, bei schlecht sitzenden und gepflegten Zahnprothesen oder bei Antibiotikatherapie können sich die Pilze vermehren und die Rezeptoren auf der Schleimhaut besetzen und sich zu makroskopisch sichtbaren, weißen Plaques vermehren. Sie können dann auch in das Gewebe eindringen und eine entzündliche Reaktion hervorrufen. Dieser oropharyngeale Soor tritt auch auf, wenn die Abwehr der Schleimhaut entweder lokal oder systemisch gestört ist, etwa beim Neugeborenen bzw. bei Aids. Im Laufe einer Aidserkrankung haben nahezu 90% aller Infizierten irgendwann einen Mundsoor (s. Abb. 12), 10–20% der Patienten erleiden sogar eine Soor-Oesophagitis.

Das klinische Erscheinungsbild kann variieren zwischen einer stippchenförmigen Gingivitis mit Rötung und Schleimhautulzerationen bis hin zu weißen Belägen aus Pilzhyphen, die zunächst stippchenförmig, aber später auch konfluierend, großflächig sind. Die Mundwinkel zeigen gerötete Erosionen, Hyperkeratosen und Schuppung (Perlèche), eine Cheilitis wie sie auch nach anderen Ursachen entsteht, z. B. bei Leukoplakie. Daneben kann auch die Zunge betroffen und stark belegt sein. Beim Ablösen der Beläge ist die Schleimhaut darunter gerötet und erosiv. Der Patient klagt über Brennen, Stechen oder nur Geschmacksstörungen, Pelzigkeit bzw. Trockenheitsgefühl im Mund. Die Infektion kann dann weiter fortschreiten und den Pharynx sowie auch die Oesophagusschleimhaut befallen, was eine erhebliche Behinderung beim Essen nach sich zieht (Dysphagie). Bei der Endoskopie sieht man mehr oder weniger stark ausgeprägte Beläge. Im Röntgenbild kann je nach Tiefe der Invasion das Schleimhautrelief verändert erscheinen.

Diese opportunistische Infektion ist oft ein erstes klinisches Zeichen von Aids, denn offensichtlich regulieren die T-Lymphozyten eine Pilzbesiedelung der Schleimhäute; ein Defekt führt dann eben zu einer ungehemmten lokalen Ausbreitung. Eine Disseminierung geht davon selten aus, denn dann kommen nämlich noch ganz andere Abwehrsysteme ins Spiel.

Jede Schädigung der Integrität der Schleimhäute, insbesondere nach Behandlung mit Zytostatika oder nach Radiatio, begünstigt ebenfalls eine Invasion von kolonisierenden Sprosspilzen, was dann eine entzündliche Reaktion hervorruft, eine Mucositis. Die Schleimhautareale sind gerötet und geschwollen und noch stärker mechanischer Beanspruchung gegenüber vulnerabel, sodass leicht Blutungen auftreten. In vielen Fällen kann dies Ausgangspunkt für tiefe Mykosen sein.

Eine Besserung erreicht man entweder durch eine Beseitigung der prädisponierenden Faktoren oder durch lokale Antimykotika, etwa Polyene oder Azole. Bei lang anhaltender Erkrankung sind auch systemische Antimykotika der Azolgruppe indiziert.

14.2.1.9 Darmmykose

Sprosspilze im Darm sind zunächst einmal ein Normalbefund bei einer mikrobiologischen Untersuchung des Stuhles, wenn sie in geringer Zahl vorkommen. Etwa $^1/_3$ aller Menschen sind mit Hefen kolonisiert. Ein massiver Anstieg der Keimzahl im Kot, d. h. bis zu > 10^5 Pilze pro g Stuhl, zeigt an, dass im Lumen des Dickdarmes sich die Pilze vermehren konnten. Je nach Situation findet man ganz verschiedene Sprosspilz-Arten, Candida spp. und Trichosporon, aber auch Rhodotorula, Saccharomyces und Geotrichum. Die pathogene Bedeutung solcher Isolate ist also jeweils ganz unterschiedlich. Es lohnt sich daher, Sprosspilze im Darm zu identifizieren.

Viele unterschiedliche Gründe gibt es für eine solche Pilzvermehrung im Darmlumen. Während einer Therapie mit Antibiotika, z. B. mit Ampicillin und Ceftriaxon, kommt es häufig vor, dass die Balance der Bakterienflora vor allem durch Reduktion der Anaerobier, die für die Resistenz der Kolonisation durch fremde Keime hauptsächlich verantwortlich sind, empfindlich gestört wird. Unter solchen Bedingungen nutzen auch die Sprosspilze ihre Chance, sich zu vermehren. Andere Ursachen sind weniger gut dokumentiert; so wird immer wieder der Einfluss von Nahrung auf die Pilzvermehrung diskutiert. Angeblich soll eine „Pilzdiät", bestehend aus glukosearmer Kost, den Pilzen im Darm die Nährstoffe entziehen. Bei normaler Verdauung dürfte dies kaum relevant sein; anders wenn eine Maldigestion oder Malabsorption besteht. Im Einzelfalle sollte nach möglichen Erklärungen für einen solchen außergewöhnlichen Befund mit hohen Pilzzahlen im Stuhl gesucht werden. Pilze im Stuhl sind also in erster Linie ein Indikator für eine zugrunde liegende Krankheit und nicht Ursache der Erkrankung. Ein solcher Befund bedeutet an und für sich noch keine Gefahr, denn der Nachweis von Pilzen im Stuhl beweist zunächst nur, dass im Lumen des Rektums eine Pilzvermehrung stattgefunden hat, es bedeutet jedoch noch lange nicht, dass alle oberen Darmabschnitte gleichermaßen betroffen sind und es bedeutet auch nicht, dass die Schleimhaut selbst befallen, d.h. besiedelt und entzündet, ist. Im Gegenteil: Man kann die Pilzvermehrung im Darm auch als eine Reaktion des Körpers verstehen, den primär zugrunde liegenden Defekt zu kompensieren. Es ist nämlich durchaus üblich, bei Störungen der Darmflora, z. B. bei bakterieller Enteritis, Sprosspilze, etwa Saccharomyces boulardii (Perenterol) – nahe verwandt mit Saccharomyces cerevisiae – als Regulativ einzusetzen, weil diese Sprosspilze angeblich Toxine und pathogene Bakterien binden und neutralisieren.

Um die Bedeutung eines solchen Befundes „Pilze im Darm" richtig zu interpretieren, muss man allerdings zu erst recht kritisch beurteilen, wie im Einzelfalle solche mikrobiologischen Befunde zustande gekommen sind. Wenn der Stuhl nicht zeitnah untersucht wird, sondern erst über weite Strecken per Post ungekühlt verschickt und erst vielleicht nach Tagen untersucht wird, so sind die Befunde wertlos, ja irreführend.

Nicht ganz auszuschließen ist, dass eine massive Vermehrung der Pilze im Dickdarm Störungen des Wohlbefindens hervorrufen könnte, wie etwa Völlegefühl, Blähungen etc. Eine therapeutische Beseitigung dieses Zustandes wird oft als subjektive Besserung empfunden. Inwieweit Pilze im Darm auch durch Toxine, z. B. Äthylalkohol, die lokal produziert werden, oder durch Pilzantigene, die dort anfallen, Krankheiten auslösen, ist rein spekulativ.

Die Gefahr einer Invasion der Darmwand und einer nachfolgenden Disseminierung der Pilze im Körper ist für den normalen, gesunden Menschen nicht existent durch die Pilze im Lumen des Darmes. Das Phänomen der Persorption, wobei angeblich selbst partikuläre Strukturen in der Größe von Pilzen die unveränderte Darmwand durchdringen könnten, indem sie sich zwischen den intakten Epithelzellen hindurchzwängen, erscheint fiktiv, denn die „tight junctions" verhindern dies. Allenfalls im Bereich der Peyer-Plaques, die allerdings im Dickdarm, wo die Pilze sind, seltener sind als im Dünndarm, wäre eine solche Penetration prinzipiell vorstellbar. Eine direkte Besiedelung der Schleimhautoberfläche im Darm findet man bei prädisponierten Patienten, und zwar auf dem Oesophagus und in der Cardia, wo noch ein mehrschichtiges Epithel vorkommt, nicht jedoch auf dem hochzylindrischen Epithel (Abb. 33). Allenfalls bei anatomischen Schäden der Schleimhaut, z. B. bei Perfusionsstörungen im Darm von Patienten in der Chirurgie bzw. Intensivmedizin oder bei Mucositis nach Zytostatikabehandlung, besteht eine Chance zur Durchwanderung.

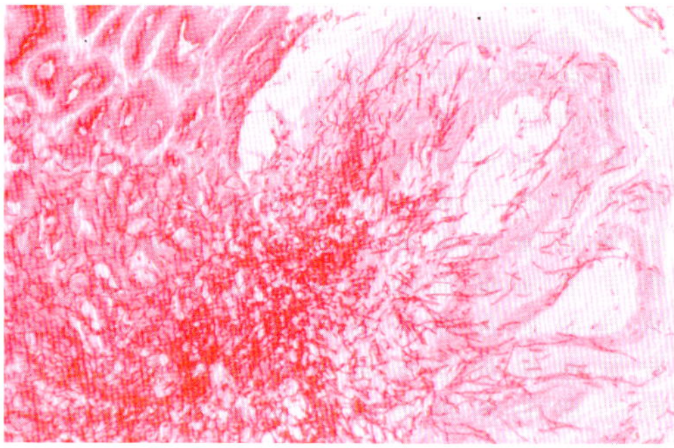

Abb. 33 Histologisches Bild einer Invasion von C. albicans bei experimenteller Infektion der Maus. Eine Invasion geschieht an dem Übergang von Oesophagus in Cardia, d.h von einem mehrschichtigen in ein einschichtiges Epithel. (PAS-Färbung)

Bei Abwehrschwäche kann das Risiko einer Disseminierung entstehen, wenn die eingedrungenen Pilze nicht mehr durch die lokale Infektabwehr eliminiert werden. Gerade Leukämiepatienten mit Leukopenie sind deswegen gefährdet. Allerdings muss man bedenken, dass in solchen Situationen nicht nur im Darm die Eintrittspforte zu suchen ist, denn Katheter, obere Luftwege (Zähne) und Haut können nämlich dann im Prinzip genauso Ausgangspunkt einer Pilzinfektion sein. In der Tat besteht bei etwa 50% der Patienten mit einer Fungämie keine gleichzeitige Besiedelung des Darmes!

In den meisten Fällen findet man dann gleichzeitig mit der Vermehrung im Kot auch eine Vermehrung der Pilze auf anderen Körperstellen, sodass also oft nicht nur eine lokale Disbalance im Kolon besteht.

Für psychisch labile Patienten ist der Befund „Pilze im Darm" oft ein willkommener Anlass, endlich eine konkrete Erklärung für die empfundenen Beschwerden im Visier zu haben. Sie sind dann leicht auf diese Diagnose „Darmmykose" fixiert.

Beim Risikopatienten ist eine medikamentöse Reduktion der Pilze im Darm mittels nicht resorbierbaren Polyenen (Amphotericin B, Nystatin) oder von systemischen Azolen als Prophylaxe einer bedrohlichen Disseminierung sinnvoll. Beim sonst gesunden Menschen bringt diese einseitige Maßnahme wenig durchgreifende Hilfe, wenn nicht die eigentlichen, auslösenden Faktoren gleichzeitig beseitigt werden.

14.2.1.10 Peritonitis

Im Kontext mit Manifestationen in anderen Organen kann auch die Bauchhöhle mit Sprosspilzen besiedelt werden. Auch hierbei spielt C. albicans die quantitativ bedeutendste Rolle, wobei aber auch die Nicht-albicans-Stämme, wie C. glabrata und C. tropicalis, zunehmend häufiger beobachtet werden.

Solche Komplikationen treten in der Chirurgie auf in Folge von wiederholten Darmperforationen (Rupturen, Divertikulitis, chronisch entzündliche Darmerkrankungen wie M. Crohn oder Colitis ulcerosa, perforierte Cholangitis). Auch ein Leakage aus Darmanastomosen kann Quelle für den Eintrag von Sprosspilzen in das Peritoneum sein. Dies geschieht gelegentlich auch bei Peritoneallavagen.

In der Nephrologie ist die „**c**ontinuous **a**mbulatory **p**eritoneal **d**ialysis" (CAPD) gelegentlich (1–15 %) kompliziert durch Sprosspilzinfektionen, nicht zuletzt weil die Glukoselösungen, die zur Spülung verwendet werden, ein guter Nährboden für Pilze sind. Oft hat sich dann auch auf dem Katheter, z. B. Tenckhoff-Katheter, ein Biofilm gebildet; die Entfernung des besiedelten Katheters ist zumeist notwendig, um eine endgültige Ausheilung zu erzielen.

Der Nachweis von Sprosspilzen im Peritonealexsudat bei primärer Laparatomie, was in bis zu 7 % der Fälle gelingt, ist noch keine zwingende Indikation für eine antimykotische Therapie, sofern nicht zusätzliche Risiken wie Splenektomie oder Pankreatitis dazu kommen. Wenn allerdings der Nachweis wiederholt geführt wird, sowie bei sekundärer oder sogar tertiärer Peritonitis, so ist eine Therapie mit Azolen (z. B. 400–800 mg Fluconazol) oder auch mit Polyenen indiziert, evtl. in Kombination mit 5-FC.

14.2.1.11 Pankreatitis

Eine schwere Pankreatitis, nämlich ca. 25 % aller akuten Pankreatitiden, führt zu intra- und extrapankreatischen Nekrosen. Der weitere Verlauf einer solchen Erkrankung hängt ganz entscheidend davon ab, ob sich eine solche Nekrose infiziert, was in ca. der Hälfte der Fälle auch tatsächlich geschieht. Zumeist sind es grampositive und gramnegative Bakterien aus der Darmflora, die mit Hilfe von Antibiotika in Schach gehalten werden können. Aber in 10–20% der Infektionen findet man auch Candida albicans und vereinzelt auch andere Candida-Arten. Nur bei rechtzeitiger Diagnose kann eine nachfolgende, gezielte antimykotische Therapie mit Azolen oder mit Polyenen eine Heilung erzielen.

14.2.1.12 Genitalmykosen

Ätiologie

Bei gesunden, erwachsenen Frauen findet man in 5–10 % Hefepilze in der Vagina und auf der Vulva, ohne dass dabei subjektive Beschwerden auftreten. Bei Schwangeren steigt die Rate der Besiedelung auf 30 % an. Es handelt sich dabei meist um Pilze der Gattung Candida, die ganz überwiegend zur Art Candida albicans gehören.

Im Einzelfall bleibt oft unklar, warum eine solches Gleichgewicht gestört wird. Ein Diabetes kann das Wachstum von Hefepilzen auf Haut und Schleimhaut fördern; vor allem aber die Östrogene beeinflussen die Anfälligkeit der Vagina. Die Pille fördert die Häufigkeit von Pilzinfektionen. Tragen von Unterwäsche, die entweder zu eng anliegt, zu wenig Luft durchlässt oder zu selten gewaschen wird, kann die Ursache sein. Eine gestörte Vaginalflora erleichtert das Angehen einer Pilzinfektion. Die Laktobazillen, die durch Vergärung der Glukose aus den abgeschilferten Epithelzellen Laktat produzieren und so den pH auf Werte < 4,5 senken, hemmen nicht nur andere Bakterien, sondern eben auch Hefepilze, obwohl diese noch als relativ säuretolerant gelten. Beim Geschlechtsverkehr wird durch die Samenflüssigkeit des Mannes der pH vorübergehend angehoben. Bei häufigem Geschlechtsverkehr wird so und auch wegen der entzündlichen Reaktion der Scheidenwand durch die mechanische Reizung die Vermehrung der Pilze ermöglicht. (Neben der „honey moon Zystitis" wird eben oft auch die Vaginalmykose beobachtet.) Ständige Waschungen und Spülungen mit oder ohne desinfizierender Seife bei übertriebener Reinlichkeit stört die Statthalterfunktion der Laktobazillen. Da diese Bakterien gegenüber einer ganzen Reihe von Antibiotika empfindlich sind, wird die Vaginalflora recht häufig im Rahmen einer systemischen Antibiotikatherapie gestört, was dann die Vermehrung von Hefepilzen begünstigt.

Eine Vaginalmykose kann also auch entstehen, ohne dass die Erreger von außen eingeschleppt werden. In anderen Fällen jedoch stammt der pathogene Pilz entweder endogen aus anderen Quellen, z. B. aus dem Darm, oder exogen von anderen Menschen, z. B. vom Partner. So besteht umgekehrt natürlich auch das Risiko für den Mann, sich beim Geschlechtsverkehr anzustecken.

Die Gründe für eine rekurrierende Vaginalmykose (Definition: mindestens 4-mal pro Jahr) sind oft nicht exakt zu eruieren (idiopathisch); in den meisten Fällen handelt es sich immer um denselben Stamm, der in einer unbekannten Nische überlebt und dann bei günstigen Bedingungen wieder proliferiert. Neben einer genetischen Prädisposition sind äußere Einflüsse, wie Koitus und starke mechanische Reizung, beteiligt. Außerdem muss man nach einer begleitenden Antibiotikatherapie fragen. Auffälligerweise sind Aidspatientinnen nicht überdurchschnittlich betroffen.

Manifestationen

Im Prinzip gibt es verschiedene Manifestationsformen, die entweder separat oder auch gemeinsam auftreten.

Die **Vulvamykose** äußert sich meist in einer diffus-ekzematösen Form als Rötung und Schwellung der Haut; bei längerem Anhalten entstehen Papeln im Bereich der Schamhaarfollikel oder sogar vesikuläre Ausprägungen. Da diese Symptome nicht nur bei Pilzinfektionen entstehen, muss man die Ätiologie abklären.

Die **Vaginalmykose** kann sich recht unterschiedlich stark auswirken; leichte Formen gehen nur mit Juckreiz, Brennen und einem geringen Fluor vaginalis einher. Bei schwereren Verlaufsformen kommt noch eine mehr oder weniger starke Entzündung der Scheidenwand, eine Kolpitis, hinzu. Während eine Infektion mit C. glabrata meist nur leichte Reaktionen auslöst, erzeugen Stämme von C. albicans eher schwere Verläufe. Auch bei diesem Krankheitsbild muss man differentialdiagnostisch an andere Ursachen denken, z. B. an eine bakterielle Vaginose, an eine Chlamydieninfektion, an eine virale Infektion, z. B. mit Herpes simplex, oder an Trichomonaden.

Der Grad des Krankheitswertes hängt dabei auch stark von der Empfindsamkeit der Patientin ab.

Eine **Balanitis** hat viele verschiedene Ursachen, wobei eine mykotische Infektion meist überschätzt wird. Auch bei dieser lokalen Infektion gibt es unterschiedliche Verläufe, die von bloßer, symptomloser Besiedelung bis hin zu einer sichtbaren Rötung mit Jucken und Brennen einhergeht. Bei Rezidiven sollte evtl. die Partnerin mituntersucht werden.

Konnatale Candidiasis

Vor allem Frühgeborene sind durch Pilzinfektionen gefährdet, wenn sie nach der Geburt über Hände des Personals oder über kontaminierte Gegenstände auf das Kind übertragen werden. Am häufigsten jedoch ist die Übertragung von Pilzen auf das Kind in den Geburtswegen. Deswegen wird mancherorts empfohlen, während der 34. SSW eine Pilzkultur anzulegen, um evtl. dann 1 Woche vor der Geburt eine Einmaldosis von Polyen oder Azol intravaginal zu applizieren, um die Pilze zu eliminieren. (Hat ein Kind ein Recht auf pilzfreie Geburtswege?)

Diagnose

Das Direktpräparat von Abstrichen, das man entweder nativ oder gefärbt nach Gram mikroskopieren kann, zeigt pathognomonisch entweder die großen, runden Pilzzellen, die Blastosporen, evtl. mit kleinen seitlich knospenden Tochterzellen, oder auch Hyphen (Abb. 34). Ggf. kann man die Pilzelemente mit einem optischen Aufheller, z. B. Calcofluor, noch besser sichtbar machen. Damit kann man in vielen Fällen eine für die Praxis hinreichend sichere Diagnose einer Pilzinfektion stellen.

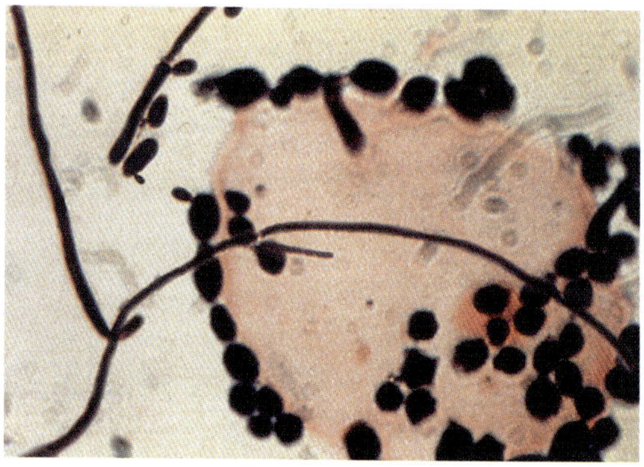

Abb. 34 Vaginalabstrich gefärbt nach Gram. Neben den großen Plattenepithelzellen sind auch grampositive Blastosporen und Hyphen von C. albicans zu sehen

Der kulturelle Nachweis ist immer sinnvoll, um den ersten Hinweis zu bestätigen bzw. um eine Speziesdifferenzierung durchzuführen, was für die epidemiologische und prognostische Bewertung wichtig sein kann und um ein Antimykogramm zu erstellen. Während auf den bakteriologischen Nährböden die Pilze nur dürftig wachsen, ist z. B. Sabouraud-Agar, bebrütet für 1–2 Tage bei ca. 30 °C, eine Standardmethode. Die Sprosspilze wachsen als weiße, porzellanartige Kolonien. Danach kann man mit Hilfe von mikromorphologischen und biochemischen Methoden eine Speziesdifferenzierung erreichen. Dies wird vor allem dann zwingend, wenn bei einem Rezidiv die Ätiologie geklärt werden soll. In letzter Zeit wird zunehmend ein Erregershift von C. albicans zu den Non-albicans-Stämmen beobachtet. Eine Bestimmung der Empfindlichkeit gegenüber Antimykotika ist spätestens dann sinnvoll, wenn trotz einer Antimykotikatherapie die Infektion persistiert bzw. Rezidive auftreten. Dann ist es auch sinnvoll, nach anderen Quellen, z. B. Pilze im Darm oder beim Partner, zu suchen. Aber selbst bei rekurrierenden Infektionen, d. h., wenn mehrere Episoden zeitlich getrennt auftreten, ist oft ein und derselbe Pilz die Ursache und oft auch noch weiterhin gegen das Therapeutikum empfindlich.

Die Bestimmung von Serumantikörpern ist bedeutungslos.

Therapie

Eine Kolonisation, die ohne Symptome einhergeht, benötigt keinerlei Therapie!

Im Prinzip kann eine lokale oder eine systemische Therapie erfolgen, wobei verschiedene Wirkstoffgruppen zur Verfügung stehen (Tabelle 29), wovon die Triazole (Fluconazol, Itraconazol) derzeit den höchsten Stellenwert besitzen. Bei der unkomplizierten Infektion reicht eine orale Einmalgabe von 150 mg Fluconazol aus.

Bei einer Infektion mit Candida glabrata, die meist eine verminderte Empfindlichkeit gegen Fluconazol besitzen, wird eine erhöhte Dosis von bis zu 800 mg empfohlen.

Die rezidivierende Vaginalmykose ist bei manchen Frauen eine richtige Crux. Nicht nur dass dadurch die lokalen Schmerzen störend empfunden werden. Das Selbstwertgefühl ist gefordert, die Partnerschaft wird irgendwann gefährdet. Eine solche Konstellation stellt aber auch ein Konzeptionshindernis dar.

Da bereits schon 1–4 Wochen nach einer erfolgreichen antimykotischen Therapie eine Rekolonisation zu beobachten ist, was nicht automatisch eine manifeste Erkrankung bedeutet, aber eben doch ein Risiko, könnte man durch eine Intervalltherapie mit 1 x 150 mg Fluconazol (Fungata) oral alle 4 Wochen eine Rekolonisation steuern.

Neben den spezifischen Antimykotika können auch lokale Schleimhautdesinfizienzien, wie Betaisodona oder Octenisept oder Lavasept zum Einsatz kommen. In den USA wird eine Anwendung von Borsäure propagiert. 600 mg in einer Gelatinekapsel pro Tag wird über 14 Tage vaginal appliziert. Da diese Substanzen auch die lokale Bakterienflora attackieren, wäre an eine Rekonstitution, z. B. mittels Joghurtbakterien, zu denken.

Mittel zur „Immunrestoration" sind dagegen eher dubios in ihrer Wirkung.

Prävention

Begleitend sollte man, soweit möglich, die prädisponierenden Faktoren beseitigen. Dazu gehört auch die Behebung einer massiven Vermehrung von Pilzen im Darm, was sonst eine ständige Quelle für Reinfektionen sein könnte. Eine „Anti-Pilzdiät", die aus kohlehydratarmer Kost besteht, d.h. also keine Schokolade und andere Süßigkeiten, ist wissenschaftlich nicht begründet. Die Rekonstitution der normalen Scheidenflora kann die Vermehrung von Sprosspilzen hemmen. Eine Autovakzine ist obsolet. Auch die Behandlung des Partners ist nicht immer von Erfolg gekrönt, nicht zuletzt, weil es auch andere Quellen gibt.

14.2.1.13 Harnwegsinfektionen

Fungurie bzw. Harnwegsinfektionen sind ganz überwiegend durch Candida-Arten bedingt. Diese entstehen meist durch Aszension, z. B. über einen

Tabelle 29 Therapie der Vaginalmykose

Lokal:	Ciclopirox (Batrafen, Inimur) (Vaginalcreme 1 x tgl. ca. 5 g); Amphotericin B (Vaginalcreme 1-2 x tgl. ca. 4g); Nystatin (1–2 Vaginaltabletten bzw. Ovula tgl.); Clotrimazol (1 x tgl. 1 Applikatorfüllung oder 1 x tgl. 1 Ovulum bzw. 1 Vaginaltablette mit 100 oder 200 mg) Die Vaginalcreme, Ovula bzw. Vaginaltabletten sind tief in die Scheide einzuführen; für 3–7 Tage		
Oral:	Triazole :	Fluconazol	Fungata (Kapseln) 3 x 50 mg single shot
		Itraconazol	Siros (Kapseln) 2 x 200 mg an einem Tag

Katheter, und nur in seltenen Fällen durch eine hämatogene Streuung. In den weitaus meisten Fällen ist der Nachweis von Sprosspilzen im Urin nur Zeichen einer Hohlraumbesiedelung der Harnwege ohne jegliche pathologische Bedeutung und ohne therapeutische Konsequenz. Nur wenn hohe Keimzahlen gleichzeitig mit einer Pyurie einhergehen und klinisch Entzündungszeichen bestehen, was durch multiple Mikroabszesse in Nierenrinde oder -mark bedingt sein kann, ist eine antimykotische Therapie indiziert. Wenn dies nötig erscheint, so wäre Fluconazol Mittel der Wahl, denn die anderen wirksamen Substanzen werden praktisch nicht über den Urin ausgeschieden; von Amphotericin B erscheinen nur 5 % im Urin. Meist reicht es aus, durch Spülung, evtl. mit einem Schleimhautdesinfektionsmittel, wie Povidonjod (Betaisodona) oder (Lavasept), die Keimzahl zu reduzieren. Dennoch sollte man klären, aus welchem Grund eine solche außergewöhnliche Keimbesiedelung der Harnblase zustande gekommen ist.

14.2.1.14 Lungeninfektionen

Eine primäre Candidapneumonie ist selbst bei immunkompromittierten Patienten recht selten (nur etwa 5 % aller autopsierten Tumorpatienten), allenfalls im Finalstadium kommt es zu einer solchen Manifestation. Bei Pneumonie in diesem Patientenkollektiv muss auch an andere mykotische Erreger gedacht werden, z. B. Aspergillus, Fusarium, Mucor, Schwärzepilze.

Candida im Sputum ist noch kein Beweis für eine Lungeninfektion, denn die Besiedelung ist häufig, vor allem dann, wenn eben auch an anderen Körperstellen die Sprosspilze sich vermehrt haben, z. B. bei einer Therapie mit Breitspektrumantibiotika. (Dagegen hat ein negativer Sputumbefund einen hohen prädiktiven Wert.) Eine Pneumonie ausgehend von deszendierender Pharyngealflora über eine Tracheobronchitis ist prinzipiell möglich, aber eher selten, sie kann vielmehr – speziell bei Abwehrschwäche – durch eine hämatogene Streuung von anderen Organen entstehen. Besonders bei Leukämiepatienten mit einer Leukopenie von < 500/ml über mehr als 10 Tage (s. Tabelle 28) muss man bei Fieber ohne sonstige Erklärung an eine Pilzpneumonie denken.

Am häufigsten ist C. albicans die Ursache, gefolgt von C. glabrata. Der Nachweis im Blut kann eine Entscheidungshilfe sein. Leider fällt der Test oft erst bei fortgeschrittener Erkrankung positiv aus.

Im Röntgenbild zeigen sich zumeist multiple, kleinfleckige Herde, die aber nicht so charakteristisch sind, dass man unausweichlich an eine Candidapneumonie denken würde. Somit bleibt im Einzelfalle eine bloße Verdachtsdiagnose bestehen. Da aber eine verspätet begonnene antimykotische Therapie nur eine reduzierte Effizienz hat, sollte man lieber einmal zu viel als einmal zu wenig therapieren.

Bei unbestätigter Diagnose neigt man eher zu einer Therapie mit Azolen, z. B. hochdosiert (800 mg/Tag) Fluconazol. Sonst wäre auch eine Gabe von Amphotericin B indiziert. Da liposomales Amphotericin B nur mäßig gut in die Lunge gelangt, sollte man darauf verzichten. Es ist davon auszugehen, dass auch Echinocandine gut wirken.

14.2.1.15 Ophthalmitis

Eine Infektion der Cornea mit Schimmelpilzen, wie Fusarium, oder auch Sprosspilzen, z. B. Candida, ist gar nicht selten. Normalerweise schützt die Tränenflüssigkeit vor einer Infektion, denn neben der mechanischen Wirkung des Tränenflusses und des Lidschlages sind noch chemische Inhaltsstoffe mit antimikrobieller Wirkung vorhanden, nämlich Laktoferrin, Lysozym, Coeruloplasmin, Complement und Immunglobuline.

Auch die Konjunktiva profitiert von diesen Abwehrmechanismen; zusätzlich besitzt diese Schleimhaut noch die vaskuläre Versorgung, sodass sofort eine Infiltration von Entzündungszellen erfolgt, was die Eindringlinge hemmt.

Bei oberflächlichen Verletzungen und beim Tragen von Kontaktlinsen, die nicht sorgfältig gereinigt sind, erhöht sich die Chance, dass Sprosspilze adhärieren können.

Eine Infektion des inneren Auges erfolgt entweder traumatisch, iatrogen oder hämatogen (endogen), z. B. bei i.v. Drogenabusus. Die Chorioidea (Aderhaut) ist nämlich sehr stark durchblutet. Die Kapillaren erweitern sich zu richtigen Sinus, wo dann der Blutfluss langsamer wird und die Pilze adhärieren können. In $^2/_3$ der Fälle von hämatogener Endophthalmitis sind beide Augen beteiligt.

Wegen der anatomischen Nähe zu den Nasennebenhöhlen können von dort manche Pilze in die Orbita und dann auch ins Auge invadieren, wozu vor allem Zygomyzeten fähig sind.

Nach einer Verletzung werden die Erreger zunächst in die vordere Augenkammer getragen, von dort aus auch bald in den Glaskörper.

Schmerzen und Rötung sind typische Alarmsignale für eine Entzündung, auch am Auge.

Wenn nicht frühzeitig eine antimykotische Therapie nach Diagnose startet, kommt es im

Rahmen einer Fungämie in 10–30 % nach 3–4 Tagen zuerst zu einer Chorioiditis. Gerade bei Heroinabhängigen wird dies immer wieder beobachtet oder eben nach einer Fungämie anderer Ätiologie. Eine Blutkultur ist in diesem Stadium, wenn das Auge befallen ist, meist schon nicht mehr positiv. Am Augenhintergrund sieht man zunächst charakteristische weißlich-cremige, flauschige, schneeballartige Flecken meist im Bereich der Makula und der Papille, weil eben die Erreger in die Aderhaut eingedrungen sind und dort eine entzündlich-eitrige Abwehrmaßnahme erfolgt. Zunächst ist die Retina darüber noch nicht betroffen und verdeckt die Herde, die dadurch eben anfangs noch etwas unscharf erscheinen. (Die häufig benutzte Bezeichnung dieser Herde als „cotton-wool" ist nicht ganz präzise, denn diese weißen Herde sind eigentlich die Folge von ishämischen Blutungen.) Also zu Beginn könnte der Augenarzt beim Spiegeln des Hintergrundes evtl. schon Veränderungen erkennen, die vom Patienten noch nicht als Sehstörung perzipiert werden!) In manchen Fällen entsteht daraus eine Chorioretinitis, was mit allmählich empfundenen und nach einigen Stunden und Tagen dann erheblichen Sehstörungen einhergeht; auch eine Infektion des Glaskörpers mit Einwanderung von Entzündungszellen (Vitritis) kann entstehen, was zu einer Trübung führt, sodass der Durchtritt von Licht erschwert und diffus gestreut wird. Der Patient empfindet dies etwa wie ein Scheinwerferlicht im Nebel. Der Augenarzt kann dann beim Augenspiegeln den Fundus nicht mehr deutlich erkennen. Eine Vitrektomie (speziell die Pars plana Vitrektomie, wobei an dieser wenig durchbluteten Stelle zwischen Ciliarkörper und Chorioidea der Augenbulbus penetriert wird) hat für die Gewinnung von Material für die mikrobiologische Untersuchung einen höheren Stellenwert als die Glaskörperbiopsie, die ebenfalls zu einem Ablatiorisiko führt, aber eben nur aus den vorderen Abschnitten Material liefert und auch noch wenig. Zudem hat die Vitrektomie auch einen therapeutischen Wert.

Eine Keratitis wird üblicherweise mit topischen Mitteln behandelt, manchmal kombiniert mit einer subkonjunktivalen Injektion. Polyene bieten sich an, das Desoxycholat im Amphotericin B hat jedoch eine Reizwirkung, sodass Nystatin vorgezogen wird. Aber auch lokale Desinfizienzien wie etwa Chlorhexidinglukonat (0,2%) sind wirksam. Wenn diese Therapie nicht greift, so kann Fluconazol oral zusätzlich gegeben werden.

Die Therapie einer Chorioretinitis kann durch eine systemische Therapie angegangen werden, etwa mit einer hohen Dosierung von Fluconazol, z. B. > 400 mg/Tag für 1–3 Monate, um ein Rezidiv zu verhüten. Bei rechtzeitiger Therapie kann damit die Infektion gestoppt werden, bevor irreversible Schäden entstanden sind. Alternativ käme Amphotericin B oder auch Echinocandin in Frage.

Wegen seiner guten Wasserlöslichkeit penetriert Fluconazol ganz gut ins Auge, sodass im Augenkammerwasser ein Wirkspiegel entsteht, der in etwa dem Serumspiegel entspricht; und selbst im Glasköper erreicht man 75 %. Man kann damit eben auch eine Vitritis behandeln. In gleicher Weise kann auch 5-Flucytosin ins Auge diffundieren und bietet sich als Kombinationspartner an. Amphotericin B wie auch andere große Moleküle, wie Echinocandin, diffundieren dagegen nur sehr schlecht ins Auge, weil die Kapillaren des Auges, wie auch im ZNS und in der Prostata, im Gegensatz aber zu allen anderen Organen nicht fenestriert sind. Ggf. ist jedoch eine Vitrektomie bzw. eine lokale Instillition von Amphotericin B in den Glaskörper denkbar, wobei aber allein wegen des limitierten Volumens nur begrenzte Mengen Wirksubtanz verabreicht werden können, nämlich ca. 10 mg in maximal 0,1 ml. Allenfalls wenn der Glaskörper extirpiert ist, kann die Menge erhöht werden. Aber auch wegen der Zytotoxizität von Amphotericin B ist eine allzu hohe Dosis nicht indiziert, denn die empfindlichen Retinalzellen würden sonst geschädigt werden. Dieses Antimykotikum verbleibt dann aber recht lange vor Ort. Zusätzlich kann Kortison die entzündliche Reaktion mildern und die Beschwerden mindern. Dennoch ist die Prognose einer Candida-Endophthalmitis recht schlecht, denn zumeist bleibt ein verminderter Visus und oft muss sogar das Auge extirpiert werden.

14.2.1.16 ZNS-Infektionen

Bei neurochirurgischen Patienten, wenn die natürliche Barriere durchbrochen ist, können Sprosspilze, meist Candida albicans, von der Haut über eine Liquordrainage ins ZNS eindringen. Seltener ist eine hämatogene Entstehung. Die Symptome sind zunächst gering mit Erbrechen, Kopfschmerzen und Nackensteifigkeit, was anfangs leicht übersehen wird; der Verlauf ist meist protrahiert, ähnlich einer tuberkulösen Meningitis. Im Liquor sind die Zellzahlen vermehrt, wobei Lymphozyten gegenüber den Granulozyten überwiegen. Neben einer puren Meningitis ist oft aber auch das

Parenchym in Form kleiner Abszesse und Granulome betroffen.

Die Prognose dieser Komplikationen ist infaust, weil die Diagnose zu spät erfolgt und manche Antimykotika, wie z. B. die Polyene, kaum ins Gehirn diffundieren. Allenfalls Azole, z. B. Fluconazol, erreichen ausreichende Wirkspiegel. Evtl. wäre auch die Kombination mit Flucytosin indiziert, da auch dieses Medikament eine gute Liquorgängigkeit hat.

14.2.1.17 Fungämie

Die Symptome sind nicht viel anders als bei einer bakteriellen Sepsis begleitet von Fieber, Blutdruckabfall, Tachykardie und Tachypnoe. Da diese Infektion als Komplikation vor allem bei bereits schwer Kranken hinzukommt, ist die Mortalität einer Fungämie sehr hoch. Am häufigsten ist immer noch C. albicans als Erreger zu finden; aber Nonalbicans-Stämme sind zunehmend beteiligt (Tabelle 30). Speziell C. parapsilosis hat einen Vorteil, weil dieser Pilz gut auf Acrylkathetern wächst, vor allem bei Hyperalimentation des Patienten. Möglicherweise stammen diese Pilze von den Händen des Pflegepersonals, auch oder gerade wenn diese Gummihandschuhe tragen.

Tabelle 30 Häufigkeit von Candida-Arten bei Fungämien (bei 249 Tumorpatienten)

C. albicans	121	(49%)
C. parapsilosis	28	(11%)
C. tropicalis	28	(11%)
C. glabrata	24	(10%)
C. krusei	22	(9%)
Andere	26	(10%)

Wenn die Haut um einen Plastikkatheter mit Hefen kolonisiert ist, so dauert es nicht lange, bis er besiedelt wird; von dort werden die Sprosspilze gestreut und man findet eine transiente Fungämie; die Katheter-assoziierte Candidämie ist die häufigste Ursache für eine Fungämie. Nachdem die Quelle entfernt ist, wird im Allgemeinen auch die Fungämie beendet sein. Andererseits muss man jedoch an die Möglichkeit denken, dass in der kurzen Zeit sich in verschiedenen Organen, nicht zuletzt im Auge, infektiöse Metastasen gebildet haben können, wonach mittels Fundoskopie gesucht werden sollte. Bei 10–30 % der Patienten entwickelt sich nach einer Fungämie eine Endophthalmitis, wobei neutropenische Patienten seltener daran erkranken.

Bei einer bestehenden Abwehrschwäche sollte man unbedingt den Katheter ziehen und vorsorglich eine präemptive Therapie einleiten, denn wenn erst einmal sekundäre Herde in den Organen entstanden sind, ist trotz einer dann eingeleiteten Therapie der Erfolg mäßig. Am besten eignet sich Fluconazol – außer bei Infektion mit C. krusei – oder Amphotericin B bzw. Caspofungin.

Weiterhin ist bei einer Fungämie abzuklären, ob nicht andere Streuquellen, also parenchymatöse Organe, in Frage kommen. Nach gastrointestinalen Operationen ist womöglich ein besiedelter Darm die Eintrittspforte und neuerdings auch Caspofungin.

Fungämien gehen mit einer hohen Mortalität einher oder doch mit einem so schweren Krankheitsbild, dass die Krankenhausaufenthaltsdauer dadurch deutlich verlängert wird, wodurch die Kosten ganz erheblich steigen.

14.2.1.18 Endokarditis

Im Rahmen einer hämatogenen Streuung können auch die Herzklappen befallen werden, wenn dort ein Locus minoris resistentiae entstanden ist, z. B. bei einem Vitium oder nach einer Operation. Männer sind deutlich häufiger betroffen als Frauen. Auch i.v.-Drogenabhängige erleiden solche Infektionen. Auffällige Herzgeräusche und Auflagerungen auf den Endokardklappen im Echokardiogramm führen zu der Verdachtsdiagnose. Gewebseinschmelzungen können daraus resultieren, die erhebliche hämodynamische Folgen haben. Auch mit embolischen Komplikationen ist zu rechnen. Insgesamt ist die Mortalität sehr hoch, nämlich > 60 %.

Neben C. albicans muss man zunehmend auch mit anderen Arten, wie etwa C. tropicalis und C. parapsilosis rechnen. Bei gesicherter Diagnose, z. B. durch positive Blutkulturen oder Antigennachweis, ist eine Therapie mit Amphotericin B Mittel der ersten Wahl, evtl. kombiniert mit einem chirurgischen Vorgehen, denn solche Gewebsänderungen sind allein konservativ nicht zu beheben. Alternativ wäre Voriconazol bei dieser dringlichen Indikation angezeigt.

14.2.1.19 Hepatolienale Candidose

Im Rahmen einer Disseminierung kommt es recht häufig auch zu einer Besiedelung der reticuloendothelialen Organe wie Knochenmark, aber auch Milz und Leber. Erste Anzeichen sind Fieberpersistenz, Leberdruckschmerz, eine Hepato(spleno)megalie und Anstieg der Leberwerte. Erkennbar wird die Infektion bei Leukämiepatienten oft aber erst, wenn die Granulozytenzahlen wieder ansteigen; dann erkennt man demarkierte, runde Areale („bull's eye lesions") im Ultraschall, die Hinweis für eine Candidainfektion sind (s. Abb. 14). Eine solche Diagnose erfordert eine intensive antimykotische Therapie, z. B. mit 800mg Fluconazol, welche nach einiger Zeit auf 400mg reduziert werden kann. Eine Ausheilung dieser Herde mit einer antimykotischen Therapie gelingt aber auch damit nur schwer, weil einzelne vitale Pilzzellen in diesen Foci trotz Therapie noch nach 3–6 Monaten persistieren können. Deswegen muss die Therapie mindestens 6 Wochen – meist aber noch viel länger bis zum Verschwinden der Herde oder ihrer Kalzifizierung – durchgeführt werden. Und selbst dann muss man noch mit Rezidiven rechnen, die auch noch 1 Jahr später manifest werden können.

14.2.1.20 Knochen

Als Komplikation einer systemischen Infektion kommt gelegentlich auch eine Osteomyelitis oder eine Spondylodiscitis zustande. In Einzelfällen kann auch postoperativ, z. B. eine Sterneotomie wegen koronarer Bypassoperation, induziert werden. Insgesamt ist diese Manifestation zwar selten, aber dann nur schwer zu behandeln.

14.2.1.21 Diagnostik

Da die klinischen Zeichen einer Candida-Infektion wenig typisch sind, gilt zunächst: „Man muss an Pilze denken", um überhaupt die erforderlichen, sinnvollen Diagnostikschritte in Gang zu setzen. Dies gilt besonders bei den Patienten, bei denen solche Opportunisten eine Chance finden, also beim Abwehrgeschwächten (s. Tabelle 28). Aber im Prinzip gibt es ganz unterschiedliche Möglichkeiten, eine Pilzinfektion zu bestätigen (Tabelle 31). Dennoch muss man zugeben, dass im Einzelfalle die Ergebnisse oft nicht befriedigend sind (Tabelle 32).

Bildgebende Verfahren

Trachea oder Oesophagus sind gut zugänglich für eine endoskopische Untersuchung. Man kann dabei die typischen Soorbeläge erkennen. Nach Gabe von Kontrastmittel lässt sich die Ausdehnung der Läsionen z. B. im Oesophagus ebenfalls als Aussparungen gut darstellen. Bei starkem Befall entsteht so eine richtige Straßenbildung.

Tabelle 31 Verfahren in der Diagnostik von Pilzinfektionen

- Anamnese
- Klinische Untersuchung
- Bildgebende Verfahren (Endoskopie, Röntgen, CT, HR-CT, Ultraschall)
- Mikroskopie (Nativ, Gram, Calcofluor, Grocott-Gomori)
- Kultur (Sabouraud, Negersaat)
- Serologie (HA, Latex, KBR, ELISA, Blot)
- Antigennachweis
- Nachweis von Metaboliten (D-Arabinitol, SAPs)
- Molekularbiologie (Sonden, PCR)
- Histopathologie

Tabelle 32 Schwierigkeiten und Unzulänglichkeiten bei der Diagnostik von invasiven Pilzinfektionen

- Klinische Zeichen sind oft unspezifisch
- Die gängigen Untersuchungsmaterialien wie Sputum, Urin und Blut sind oft negativ
- Invasive Maßnahmen wären erforderlich, um das geeignete Untersuchungsmaterial zu erhalten
- Zeitraum zwischen Isolation und Identifikation ist oft zu lang
- Serologische Teste haben oft methodische Unzulänglichkeiten
- Interpretation von serologischen Testen ist recht schwierig, da bei der zugrunde liegenden Immunsuppression des Patienten die Immunantwort verschleiert ist
- Die Unterscheidung zwischen bloßer Besiedelung und wirklicher Infektion fällt oft schwer.

In der Lunge können anfängliche Rundherde konfluieren und breitflächige Areale mit Verschattungen zur Darstellung kommen, die dann im Röntgenbild, besser im CT und gar im HR-CT erkennbar sind.

In parenchymatösen Organen wie Leber und Milz lassen sich auch im Ultraschall infektiöse Foci nachweisen (s. Abb. 14); bei entsprechender klinischer Situation können solche Läsionen als Hinweis für eine Pilzinfektion gewertet werden.

Mikroskopie

Der Gynäkologe sieht bereits im ungefärbten Nativpräparat vom Vaginalabstrich die typischen Sprosszellen und ggf. auch filamentöse Formen. Noch besser sind die Sprosspilze jedoch in der Gram-Färbung zu erkennen (s. Abb. 34). Eine Imprägnierung der pflanzlichen Elemente mit einem Weißmacher, wie Blankophor oder Calcofluor, lässt dann die Pilze unter dem Fluoreszenzmikroskop aufleuchten (s. Abb. 15 c). Bei massiver Besiedelung sieht man also sofort das Risiko.

Bei tiefen Mykosen sieht der Pathologe im gefärbten, histologischen Schnitt die Pilzelemente mehr oder weniger deutlich. Leicht werden diese Strukturen übersehen, wenn nicht durch Spezialfärbungen, z. B. nach Grocott-Gomori (s. Abb. 15), die Pilze hervorgehoben werden.

Kultur

Viele verschiedene Untersuchungsmaterialien sind im Prinzip zum Nachweis von Sprosspilzen geeignet. Nur kann man meist nicht unterscheiden, ob eine Präsenz der Pilze nur für eine Kolonisation oder schon für eine Infektion spricht. Für Blutkulturen eignet sich speziell das Lysezentrifugationssystem (Isolator), was eben auch unter einer Chemotherapie einen kulturellen Nachweis erlaubt.

Da Sprosspilze wenig anspruchsvoll sind, gelingt ihre Anzucht auf üblichen bakteriologischen Nährmedien, wie etwa Blutagar. Ein Vorteil bietet den Sprosspilzen der Sabouraud-Agar (evtl. supplementiert mit 4 % Glukose), zumal wenn Antibiotika und andere Selektivstoffe hinzugegeben sind, um Begleitkeime, etwa Bakterien oder Schimmelpilze, zu hemmen. Allerdings ist die Vermehrungsgeschwindigkeit von Sprosspilzen im Vergleich zu der von manchen Bakterien geringer, sodass man oft erst nach 2–6 Tagen unter Bebrütung bei 36 °C mit einem Kolonienwachstum rechnen kann.

Die Quantifizierung der Pilze, z. B. im Stuhl, im Sputum oder im Urin, gibt weitere Aufschlüsse über die pathogene Bedeutung eines positiven Befundes.

Differenzierung

Da die pathogene Bedeutung der verschiedenen Candida-Arten recht unterschiedlich ist, wobei C. albicans immer noch als der gefährlichste Keim anzusehen ist, der auch bei einem abwehrtüchtigen Menschen eine Infektion erzielen kann, ist die Kennzeichnung „Sprosspilz" allein in vielen Fällen nicht ausreichend. Vielmehr muss man eine Differenzierung anstreben. Zunehmend werden eben auch Non-albicans-Stämme als Erreger von schweren Infektionen gefunden (s. Tabelle 22, 30).

Eine erste und oft auch ausreichende Charakterisierung gelingt durch die Registrierung von mikromorphologischen Merkmalen mittels der Methode von Dalmau (s. Abb. 10). Während einige Arten wie etwa C. glabrata nur in der Hefeform (Blastosporenform) zu sehen sind, bilden andere, darunter C. albicans neben der Hefeform auch Myzel. Feine Unterschiede in der Größe und Gestalt der Pilzzellen verhelfen zu weiteren Unterteilungen. Unter bestimmten Bedingungen, z. B. bei Wachstum unter restriktiven Bedingungen, etwa. auf Reisagar, können manche Arten Spezialzellen wie etwa Chlamydosporen (dickwandige und große Mantelsporen) ausbilden.

Neben dem Sabouraud-Medium, dem Standardnährboden in der Mykologie, gibt es noch eine Vielzahl von Spezialnährböden. Die Zugabe von Cycloheximid (Actidione), was vor allem bei Umweltproben notwendig ist, um das Wachstum der Schimmelpilze zu hemmen, kann auch die Vermehrung von einigen Candida-Arten beeinflussen (Tabelle 33). Auf Sabouraud-Agar wachsen die Sprosspilze nach ca. 1–3(–6) Tagen bei üblicherweise 26–30 °C bzw. bei 37 °C zu sichtbaren, porzellanartigen, weißlich bis cremefarbigen Kolonien. Einzelne Arten können schon an der Koloniemorphologie erkannt werden, so wächst C. krusei typischerweise ganz flach, trocken und mit einem ausgefranstem Saum; C. parapsilosis entwickelt nach mehreren Tagen eine raue, gefaltete Oberfläche. Derzeit sind neue Medien im Einsatz, z. B. der Chromagar, wo die wichtigsten Sprosspilze in Kolonien mit einer charakteristischen Farbe wachsen (s. Abb. 18), sodass man sofort eine erste, zumeist befriedigende Klärung hat.

Tabelle 33 Empfindlichkeit von Candida gegen Cycloheximid (Actidione)

Empfindlich:	C. parapsilosis
	C. krusei
Variabel:	C. guilliermondii
	C. tropicalis
Resistent:	C. albicans
	C. kefyr

Praktisch wichtig ist auch der Keimschlauchtest zur Abtrennung von C. albicans, der in serumhaltigem Medium (evtl. kann auch 4 % Ultroser als

Serumersatz eingesetzt werden) innerhalb von 90 Minuten auskeimt und einen Keimschlauch bildet (Abb. 35). Der Test ist allerdings anfällig, denn bei hohem Inokulum (>10^6/ml) zeigt sich ein Quorum-Sensing-Phänomen, d. h., durch Produktion von Farnesol wird das Wachstum der Pilzzellen unterbunden.

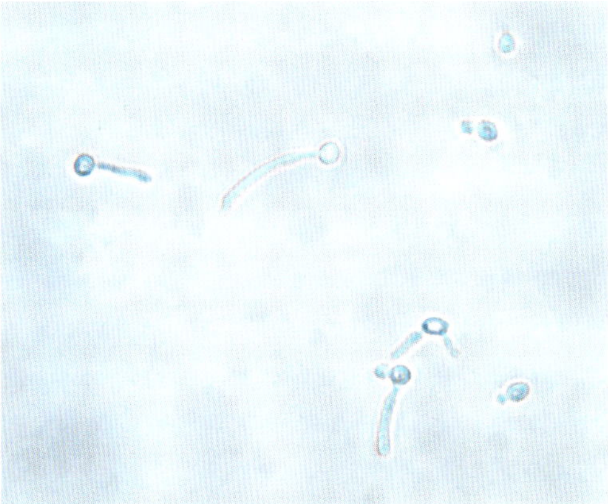

Abb. 35 Keimschlauchtest: nach 90 Minuten bei 37 °C in einem serumhaltigen Milieu bildet C. albicans einen Schlauch

Ggf. kann man mit käuflichen Kits eine genauere, biochemische Charakterisierung erreichen, wobei die Fähigkeit bestimmt wird, ob ein Pilz Kohlenstoffquellen bzw. Stickstoffquellen fermentativ abbaut bzw. assimiliert. An die 200 Arten kann man so mehr oder weniger eindeutig voneinander unterscheiden. Neuerdings ist die Abtrennung von C. albicans und C. dubliniensis interessant geworden, weil die letztere Art fast nur in der Mundschleimhaut von Aidspatienten isoliert wurde; mit den herkömmlichen Methoden lassen sich nämlich beide Arten nur schwer unterscheiden. Eine einfache, wenn auch keine ganz befriedigende Labormethode ist das Wachstum bei 45 °C von C. albicans, wogegen C. dubliniensis bei diesen hohen Temperaturen nicht mehr wächst. Eine noch bessere Methode zur Differenzierung dieser beiden Arten ist das Wachstum auf Staib-Agar bei 28 °C. Innerhalb von 48 Stunden wächst C. dubliniensis in filamentöser Form mit Chlamydosporen, was sich in einer unscharf begrenzten Kolonie bemerkbar macht, während C. albicans unter diesen Bedingungen nur in Blastosporenform vorkommt und scharf begrenzte Kolonien bildet. Die Bestimmung der Serogruppen A und B hat sich wenig durchgesetzt; in Afrika ist die Serogruppe B weitaus häufiger als A. (Stämme der Serogruppe B zeigen oft schon eine primäre Resistenz gegen 5-FC.)

Auch Gaschromatographie sowie die Fourier-Transform-Infrarot-(FT-IR)-Spektroskopie sind zuverlässige Methoden, erfordern jedoch einen speziellen apparativen Aufwand und sind somit nur in wenigen Laboratorien verfügbar.

Sonst muss eine genetische Analyse den Sachverhalt endgültig klären. Besonders die Sequenzierung der großen (26S-)Untereinheit der ribosomalen DNS vom 5`-Ende her ist bewährt.

Für die Klärung von epidemiologischen Zusammenhängen ist eine Feintypisierung von Isolaten erforderlich. Die „restriction fragment length polymorphimus" (RFLP)-Technik, wo auserwählte Abschnitte der Pilz-DNS nach Amplifikation mittels Nuklease, z. B. von Bakterien der Art Escherichia coli, nämlich EcoRI, in kleine Stücke geschnitten werden, die man dann im elektrischen Feld der Länge und Ladung nach trennt, kann eine grobe Zuordnung zu einer mehr oder weniger heterogenen Untergruppe ermöglichen. Damit konnte nicht nur C. dubliniensis eindeutig von C. albicans abgetrennt werden, sondern auch innerhalb der Art C. albicans werden mehrere Genotypen unterschieden. Die Abtrennung von C. stellatoidea von C. albicans ist nach diesen Ergebnissen nicht mehr gerechtfertigt, denn sie gehört in die Genotypgruppe B, wie viele C.-albicans-Stämme auch. Stämme des Genotyps B sind zu 60 % phänotypisch resistent gegen 5-FC, möglicherweise weil sie ein besonderes Intron in der 25S-rDNS enthalten. Eine noch feinere Typisierung gelingt, wenn man auffällige, repetitive Elemente (CARE) im Genom von C. albicans näher analysiert, um individuelle Stämme voneinander zu unterscheiden.

Antimykogramm

Eine Routinetestung der Isolate gegen die verschiedenen Antimykotika wird generell nicht empfohlen, weil insgesamt die Empfindlichkeit der Sprosspilze gegenüber den üblichen Antimykotika noch in den allermeisten Fällen gegeben und vorhersehbar ist. Deswegen kann man sich bei einer Erstdiagnose zunächst auf eine kalkulierte Therapie verlassen.

Unter einer Chemotherapie entstehen jedoch durch Induktion bzw. Selektion Resistenzen; dies geschieht recht schnell unter Therapie mit 5-FC (Ancotil) aber viel langsamer gegen die Azole, wie Fluconazol (Diflucan) bzw. Itraconazol (Sempera).

Resistenzen gegen Polyene, wie Amphotericin B, sind dagegen ganz selten. Dies gilt zumindest für C. albicans. Zunehmend sind aber auch Non-albicans-Stämme von Bedeutung, die manchmal ein anderes Resistenzmuster aufweisen, was dann auch ein individuelles Antibiogramm erfordern, um eine Therapie zu optimieren. So ist C. lusitaniae sehr oft polyenresistent. Auch die Stämme von C. glabrata sind sehr häufig resistent oder zumindest nur mäßig empfindlich gegen Fluconazol; Itraconazol und vor allem Voriconazol sind hier stärker wirksam. C. krusei ist aber ganz überwiegend resistent gegen Azole (Abb. 36). Zu befürchten ist auch, dass zunehmend Resistenzen gegen Azole dadurch entstehen, dass in der Landwirtschaft Derivate derselben Antimykotikagruppe in exzessivem Maße zur Bekämpfung von Pilzen auf Pflanzen eingesetzt werden. Im Prinzip dürften auch die Echinocandine eine gute Wirksamkeit gegen Sprosspilze haben, wie erste klinische Beobachtungen belegen. Auf jeden Fall aber erscheint ein möglicher Synergismus mit anderen Substanzgruppen von Vorteil. Auch Terbinafin wird in Hinsicht auf Synergismus zu wenig beachtet.

In Analogie zum Antibiogramm für Bakterien wird also bei Patienten unter antimykotischer Therapie auch gelegentlich ein Antimykogramm verlangt. Man muss jedoch klar sehen, dass dafür keine verbindlichen Testverfahren existieren und die eingesetzten Teste oftmals nur bedingt tauglich sind, dies gilt für den Blättchendiffusionstest, für die MHK-Bestimmung nach NCCLS (der „Referenzmethode") bzw. nach DIN ebenso wie für den E-Test. Außer bei der Bestimmung von 5-FC muss man aktuell diese Ergebnisse recht kritisch werten.

Antigennachweis

a) Mannan

Bei systemischen, tiefen Infektionen ist es oft unmöglich, Material aus dem infizierten Organ zu gewinnen, um daraus einen Keimnachweis zu führen, denn allenfalls intermittierend und nicht kontinuierlich kommt es zum Keimaustritt, sodass Blutkulturen zu einem definierten Zeitpunkt negativ ausfallen können. Da aber die Pilze bei ihrer Vermehrung große Mengen an Mannan aus ihrer Oberfläche (Abb. 6) freisetzen, was dann in die Zirkulation gelangt, kann man versuchen, diese pilzspezifischen Moleküle im Blut zu erfassen. Mit Hilfe von monoklonalen Antikörpern, die gegen spezifische Epitope auf den Mannanen von Candida spp. gerichtet sind, gelingt die Erfassung. Der ELISA (Platelia, BioRad) ist dabei deutlich sensitiver als der Latextest (Pastorex). Allerdings werden sol-

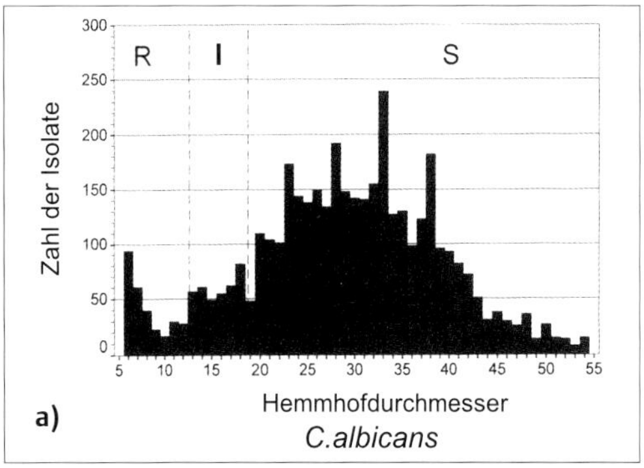

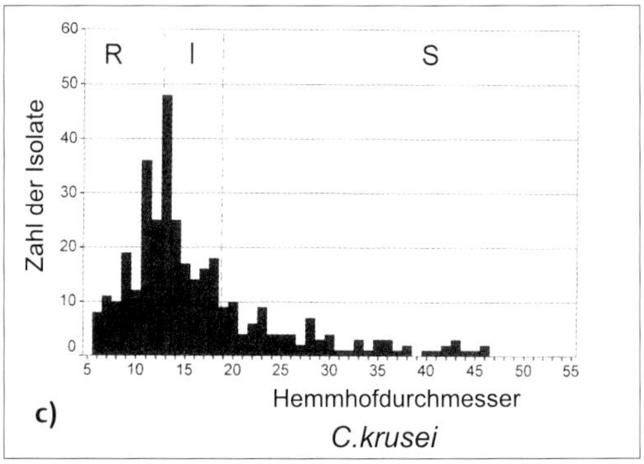

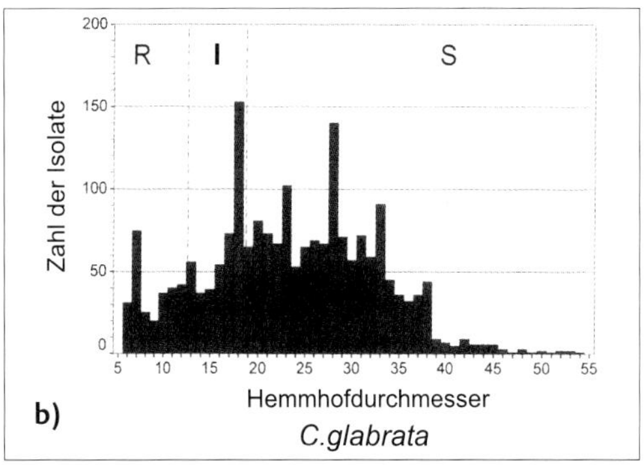

Abb. 36 a – c Verteilungsmuster der MHK-Werte von Fluconazol bei C. albicans, C. glabrata und C. krusei che Zuckerverbindungen sehr schnell und effizient vom retikuloendothelialen System gefiltert, sodass in der Praxis erst bei fortgeschrittener Krankheit und massivster Keimvermehrung so viel Antigen anfällt, dass die Phagozytosekapazität überfordert ist. Praktisch bedeutet dies, dass eine Frühdiagnose damit nicht möglich ist, aber im Schnitt ist damit immer noch 6 Tage vor einer positiven Blutkultur ein Hinweis auf eine Pilzinfektion zu erreichen. Eine Entscheidungshilfe für den Einsatz einer antimykotischen Therapie ist dies also nur bedingt, denn der Erfolg einer Therapie ist besser, je früher die Applikation der Medikamente beginnt. Es bleibt also immer noch die Notwendigkeit zu einer kalkulierten Therapie, noch bevor eine eindeutige Diagnose vorliegt.

b) D-Arabinitol
Manche Hefepilze, wie C. albicans, C. tropicalis, C. parapsilosis und C. pseudotropicalis, aber nicht C. glabrata oder C. krusei, produzieren einen spezifischen Zucker, das D-Arabinitol, welcher in großer Menge auch aus der Pilzzelle abgegeben wird und bei einer massiven Infektion im Serum und auch im Urin erscheint. In etwa der Hälfte bis $^2/_3$ der Fälle von schwerer Infektion mit C. albicans kann der positive Nachweis damit geführt werden. In der Praxis hat sich dieser Test nicht durchgesetzt.

c) $(1 \rightarrow 3)$-β-Glukan
Alle Ascomyzeten, darunter eben auch die meisten medizinisch wichtigen Pilze, wie etwa die Candida-Arten und die Aspergillen, haben in der untersten Schicht ihrer Zellwand (s. Abb. 6) $(1 \rightarrow 3)$-β-Glukan, während z. B. die Basidiomyzeten, darunter auch die Kryptokokken, diesen Baustein nicht bilden. Mit Hilfe eines modifizierten Limulusassays, der sonst eigentlich nur für den Nachweis von Endotoxin von gramnegativen Bakterien eingesetzt wird, kann spezifisch dieses Kohlehydrat quantitativ erfasst werden. Der praktische Wert dieses G-Testes muss noch kritisch definiert werden.

d) Sezernierte Aspartylproteinasen (SAPs)
Spezifische, saure Aspartatproteinasen werden von pathogenen Pilzen unter den gegebenen Bedingungen im Gewebe produziert. Ihr Nachweis im Serum wäre eine denkbare – aber bislang noch unzuverlässige – Methode zum Nachweis einer Infektion mit Sprosspilzen.

e) Der Ramco-Test weist eigentlich gar kein pilzspezifisches Antigen nach; vielmehr wird vermutlich eines der Akute-Phase-Proteine erfasst, das eben oft – aber nicht immer – bei einer schweren Pilzinfektion produziert wird. Dieser Test ist im Verhältnis zu seiner Zuverlässigkeit zu teuer.

Molekularbiologische Nachweise:
Im Experimentierstadium befinden sich noch Verfahren, die mit spezifischen Gensonden die Pilze im Gewebe erfassen oder mit Hilfe von PCR spezifische Gensegmente in den Untersuchungsmaterialien, z.B. Blut oder auch Sekreten, amplifizieren und detektieren. Im Prinzip bestünde der Vorteil dieser Methode darin, dass auch eine genetische Typisierung der Sprosspilze erreicht werden kann.

Serologie
Die Messung der Produktion von Antikörpern ist zumindest ein indirekter Beleg für die Auseinandersetzung des Wirtsorganismus mit dem Erreger. Aus praktischen Gründen hat sich der ELISA vor KBR und indirekter Hämagglutination bewährt.

Einschränkend muss jedoch gesagt werden, dass diese Hilfestellung erhebliche Schwächen aufweist. Beim abwehrgeschwächten Patienten, der ja ein erhöhtes Risiko hat, an einer Candida-Infektion schwer zu erkranken, ist oft auch die Antikörperproduktion betroffen, sodass eine Reaktion ausbleibt. Bei der Candida-Serologie ist besonders wichtig, hervorzuheben, dass man aufgrund von Serumantikörpern niemals entscheiden kann, ob lokal auf einer Schleimhaut oder im Gewebe die Auseinandersetzung mit dem Immunsystem stattgefunden hat; man kann also damit nicht differenzieren, ob eine systemische Infektion oder eine bloße Besiedelung der Oberfläche stattgefunden hat.

Man hat versucht, diese Unzulänglichkeit der Serologie zu überwinden, indem man verschiedene Antigenpräparationen verwendet hat, die jedoch keineswegs befriedigend sind (Tabelle 34).

Tabelle 34 Unzulänglichkeiten der Pilzantigene, die in der Serologie zum Einsatz kommen

- Meist „crude" Extrakte
- Die genaue Identität der immundominanten Epitope ist meist unbekannt (SAPs, HSP 90)
- Empirische Entwicklung

Jedoch werden Antikörper gegen zytoplasmatische Pilzantigene nicht nur bei einer invasiven Candida-Infektion sondern eben auch schon bei einer Schleimhautbesiedelung produziert.

Aufgrund einer großen Verwandtschaft der Pilzantigene kann man mit Hilfe der Serologie auch nicht unterscheiden, ob es sich um eine Auseinandersetzung mit C. albicans oder mit einer anderen Candida-Art handelt. Eine solche Differenzierung wäre jedoch wünschenswert.

Die Prävalenz und Höhe der Antikörpertiter sind kein absoluter Wert, sondern abhängig von der angewandten Labormethode sowie von Alter, Geschlecht und individueller Krankheitsgeschichte. Eine einmalige, alleinige Bestimmung von Serumantikörpern ist also weitgehend ohne Aussagekraft. Nur wenn bei einem Kranken in konsekutiver Untersuchung (im Abstand von mindestens einer Woche, kürzere Intervalle sind wenig sinnvoll) der Titer ansteigt, lässt sich eine Erhöhung des Risikos einer Infektion ableiten, wenn die klinischen Gegebenheiten vorhanden sind und wiederholt eine massive Besiedelung mit Candida nachgewiesen ist.

Bei dieser unbefriedigenden Lage wird versucht, durch sophistizierte Methoden den Wert der Laborergebnisse zu verbessern. Im Prinzip ist bekannt, dass nach primärer Exposition zu Proteinantigenen die B-Lymphozyten mit Hilfe von T-Zellen zunächst Antikörper der Klasse IgM und dann allmählich IgG-Antikörper produzieren; bei einem akuten Virusinfekt tritt diese Regelmäßigkeit in Kraft, weil hier Proteinantigene für einen kurzen Zeitraum von wenigen Tagen dem Immunsystem dargeboten werden. Ganz anders jedoch bei Reaktionen gegen Candida. Da der Kontakt mit Pilzen schon zum wiederholten Mal bei einem Erwachsenen gegeben ist, kann die regelrechte Abfolge von zunächst IgM- und später IgG-Produktion folglich nicht so lehrbuchmäßig erwartet werden. Zudem besteht in den meisten Fällen die Antigenexposition über einen langen Zeitraum hinweg, und die Antigene sind in diesem Falle nicht ausschließlich Proteine, sondern auch Kohlenhydrate, die eine T-Zellen-unabhängige Immunantwort induzieren, wobei der gesetzmäßige Switch von IgM zu IgG nicht erfolgt. Die Differenzierung zwischen IgM- und IgG-Antikörpern hat also in der Beurteilung von Testergebnissen der Candidaserologie nicht den üblichen Stellenwert.

Aus dem Lehrbuch ist auch bekannt, dass B-Lymphozyten in Schleimhäuten präferentiell Antikörper der Klasse IgA produzieren; die Wunschvorstellung, dass sich durch Differenzierung der Candida-Antikörper in solche der Klasse IgA die bloße lokale Auseinandersetzung erkennen lässt, erfüllt sich jedoch nicht: Bereits eine oberflächliche Besiedelung der Schleimhaut führt zu einer IgA-Produktion; dies dient also nicht als Entscheidungshilfe bei der Frage einer wirklichen Infektion oder bloßen Besiedelung. Auch werden bei lokaler Vermehrung von Sprosspilzen antigene Strukturen in die zentralen lymphatischen Organe transportiert, wo sie dann eine IgG-Produktion induzieren.

Insgesamt lässt sich also sagen, dass die Candida-Serologie nur eine Hilfestellung bei der Diagnosefindung einer systemischen und damit lebensbedrohlichen Systemmykose bietet. Bei solchen Patienten, die eine Prädisposition für Candida-Infektionen aufweisen und wo die klinischen Zeichen auf eine Infektion hinweisen, kann die Bestimmung von IgG-Antikörpern mit Hilfe des ELISA bei Verlaufsuntersuchungen Hinweise für eine Risikosteigerung bringen. Die aufwendige Differenzierung zwischen IgM-, IgG- bzw. IgA-Antikörpern bringt vergleichsweise wenig weitere Vorteile. Man sollte also vorher genau eruieren, ob eine solche Untersuchung überhaupt hilfreich sein wird (Tabelle 35).

Tabelle 35 Überlegungen über den Nutzen der Pilzserologie

- Wie sensitiv?
- Stabilität der Pilzantigene?
- Gibt es klinische Situationen für Kreuzreaktionen?
- Wie spezifisch?
- Kann die Serologie noch vor anderen Testen Hinweise erbringen?
- Kann man zwischen lokaler Besiedelung und systemischer Infektion unterscheiden?
- Prognostischer Wert?
- Monitoring für Behandlung oder für Relaps?
- Wie oft?

Fazit

Man muss schlussendlich sagen, dass Laboruntersuchungen im Fall einer Candida-Infektion nur in ganz seltenen Fällen eine absolute Sicherheit bringen und nur von limitierter Aussagekraft sind. So ist sogar der positive Direktnachweis von Pilzen durch Mikrobiologie, Antigennachweis, Kultur oder PCR in den meisten Materialien kein absolut sicherer Beweis für eine Krankheitsursache. Auch die Serologie gibt nur Anhaltspunkte. Damit wird verständlich, dass man weitere, röntgenologische und klinische Hinweise für das Vorliegen einer Infektion suchen muss. Bei entsprechender klinischer Situation, d. h. bei bestehender Abwehrschwäche, muss man unter Umständen eine empirische Therapie beginnen, ohne dass eindeutige Beweise einer Infektion vorliegen, vor allem auch deswegen, weil nur eine frühzeitig einsetzende Therapie Aussicht auf Erfolg hat (s. Tabelle 32).

14.2.1.22 Therapie

Im Prinzip stehen für die lokale oder aber auch systemische Therapie mehrere wirksame Antimykotika zur Verfügung.

Für die Haut- und Nagelinfektionen mit Sprosspilzen gelten ähnliche Empfehlungen wie für die Behandlung von Dermatomykosen, ausgenommen Griseofulvin. Wenn eine lokale Applikation nicht zum Erfolg führt, so kann eine systemische Gabe erwogen werden.

Die lokalen Infektionen von Schleimhäuten und Vagina können ebenfalls zunächst durch lokale Gaben z. B. von nicht resorbierbaren Polyenen oder Azolen, darunter auch alte Präparate wie Clotrimazol, angegangen werden. Eine alternative Therapie stellt die lokale Applikation von Borsäure (1–2 x pro Tag 600 mg Gelatinekapsel lokal in die Scheide einführen).

Bei Nichtansprechen oder bei Rezidiven soll eine orale oder sogar parenterale Gabe von systemisch verfügbaren Antimykotika überlegt werden. Die Wahl des Antimykotikums sowie die Dosierung hängen ab von der Lokalisation und dem Schweregrad bzw. dem Risiko der Erkrankung und von der Art des Erregers. Gerade bei Non-albicans-Stämmen oder bei längerer Prophylaxe bzw. Therapie mit einer Substanz muss man an Resistenzentwicklung denken.

14.2.2 Trichosporon

Sprosspilze aus der Gruppe der Basidiomyzeten, wie Trichosporon, Cryptococcus und Malassezia, unterscheiden sich von den ascomyzetischen Sprosspilzen dadurch, dass sie **Urease positiv** sind.

Diese Sprosspilze aus der genetisch definierten Gruppe der Tremellales kommen ubiquitär vor. Infektionen können exogen als auch endogen vom Intestinaltrakt erworben werden. Bedeutung als Pathogene haben vor allem T. asahii (früher oft T. beigelii genannt), daneben T. ovoides, T. mucoides, T. inkin und T. cutaneum. Die frühere Art T. capitatum (= Blastoschizomyces capitatus) wurde umbenannt zu Geotrichum capitatum.

Trichosporon ist mikroskopisch deutlich von Candida zu unterscheiden; charakteristisch ist das filamentöse Wachstum, wobei die einzelnen Zellen als Arthrosporen zerfallen (s. Abb. 10). Im Gegensatz zu Geotrichum, wo hauptsächlich die Seitenzweige in Arthrosporen zerfallen, bilden sich hier aus dem Hauptzweig die ziegelartigen Teile; die lange Kette liegt wie in einem Zickzack. Knospung bzw. Sprossung ist kaum zu sehen.

An vorgeschädigten Haaren, zumeist im Bereich des Bartes, kolonisiert der Pilz zunächst nur. Da der Pilz keine keratolytischen Enzyme besitzt, kann er nicht in den Haarschaft einwandern, sondern wächst außen und ummantelt diese Haare, sodass sich nach und nach grau-weiße Knötchen bilden, die Piedra alba.

Vor allem beim abwehrgeschwächten Patienten, nämlich bei neutropenischen Personen, Tumorpatienten, nach Organtransplantatio,n aber auch bei Dialysepatienten, speziell bei CAPD, und nicht zuletzt bei Frühgeborenen mit niedrigem Körpergewicht erzeugen sie sogar auch systemische Infektionen. Dabei beobachtet man papulöse und später auch ulzerierende Hautläsionen, aber auch je nach Abwehrlage Pneumonie, Peritonitis, Endophthalmitis oder Endokarditis, also ähnlich wie bei Candida spp.

In der Biopsie sind die Pilze der Gattung Trichosporon meist nicht von anderen Sprosspilzen zu unterscheiden. Die Kultur auf Sabouraud-Agar gelingt problemlos aus Biopsien, Katheterspitzen, Aszites oder anderen Sekreten. Die weißen Kolonien erscheinen, trocken, rau und mit zunehmendem Alter gefaltet, flauschig mit einem strahlenförmigen Rand. Mikroskopisch findet man Sprosszellen sowie Hyphen, die in längliche Glieder, sog. Arthrosporen (Abb. 10), zerfallen. Die Differenzierung gelingt dann biochemisch. Einen serologischen Nachweis speziell für Trichosporon gibt es nicht. Antigengemeinschaften bestehen mit den verwandten Kryptokokken, sodass gelegentlich der Antigennachweis dieser Pilze anspricht.

Therapie

Die betroffenen Haarareale sollten zunächst bis auf die Haut abgeschnitten werden. Danach kann eine lokale Gabe von Azol, z. B. von einem alten Derivat wie Econazol, die Besiedelung beenden.

Zur Behandlung von systemischen Infektionen, die ohne Therapie eine schlechte Prognose besitzen, eignet sich in erster Linie Voriconazol, da gerade T. asahii resistent gegen Amphotericin B sein kann.

14.2.3 Cryptococcus

14.2.3.1 Biologie

Filobasidiella ist die geschlechtliche Form, die aber nur in der Umgebung des Menschen vorkommt. Da man diese Erscheinungsform praktisch nie zu sehen bekommt, ist es in der Tat für einen Mediziner noch erlaubt, den Pilz nach seiner ungeschlechtlichen Vermehrungsform als haploider Sprosspilz als Cryptococcus zu bezeichnen. (Nur Stämme der Serogruppe AD sind diploid.) Diese Pilze gehören in die Gruppe der Basidiomyzeten und sind genetisch nahe verwandt mit Trichosporon- und Malassezia-Arten und gehören gemeinsam in die Familie der Tremellales.

In der Natur kommen bis zu 40 verschiedene Cryptococcus-Arten vor, darunter C. albidus, C. laurentii u.v.a.m., die aber alle apathogen sind (nicht zuletzt deswegen, weil bei 37 °C diese Umweltpilze sich nicht mehr vermehren können). Allein C. neoformans ist fakultativ pathogen. Davon gibt es jedoch 3 Subspezies, nämlich die Variatio neoformans, die Variatio gattii und neuerdings die Variatio grubii, die praktisch die Serovar A beinhaltet (Tabelle 36).

Sie produzieren eine Reihe von extrazellulären Enzymen, wie Proteinasen, Lipasen und auch Urease, welche definitiv an der Virulenz beteiligt sind.

14.2.3.2 Struktur

Im Gegensatz zu Candida haben die Kryptokokken, wie alle Basidiomyzeten, nur wenig (1→3)-β-D-Glukan in ihrer Zellwand und geben auch nur ganz wenig davon nach außen ab.

In der asexuellen Form als Sprosspilz haben die pathogenen Kryptokokken zwei Besonderheiten; sie bilden aus exogen zugeführtem Dopamin, L-Dopa und ggf. auch anderen Diphenolen mittels einer Phenoloxidase, die aufgrund ihrer Substratspezifität als **Lakkase** charakterisiert wurde, das **Melanin**, welches in die Zellwand eingebaut wird und diese Struktur stabilisiert; solche pigmentierten Kryptokokken sind vor Schwermetallen geschützt, so z. B. vor der antimikrobiellen Wirkung von $AgNO_2$. Außerdem absorbiert es das UV-Licht und bewahrt so die DNS vor Schäden. Im Wirt wirkt dieses Pigment als ein wichtiger Virulenzfaktor, denn damit ist der Pilz gegen die Abwehrmechanismen der Wirtszellen gefeit (Tabelle 37). Vor allem im Gehirn eines Wirtes, aber auch auf dem Negersaatagar (Staib-Agar) finden die Kryptokokken die passenden Substrate für die Melaninproduktion.

Außerdem besitzen die pathogenen Pilze noch eine **Polysaccharidkapsel** mit dem Hauptbestandteil (90%) Glukuronoxylomannan. An der Mannankette hängen als Seitenreste eben noch Xylose und Glukuronsäuremoleküle. Davon gibt es bei Cryptococcus neoformans zumindest 4 verschiedene Antigenvariationen, die bei einem Stamm jeweils getrennt vorkommen (s. Tabelle 36). (Nur gelegentlich findet man A und D gemeinsam.) Daneben sind auch noch Galactoxylomannane und Mannoproteine in geringem Umfang am Aufbau der Kapsel beteiligt. Diese Produkte werden in manchen Zellen in so großem Überschuss produziert, dass sie auch durch Shedding ins umliegende Milieu abgegeben werden. Diese Kapsel von C. neoformans hat antigene Gemeinsamkeiten

Tabelle 36 Unterschiede der beiden Variationen Filobasidiella neoformans var. neoformans und var. bacillispora

Perfektes Stadium	Variatio neoformans =		Variatio bacillispora =
Imperfektes Stadium	Cryptococcus neoformans, **Variatio neoformans**	C. neoformans, **Variatio grubii**	Cryptococcus neoformans, **Variatio gattii**
Basidiosporen	kugelig, ellipsoid, zylindrisch	–	bazillär, fusiform, sichelförmig
Chromosomen	12	–	13
Antigenstruktur	D, AD	A	B, C
CGB-Agar	kein Wachstum	–	Wachstum, blaue Kolonie
Vorkommen	weltweit	–	tropische Länder
Standort/Quelle	Taubenkot	–	Pflanzen (Eukalyptus)
Erkrankung	Abwehrschwäche, Aids	–	Normale Abwehrlage

Tabelle 37 Biologische Eigenschaften von Melanin, die zur Virulenz von Kryptokokken beitragen

- Erhöhte Negativladung der Zellwand
- Antioxidanswirkung
- Widerstand gegen die Entzündungszellen, z. B. Phagozytose
- Zellwandstabilität
- Reduktion von Fe^{3+} zu Fe^{2+}
- Partielle Resistenz gegen Amphotericin B
- Schutz vor UV-Licht
- Schutz vor Hitze und Kälte

mit den Produkten von anderen Mikroorganismen, z. B. Trichosporon, speziell T. asahii, und sogar auch manchen Bakterien.

Die Dicke der Kapsel ist variabel und schwankt auch innerhalb eines Stammes von Zelle zu Zelle, sie ist auch abhängig von den Umweltbedingungen.

14.2.3.3 Ökologie

Cryptococcus neoformans ist kein Saprophyt des Menschen wie Candida. Während die Kryptokokken der Var. gattii bislang ausschließlich auf Eukalyptusbäumen gefunden wurden, bevorzugt die Variatio neoformans Vogelkot, wobei Taubenkot noch die günstigsten Bedingungen bietet. Bei einem hohen pH und geringem Nährstoffangebot ist dort Kreatinin die hauptsächliche Stickstoffquelle. Eben diese Substanz kann fast nur durch die Kryptokokken der Var. neoformans und nicht durch konkurrierende Bakterien und Pilze degradiert werden. Bis zu einem gewissen Grad halten die Kryptokokken die Bildung von Ammoniak und den pH-Anstieg noch aus, obwohl sie bei hohen pH-Werten absterben. Möglicherweise nehmen die Tauben die Kryptokokken mit den Grassamen auf und scheiden sie dann mit dem Kot aus, ohne jedoch krank zu werden. Vermutlich wird der Kot aber in den meisten Fällen erst nachträglich über die Luft von Sporen infiziert und der Pilz kann sich dann bis zu 1 Jahr im Kot halten, wenn Temperatur, Luftfeuchtigkeit und Lichtverhältnisse dies erlauben. Die dicke Polysaccharidkapsel um die Pilzzellen herum schrumpft bei Trockenheit und bildet einen Filz, der vor weiterem Austrocknen schützt. Das Melanin in den Kryptokokkuszellen absorbiert das UV-Licht und trägt somit ebenfalls zum Überleben bei.

Da der Kot von Ziervögeln in der Wohnung regelmäßig abgeräumt wird, ist diese Quelle von geringer epidemiologischer Bedeutung; dagegen ist der Taubenkot auf öffentlichen Plätzen eine wahre Belastung und Risiko. Wenn solche Kotproben eintrocknen, kann der erregerhaltige Staub eingeatmet werden. Im Taubenkot findet man jedoch keine C. neoformans var. gattii, weil offensichtlich der hohe Kreatiningehalt für diese Art hemmend wirkt. Vielmehr kommt dieser Pilz hauptsächlich auf tropischen Hölzern, speziell in den Blüten von Eukalyptusbäumen vor; bei Aufenthalt in tropischen Ländern kann also auch dieser Keim akquiriert werden.

Bei dem Versuch, die Kryptokokken aus der Umwelt zu isolieren, muss das Wachstum der Bakterien (durch einen pH um 4) und der Schimmelpilze (durch Zugabe von Biphenyl und Bebrütungstemperaturen um 37 °C) gestoppt werden.

14.2.3.4 Epidemiologie

Während früher die Kryptokokkose eine Seltenheit war, die in gemäßigten Zonen eben ganz vereinzelt Abwehrgeschwächte, z. B. Krebspatienten, befallen hat, wurde durch die hohe Zahl von anfälligen Aidspatienten die Krankheit öfters beobachtet. Seit nun eine wirksame antivirale Therapie die Abwehrlage der Infizierten restituiert, wird wieder ein ganz starker Rückgang der Erkrankungen registriert. Bei uns überwiegen die Stämme der Serogruppe A, gefolgt von denen der Serogruppe D und dann AD. Gelegentlich werden jedoch auch Stämme von C. neoformans var. gattii von Reisen in tropische Länder eingeschleppt. Dabei ist zu beobachten, dass dieser Erreger auffälligerweise nur ganz ausnahmsweise Aidspatienten befällt, sondern ganz überwiegend den abwehrtüchtigen Menschen infiziert.

Eine Übertragung von Mensch zu Mensch gibt es praktisch nicht. Bei männlichen Infizierten muss jedoch mit einem Rezidiv gerechnet werden, denn in der Prostata können sie trotz Chemotherapie überleben und bei Gelegenheit wieder exazerbieren.

14.2.3.5 Pathogenese

Die Infektion mit Kryptokokken erfolgt nur ausnahmsweise durch eine Inokulation in die Haut mit einer anschließenden granulomatösen, ulzerierenden Hautmanifestation.

In den allermeisten Fällen werden die Pilzzellen, sowohl die vegetativen Sproßzellen (Blastosporen) als auch ggf. die Basidiosporen, über die Atemwege aufgenommen. Das lokale unspezifische Abwehrsystem kann normalerweise diese Eindringlinge unschädlich machen. Die Zilien der intakten Epithelzellen transportieren solche partikulären Erreger mit dem Schleim nach außen; vor allem große Blastosporen, welche die Kapsel voll entfaltet haben, mit einer Größe von bis zu 30 µm, werden schon in den oberen Etagen abgefangen. Allerdings sind Sporen im Staub deutlich geschrumpft; wenn sie kleiner sind als 4 µm, so können sie bis in die Alveolen vordringen. Im Schleim selbst sind humorale Abwehrstoffe, wie Surfactant, „tracheal antimicrobial protein" (TAP), Cathelicidine, Lysozym, Laktoferrin u.v.a.m. enthalten, die auch Pilzzellen attackieren können. Nicht zuletzt sind dann die Makrophagen, z. B. die Alveolarmakrophagen, an der Abwehr beteiligt. Die Alveolarmakrophagen von Rauchern sind deutlich reduziert in ihrer Abwehrfunktion gegen Kryptokokken.

Tabelle 38 Die Kapsel von C. neoformans als Virulenzfaktor

- Hemmung der Leukozytenmigration
- Antiphagozytose
- Dysregulation der Zytokinbildung
- Interferenz mit der Antigenpräsentation
- Complement Depletion
- Hemmung der Antikörperproduktion
- Hemmung der T-Zell Immunität
- Hirnödem

Allerdings schützt die dicke Polysaccharidkapsel die Pilzzelle vor der Phagozytose; je größer die Kapsel, desto virulenter ist ein Stamm, denn auch noch andere biologische Eigenschaften werden dadurch vermittelt (Tabelle 38). Zusätzlich ist auch noch die Menge des freigesetzten Kapselmaterials entscheidend, denn so kann Complement, das die Phagozytose fördern würde, fernab von der Pilzzelle neutralisiert werden. Innerhalb eines Stammes schwanken allerdings die Produktion und Ausprägung dieser Kapsel beträchtlich je nach Alter der Zelle, der Umgebung und vielen unbekannten Milieufaktoren (Abb. 37). Die Kapselsubstanz, speziell das Glucoronoxylomannan, hemmt die Sekretion von proinflammatorischen Zytokinen durch die Phagozyten, was dann die nachfolgende Immunreaktion steuert.

Ein weiterer, wichtiger Virulenzfaktor ist das Melanin und die Produktion von extrazellulären Enzymen, z. B. von sauren Aspartatproteinasen und Urease. Ebenso erscheint die Fähigkeit, sich bei den üblichen Körpertemperaturen und vielleicht sogar noch bei Fieber zu vermehren, entscheidend. Je nach Ausstattung mit solchen Virulenzfaktoren unterscheiden sich unterschiedliche Stämme von C. neoformans recht deutlich in ihrer Virulenz in der Maus (Abb. 38).

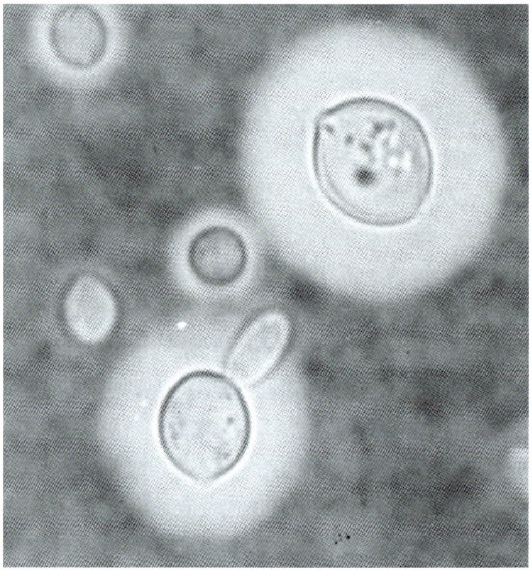

Abb. 37 Variable Dicke der Kapsel von Kryptokokken dargestellt im Tuschepräparat

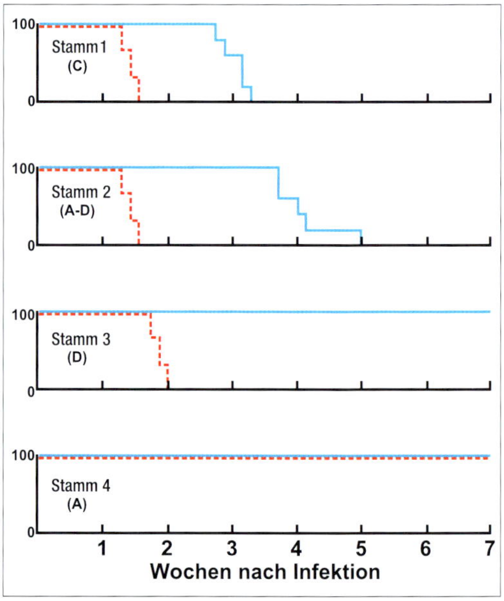

Abb. 38 Überlebenszeiten nach Inokulation von Balb/c-Mäusen mit verschiedenen Stämmen von C. neoformans, wobei entweder 10^5 (—) oder 10^7 (- - -) Pilzzellen i.v. appliziert wurden

Am Ort der primären Infektion bilden sich unter der Mitwirkung von NK-Zellen und T-Lymphozyten lokale Granulome, die eine fungizide Wirkung haben. Die polymorphkernigen Granulozyten und vor allem die NK-Zellen sind in diesem Stadium die essentiellen Träger der Abwehr. Es gibt Hinweise, dass NK-Zellen direkt mit Kryptokokkenzellen interagieren und mit Hilfe ihrer Zytotoxine, dem Perforin und dem NK-Lysin, die Pilzzelle abtöten. Dieser direkte Effektorweg dürfte neben der Stimulierung von Makrophagen durch T-Zell-Signale, wie Interferon-γ, von entscheidender Bedeutung für die Überwindung einer Infektion sein. Aber die Funktion der T-Zellen wird durch die Kapselsubstanz gehemmt. So entsteht ein Circulus vitiosus, nämlich je schwächer die Abwehr, desto mehr Kapselsubstanz kann produziert werden und desto stärker wird die Immunreaktion gebremst.

Bei Immunkompetenz erfolgt also meist eine Ausheilung. Beim Abwehrgeschwächten dagegen, vor allem bei Patienten mit T-Zell-Defekten, also bei Aidspatienten, Transplantierten und Leukämiepatienten, können sich die Pilze vermehren, wobei sich gelegentlich die Kryptokokken in den Wirtszellen verstecken. Auffällig dabei ist, dass der Wirt kaum mehr eine Entzündungsreaktion um die Pilzzellen herum zustande bringt, nicht zuletzt weil die Kapselsubstanz, die ja auch sezerniert wird, eine antiinflammatorische und eine immunsuppressive Wirkung hat, und bei massiver Pilzinfektion die restliche Immunabwehr noch hemmt.

Cryptococcus neoformans der Variatio gattii befallen in den endemischen Gebieten offensichtlich gesunde Menschen; sie sind also keine Opportunisten. Erstaunlicherweise sind Aidspatienten in diesen Gebieten praktisch nicht damit infiziert!

14.2.3.6 Manifestationen

Haut

Erstaunlicherweise führt eine Primärinfektion der Haut, z. B. nach akzidenteller Inokulation, nur selten zu einer Disseminierung, entweder weil temperatursensitive Mutanten die Ursache sind, die bei 37 °C gar nicht mehr wachsen können, oder weil ein Rest von Infektabwehr in diesen Patienten die Verschlimmerung verhindert. Im Rahmen einer Disseminierung kann sekundär auch die Haut betroffen sein, wobei dann ulzerierende, nässende Ekzeme entstehen.

Lunge

Nach Inhalation kann es zu einer lokalen Auseinandersetzung kommen, wobei bei einem immunkompetenten Menschen in den allermeisten Fällen allenfalls passagere Rundherde in der Lunge zufällig entdeckt werden, die sich aber spontan und ohne antimykotische Therapie auflösen.

Beim abwehrgeschwächten Wirt, etwa einem Aidspatienten bzw. einem Transplantatempfänger, treten pneumonische Zeichen mit Fieber, Übelkeit, Dyspnoe, Husten evtl. mit Hämoptoe und Nachtschweiß auf. Meist folgt dann eine Disseminierung.

ZNS und peripheres Nervensystem

Die Meningitis ist die hauptsächliche Manifestation einer Kryptokokkeninfektion mit klinischer Bedeutung; dennoch sollte man bedenken, dass meist nicht nur der Subarachnoidalraum dabei infiziert ist, sondern auch das Hirnparenchym beteiligt ist, d. h., dass auch eine Enzephalitis abläuft. Warum das ZNS der Hauptdilektionsort ist, liegt vielleicht daran, dass dort der Pilz die Substrate wie L-Dopa findet, die ihm erlauben Melanin zu produzieren, was ihn virulent macht.

Der Beginn ist langsam schleichend über 2–4 Wochen begleitet von subjektiven Zeichen wie Kopfschmerzen, Müdigkeit, Persönlichkeitsverlust, Gedächtnisschwäche bis hin zur Demenz und später auch von Bewusstseinsverlust und Koma. Als objektive Zeichen kommen Fieber, Nackensteifigkeit und Lähmungen der kranialen Nerven und evtl. Papillenödem hinzu. Bei hohem Liquordruck kommt es typischerweise zu einem plötzlichen Visusverlust.

Gerade bei Infektionen von abwehrtüchtigen Menschen mit C. neoformans var. gattii kommt es zu schweren neuronalen Schäden, die auch nach Ausheilung nicht mehr reparabel sind.

Andere Organe

Außer dem ZNS können Milz, Leber und andere Organe mitbeteiligt sein.

Prostata

Beim Mann infizieren die Pilze auch die Prostata. Bei der akuten Infektion hat dies keinen hohen Krankheitswert; aber trotz einer effektiven Therapie persistieren die Kryptokokken in der Prostata, die ganz generell nur schwer für antimikrobielle Wirkstoffe zugänglich ist, und es kommt bei anhaltender Immunschwäche des Patienten bald zu einer endogenen Exazerbation. Eine Reinfektion ist bei anhaltender Abwehrschwäche immer möglich.

IRIS („immune restoration inflammatory syndrome")
Paradoxerweise nimmt die entzündliche Reaktion gegen die Kryptokokken bedrohliche Ausmaße an, wenn bei einem HIV-Patienten die Immunabwehr sich unter der HAART erholt und gleichzeitig die Pilzlast noch hoch ist. Der Patient hat Fieber und Kopfschmerzen und je nach Hirndruck auch einen Visusverlust. Deswegen sollte bei nachgewiesener Kryptokokkusinfektion die HAART von einer gezielten antimykotischen Therapie begleitet sein. Im akuten entzündlichen Stadium sollte durch Kortison die überschießende Inflammationsreaktion unterdrückt werden und ggf. auch durch Liquorpunktion eine Hirndruckentlastung erfolgen.

1.4.2.3.7 Diagnose

Man muss bei einer entsprechenden Konstellation, also beim abwehrgeschwächten Menschen, an eine solche Komplikation denken. Die ersten klinischen Zeichen sind variabel, da verschiedene Organe, meist Haut und Lunge, in unterschiedlichem Maße betroffen sein können, und wenig charakteristisch. Auch die ZNS-Manifestation beginnt zunächst wenig pathognomonisch.

Die bildgebenden Verfahren geben Hinweise, aber keine Beweise.

Der zuverlässigste Beleg ist der direkte Erregernachweis durch Mikroskopie und Kultur z. B. im Liquor cerebrospinalis, der durch eine erhöhte Zellzahl und einen erhöhten Eiweißgehalt bei mäßig erniedrigtem Glukosespiegel auffällt. Die Blastosporen können jedoch leicht mit mononukleären, lymphozytären Entzündungszellen im Liquor verwechselt werden, wenn man nach Pappenheim bzw. nur mit Methylenblau färbt und nicht versucht, mit Tusche die Kapseln darzustellen (Abb. 39).

Sprosszellen sind lange noch sichtbar; auch trotz effektiver Behandlung kann man tote Pilze noch nach Wochen und Monaten vereinzelt mikroskopisch nachweisen. Dies bedeutet nicht unbedingt Persistenz der Infektion!

Zur Untersuchung auf Kryptokokken geeignet sind neben Liquor auch Sputum und Urin oder auch Eiter oder Biopsiematerial.

Zur Darstellung im histologischen Schnitt eignen sich PAS-Färbung, wobei die Kryptokokkenzellen rot erscheinen und darum die Kapsel als ungefärbte Zone, oder die Grocott-Gomori-Färbung, wobei nur die Pilzzellen selbst und zwar schwarz tingiert sichtbar werden.

Kultur
Zum Nachweis von Cryptococcus spp. in Proben aus der Natur muss man hochselektive Nährmedien verwenden, z. B. durch Zusatz von Chloramphenicol oder Cycloheximid (Actidione), weil sonst die Sprosspilze durch schnellwüchsige Bakterien und Schimmelpilze überwuchert und verdrängt werden. Auch beim Versuch, die Kryptokokken im Sputum zu erwischen, droht die Gefahr der Kontamination.

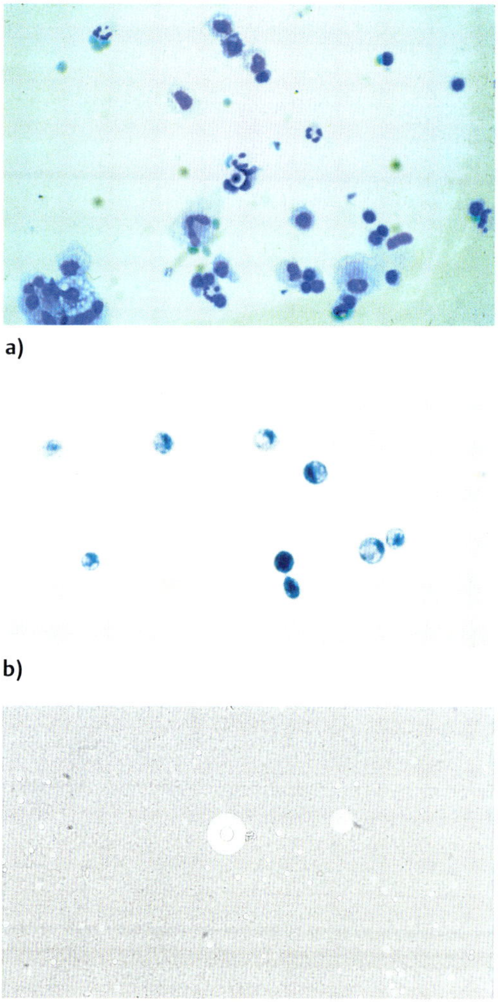

a)

b)

c)

Abb. 39 a – c Erscheinungsformen von Kryptokokken mit unterschiedlichen Färbeverfahren
a) Pappenheim
b) Methylenblau
c) Tusche

Besonders geeignet ist der Guizotia-Kreatinin-Agar (Negersaat), weil dabei einerseits die Begleitflora etwas unterdrückt wird und andererseits die Kryptokokken als braun gefärbte Kolonien erkennbar sind (Abb. 40). Nur wenige Stämme können diesen Brauneffekt nicht erzeugen.

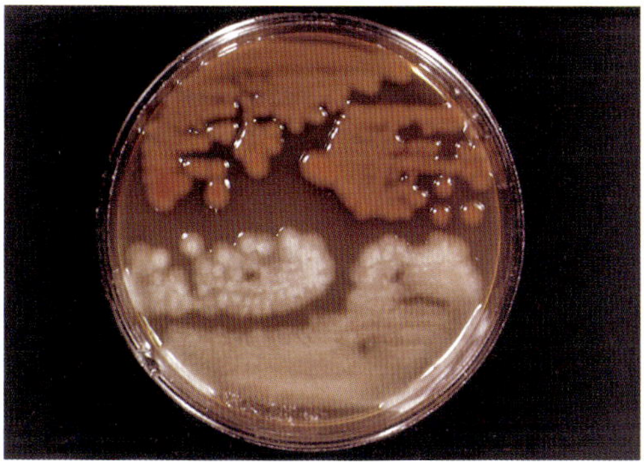

Abb. 40 Wachstum von Kryptokokken auf Negersaat

Im Prinzip wachsen aber die Kryptokokken bei 30 bzw. bei 37 °C innerhalb von 2–4 Tagen auf den üblichen mikrobiologischen Nährböden, z. B. Blutagar oder Sabouraud-Agar oder Guizotia-Kreatinin-Agar. Während die humanpathogenen Arten bis auf einige seltene Mutanten bei 37 °C gut wachsen, haben die apathogenen Umweltarten ihr Wachstumsoptimum bei 30 °C.

Während auf Sabouraud die Kolonien zunächst noch weißlich oder cremefarben sind und sich erst nach Tagen goldgelb oder leicht braun darstellen, ist auf Negersaatagar die Braunfärbung früher und besser zu sehen. Mit der Zeit werden auch die Kolonien immer schleimiger, was auf die Produktion der Kapsel hinweist. Die Dicke der Kapsel hängt ab von den genetischen Voraussetzungen, von den Wachstumsbedingungen und vom Alter. Innerhalb einer Population gibt es jedoch große Variationen in der Kapseldicke.

Mittels Testung der biochemischen Leistungen lassen sich die verschiedenen Arten, und zwar mehrere Dutzend, differenzieren. Die positive Ureasereaktion (evtl. auch nachgewiesen mittels Ureaseschnelltest von Roscoe) ist dabei ein Leitmotiv.

14.2.3.8 Tierversuch

Nur selten ist dieser Test erforderlich, um z. B. eine Mischung von verschiedenen pathogenen und apathogenen Arten und Stämmen zu trennen. Nach intraperitonealer Gabe von 10^4–10^5 Pilzzellen vermehren sich die pathogenen Kryptokokken und können dann mikroskopisch im Peritonealexsudat leicht nachgewiesen werden.

14.2.3.9 Antigennachweis

Die Kapsel von Cryptococcus neoformans besteht hauptsächlich aus Galactoxylomannan; diese Substanz wird in großer Menge produziert und nicht nur in die Kapsel eingebaut, sondern auch im Überschuss nach außen abgegeben. Selbst wenn die Infektion nur in einem separaten Organ stattfindet, z. B. im Gehirn, werden so viele Moleküle in die Umgebung, also z. B. Liquor, und auch in die Zirkulation gelangen, dass sie im Serum und sogar im Urin in messbarer Menge erscheinen.

Mit Hilfe von spezifischen Antikörpern gegen diese Antigene kann man mit einem Latextest (Abb. 41) oder auch mittels ELISA diese Cryptococcus-Antigene quantitativ bestimmen.

Dieser Test ist sehr spezifisch; er kann aber auch bei Infektionen mit Trichosporon spp., z. B. Geotri-

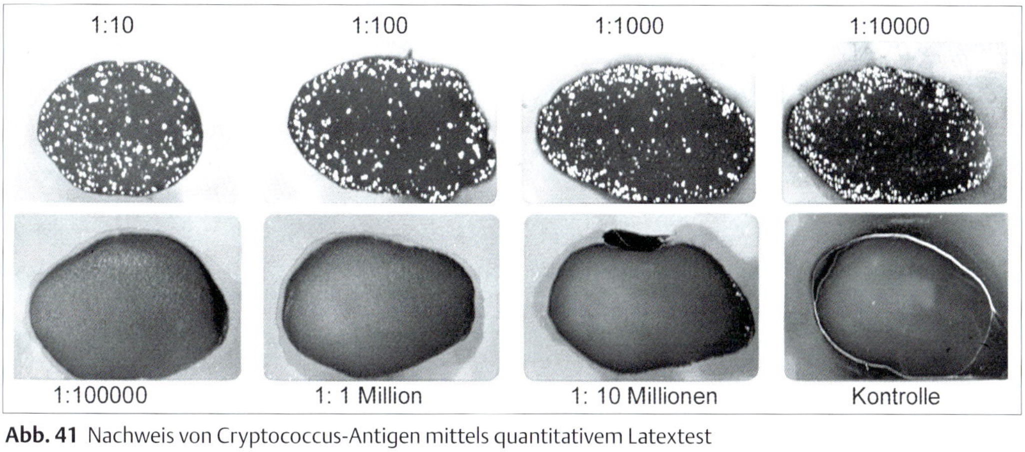

Abb. 41 Nachweis von Cryptococcus-Antigen mittels quantitativem Latextest

chosporon capitatum (= Blastoschizomyces capitatus) oder T. asahii (= T. beigelii), positiv ausfallen. Eine Fehlerquelle kann jedoch darin liegen, dass ein Teil der Pilzantigene an Serumbestandteile gebunden ist und erst nach Vorbehandlung mit EDTA oder Pronase freigesetzt wird.

Schon frühzeitig in einer Infektion wird der Test positiv und die Titer spiegeln den Krankheitsverlauf gut wieder; der Test eignet sich also hervorragend zur Verlaufskontrolle. Bei hoher Antigenkonzentration muss man jedoch mit einem Prozonenphänomen rechnen, d. h., dass der Test erst in höheren Verdünnungsstufen positiv wird. Allerdings fällt der Wert nicht schnell ab; selbst Monate nach einer Keimeliminierung fällt der Test noch in absteigender Intensität positiv aus.

14.2.3.10 Antikörpernachweis

Obwohl Antikörper gegen das Kapselantigen gebildet werden, sind sie im Serum so lange nicht messbar, wie Antigen im Überschuss vorliegt. Erst spät nach einem überstandenen Infekt gelingt dies.

14.2.3.11 Therapie

Die Infektion beim abwehrgeschwächten Menschen heilt ohne äußere Hilfe mittels Antimykotika nicht aus.

Kryptokokken sind zumeist hoch empfindlich gegenüber mehreren der üblichen Antimykotika außer Echinocandin, obwohl auch diese Antimykotika klinische Erfolge zeitigen. Im Einzelfall muss man aber auch mit Resistenzen rechnen, vor allem bei lang anhaltendem Selektionsdruck entstehen vereinzelt Resistenzen gegen die Azole.

Problemhaft ist jedoch, dass nur wenige der möglichen Antimykotika ins ZNS, also an den Ort der hauptsächlichen Vermehrung, gelangen. Am besten schafft das noch Fluconazol, sodass dieses Medikament Mittel der ersten Wahl ist. Aber allein ist es nicht sehr effizient (50 % Heilungsrate). Die besten Ergebnisse erzielt man mit einer Kombination von Fluconazol mit Amphotericin B (ca. 0,7 mg/kg KG) und Flucytosin (Tabelle 39), womit bis zu 90 % der akuten Meningitisfälle verbessert oder geheilt werden können. Bei Besserung der Symptome kann dann Fluconazol (200 mg oder besser 400 mg) allein für 8–10 Wochen weitergeführt werden. Die Erfolgskontrolle ist dadurch erschwert, dass die Antigentiter in Liquor und Blut nur verzögert und ganz allmählich abfallen. Im Liquor sieht man tote Kryptokokken sogar noch nach Monaten! Dies sollte also nicht als ein Therapieversagen interpretiert werden.

Tabelle 39 Antimykotische Therapie der Kryptokokkenmeningitis

Amphotericin B i.v.	20–40 mg/Tag
+	
Fluconazol i.v.	400 mg/Tag
+	
Flucytosin i.v.	4 x 2,5 g/Tag

Eine sekundäre Prophylaxe zur Suppression einer endogenen Reaktivierung besteht aus 200 mg Fluconazol pro Tag lebenslang, wenn sich das Immunsystem nicht erholt. Unter einer erfolgreichen HAART kann man eine solche Medikation aufgeben.

14.2.3.12 Prophylaxe

Exposition der Aidspatienten gegenüber Taubenkot zu mindern ist erstes Ziel, entweder durch eine Regulierung der Zahl der Tauben, etwa durch Fütterungsverbot, oder durch regelmäßige Reinigung von verschmutzten Flächen.

Neben der Expositionsprophylaxe kommt der Reduktion der Immunsuppression eine erhebliche Bedeutung zu.

14.2.4 Malassezia

Ihrer biologischen Verwandtschaft nach sind diese Hefepilze aus der Familie Tremellales eigentlich mit den Gattungen Cryptococcus und Trichosporon recht nahe verwandt. In der Medizin sind sie jedoch eher als Erreger von Hautinfektionen bekannt; deswegen werden sie dort (S. 41) abgehandelt.

14.2.5 Spezielle Hefen

14.2.5.1 Geotrichum

Diese Pilze sind in der Natur weit verbreitet, besonders auf Nahrungsmitteln, wie Sauermilch, Joghurt („Milchschimmel"), wo sie auf der Oberfläche als weißlicher Rasen zu erkennen sind, auf Käse und auch auf Tomaten. Sie verändern möglicherweise den Geschmack der Nahrungsmittel, weil sie die Proteine degradieren und dabei bittere Derivate entstehen können; eine Gesundheitsgefahr geht davon jedoch nicht aus.

Auch im Stuhl von gesunden Menschen findet man sie als Kolonisten, ohne dass dem eine Rolle zukommt, denn sie sind ganz generell apathogen, was nicht ausschließt, dass sie in Einzelfällen, beim immunkompromittierten Patienten, eine günstige

Chance erhalten. Solche Infektionen sind nur schwer zu therapieren. Allenfalls Amphotericin B ist etwas wirksam; dagegen wirken die Azole – außer Voriconazol – nur schwach.

Sie wachsen auf den üblichen Nährböden, wobei die Hyphen charakteristischerweise rasch in Arthrokonidien zerfallen. Heute sind mehrere Arten in dieser Gattung platziert, z. B. Geotrichum candidum. Aber auch Geotrichum capitatum (= Blastoschizomyces capitatus), der früher als Trichosporon bezeichnet wurde, gehört dazu.

14.2.5.2 Saccharomyces

Die Bäckerhefe/Weinhefe hat eine ganz wesentliche Bedeutung bei der Verfeinerung von Lebensmitteln, also z. B. bei der Herstellung von Hefeteig und bei der alkoholischen Gärung. Viele Varianten von Saccharomyces cerevisiae ergeben unterschiedliche Produkte. Neuerdings werden diese eukaryontischen Pilze auch zur Produktion von rekombinanten Impfstoffen, z. B. Hepatitis-B-Vakzinen, verwendet.

Als Infektionserreger spielen sie, bis auf anekdotische Fälle, keine Rolle. Eine Therapie bei den seltenen Fällen, die eben bei Schwerstkranken auftreten, ist nicht einfach, da Azole meist nur mäßig gut wirken.

Eine Variante, die sog. Saccharomyces boulardii, wird sogar zur Therapie der Enteritis, z. B. auch bei pseudomembranöser Kolitis, hervorgerufen durch Clostridium difficile, empfohlen. Diese lebenden Hefepilze, die oral in lyophilisierter Form (Perenterol) aufgenommen werden, können kurzfristig den Dickdarm besiedeln und sollen dort einerseits die pathogenen Erreger verdrängen und andererseits auch Enterotoxine an ihre mannosehaltige Oberfläche absorbieren und damit neutralisieren. Beim Schwerstkranken verbietet sich jedoch eine solche Anwendung, da ggf. sogar Fungämien mit diesem Sprosspilz ausgelöst werden können.

14.2.5.3 Aureobasidium

Diese „schwarze Hefe" Aureobasidium pullulans (Abb. 42), wird gelegentlich aus Umweltproben isoliert, z. B. von feuchten Steinen und Glas, wo sie einen schwarzen, evtl. schleimigen Belag bildet. In feuchten Duschen findet man diesen Pilz in den Fugen. Die dunkle Färbung rührt von Pigmenten in der dicken Zellwand. Da die Sporen starke Antigene tragen, kann es nach Exposition zu allergischen, asthmatischen Reaktionen kommen. Dieser Pilz zählt mit zu den häufigsten Auslösern von Allergie! Die „Saunagängerlunge" ist oft dadurch bedingt. Als Infektionserreger spielt diese Hefe keine Bedeutung, bis auf einige außergewöhnliche Fälle, wo nach traumatischer Inokulation lokale Infektionen entstehen.

14.2.5.4 Rhodotorula

Auffällig sind diese Hefepilze durch ihre Farbproduktion; die Pigmente, die zu den Carotinoiden gehören, können eine Kolonie rosa bis rot tingieren (Abb. 43). Gelegentlich findet man sie als koloni-

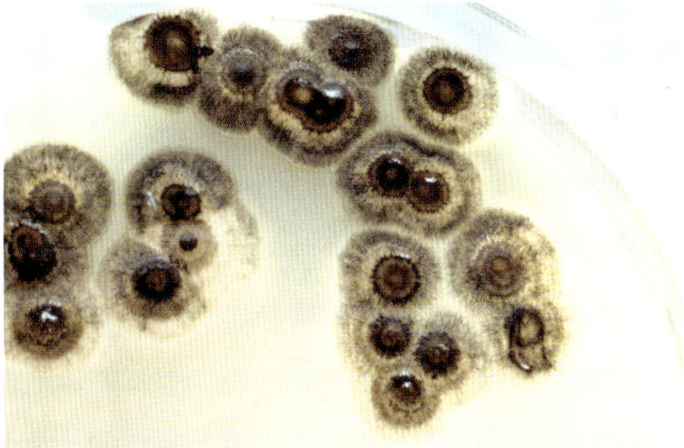

a)

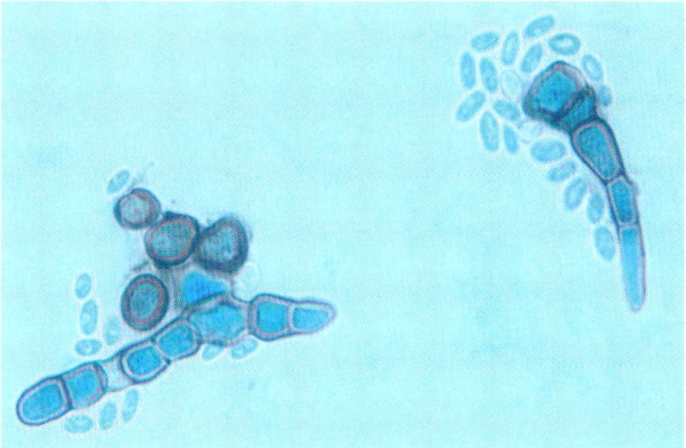

b)

Abb. 42 a u. b Schwarze Kultur von Aureobasidium pullulans **(a)** und die Mikromorphologie mit dicken, pigmentierten Zellwänden **(b)**.

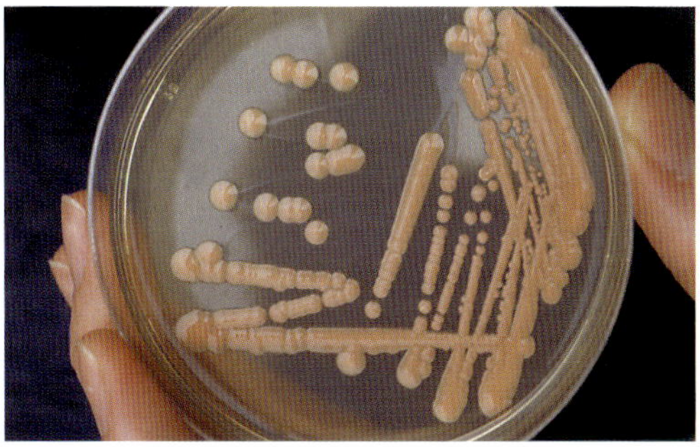

Abb. 43 Wachstum von Rhodotorula auf Sabouraud-Agar

sierende Keime in menschlichem Untersuchungsmaterial; eine pathogenetische Rolle kommt ihnen nicht zu.

14.2.5.5 Sporobolomyces

Ähnlich wie Rhodotorula können auch diese Hefepilze rote Pigmente bilden, was einzelnen Arten den Namen Sporobolomyces salmonicolor verliehen hat. Diese Hefepilze haben die Besonderheit, Schleudersporen zu bilden, die während der Kultur in die Umgebung abgegeben werden, wodurch dort dann Satellitenkolonien entstehen. Diese typischen Umweltkeime können allenfalls bei völlig daniederliegender Abwehr den Menschen als lebenden Nährboden missbrauchen.

14.3 Schimmelpilze

Die Zahl der Schimmelpilze in der Natur ist recht groß; von medizinischer Bedeutung sind relativ wenige. Diese Pilze wachsen als vegetative Zellen meist im Verband und bilden lange, z. T. verzweigte Fäden, die zu einem Pilzgeflecht, dem Myzel, zusammenwachsen. Dies kann sich nicht nur im Nährmedium, sondern auch als Luftmyzel ausbreiten , was dann schon makroskopisch als flauschige Kolonie, eben als Schimmel, sichtbar wird. Während die Pilzfäden nur wenig artspezifisch sind, bilden die meisten Pilze unter geeigneten Bedingungen Fruktifikationsorgane, an denen man sie erkennen kann. Dabei wird die Form der Sporenträger sowie die Form und Farbe der Sporen selbst beurteilt. Die Erkennung einiger weniger Grundformen (Abb. 45) reicht für das Gros der diagnostischen Fälle; aber nur für wirkliche Experten ist eine zuverlässige Einteilung aufgrund der Mikromorphologie möglich.

14.3.1 Ökologie

Schimmelpilzsporen sind ubiquitär. Sie sind zwar nicht so umweltstabil wie etwa die Sporen der Bakterien, die sogar Temperaturen über 100 °C überstehen, aber dennoch sind solche Dauerformen für das Überleben unter widrigen Umständen und die Verbreitung der Pilze von großer Bedeutung; durch die Einlagerung von Pigmenten wird die UV-Strahlung abgehalten und somit DNS-Schäden verhindert. Die dichte Sporenwand schützt bis zu einem gewissen Grad vor Austrocknung. Die Sporen sind so leicht, dass sie sich lange in der Luft halten können, bevor sie der Schwere nach sedi-

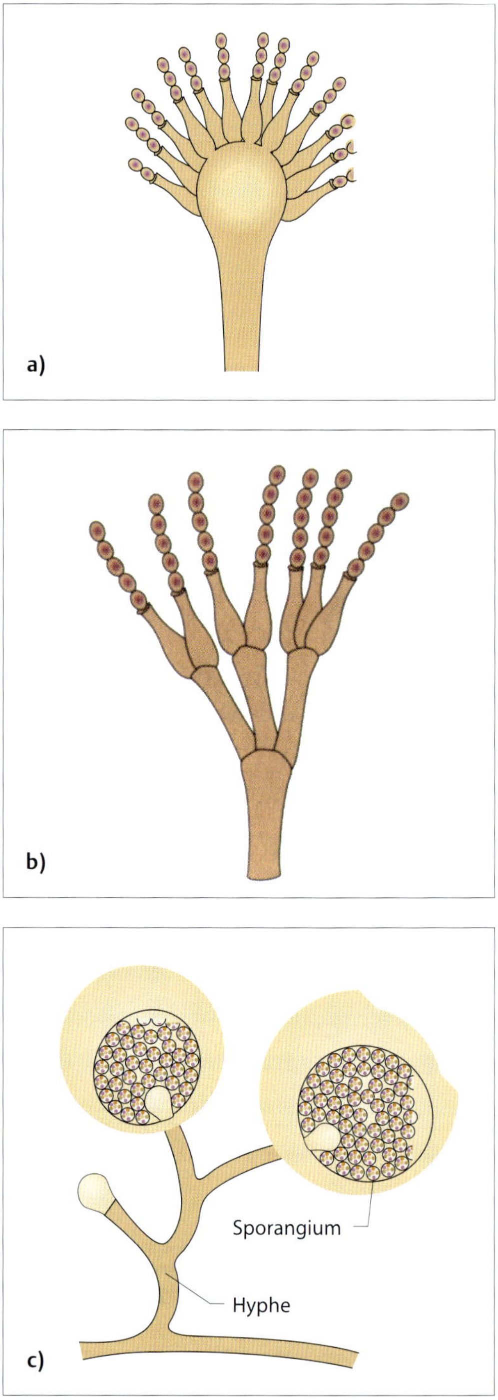

Abb. 44 a – c Schematische Darstellung wichtiger Schimmelpilze
a) Aspergillus
b) Penicillium
c) Mucor

mentieren. Eine aerogene Übertragung ist dadurch ermöglicht. Da sie auch sehr klein sind, nämlich < 4 µ, werden sie nach dem Einatmen recht tief in die Atemwege gelangen.

Die Sporenbelastung der Außenluft schwankt stark je nach Region und nach Jahreszeit. In den Sommermonaten ist aber die Belastung durch Sporen von Schimmelpilzen etwa 10fach höher als durch Pollen von Gräsern und Blüten. Im Winter, besonders bei Schnee, ist die Keimmenge verständlicherweise niedriger, denn die Bildung und Freisetzung von Pilzsporen ist abhängig von der Masse an organischem Material, das verrottet; punktuell kann also an manchen Stellen in der Außenwelt eine beträchtliche Anzahl von Keimen gemessen werden, z. B. in der Nähe von Biotonnen und Kompostieranlagen. Aber auch auf Kleidungsstücken können solche Sporen abhängig von der Oberflächenbeschaffenheit der Textilien haften und verschleppt werden. Das übliche Tragen bzw. auch Überziehen von sterilisierten oder bei 90 °C gewaschenen Kitteln in bestimmten medizinischen Bereichen ist also eine sinnvolle Maßnahme und trägt zur Verhütung der Verschleppung von Pilzsporen bei.

Auch in der Innenraumluft sind schon natürlicherweise solche Sporen in großer Zahl anzutreffen, nämlich in bis zu 70 % der Luftproben von alltäglichen Stellen. Die Belastung schwankt ständig und steigt, wenn Turbulenzen entstehen, so z. B. bei Reinigungsarbeiten, etwa beim Kehren und Staubsaugen, beim Gemüseputzen oder wenn Türen geöffnet werden. Die Mengenangaben differieren dabei gewaltig, je nach Methodik der Messung. Erst recht steigt die Pilzbelastung in Innenräumen an, wenn Feuchtigkeit in die Wände, speziell Rigipsplatten, eindringt, z. B. durch starke Verdunstung (dies wird noch verstärkt, wenn an kalten Außenwänden sich Tauwasser bildet) oder bei Bauschäden (etwa defekte Dachrinnen oder Installationen). Feuchtbereiche wie Duschen und Saunen sind besonders gefährdet. Dann findet man in absteigender Reihenfolge neben vielen anderen Penicillium, Aspergillus, Chaetomium, Aureobasidium, Cladosporium, Alternaria, Ulocladium und Stachybotrys.

Einen allgemein akzeptierten Grenzwert der Belastung von natürlicher Innen- und Außenluft gibt es nicht; die Angaben beruhen allenfalls auf individuellen Erfahrungswerten und sind auch ganz erheblich abhängig von der Messmethode. Standardisierungen fehlen noch. So muss man sich eben auf Vergleichswerte verlassen, z. B. Innen- zu Außenluft oder vorher-nachher, um ein relatives Risiko zu eruieren.

14.3.2 Intoxikationen

Bei der Vermehrung von Pilzen, wenn sie aktiven Stoffwechsel betreiben, entsteht eine Vielzahl von sekundären Metaboliten aus ganz unterschiedlichen chemischen Gruppen, die für den Pilz einen Fitnessfaktor darstellen können, wie etwa die Bildung von Antibiotika, wodurch der Pilz im Lebenskampf besser besteht. Andere können bei Mensch und Tier bereits niedrige Konzentrationen toxisch wirken (Tabelle 40). Die Wirkungen sind naturgemäß auch ganz divers und in manchen Situationen können solche Pilzprodukte auch als Virulenzfaktoren fungieren. Die Akzeptanz der Bedeutung der beschriebenen Substanzen als Mykotoxine unterliegt in Grenzbereichen einer subjektiven Wertung; Penizillin, das für Kaninchen tödlich sein kann, weil es deren normale Darmflora zerstört, wird eher wegen seiner antibiotischen Wirkung geschätzt denn als Mykotoxin angesehen. Auch Griseofulvin fällt im Prinzip in diese Kategorie der Mykotoxine.

Die Menge der gebildeten Stoffe ist jeweils variabel und abhängig vom Stamm und von den Umweltbedingungen. Aspergillus, Penicillium, Fusarium und Alternaria aus der Gruppe der Ascomyzeten sind die hauptsächlichen Produzenten. Zygomyzeten sind weitaus weniger gefährlich.

Tabelle 40 Eigenschaften der Mykotoxine

- Sekundäre Metabolite, d.h., sie spielen keine wesentliche Rolle im normalen Stoffwechsel der Pilze
- Sie gehören zu jeweils ganz unterschiedlichen biochemischen Stoffklassen (MG von 50→500)
- Sie sind praktisch nicht immunogen
- Toxizität: akute Organschäden (Niere, Leber, ZNS, Immunsystem)
  chronische Organschäden
  mutagen
  teratogen
  hormonähnlich (z. B. oestrogen)

Die Aufnahme von Mykotoxinen erfolgt meist oral über Lebensmittel; die FAO schätzt, dass etwa 25 % der weltweit produzierten Nahrungsmittel mit Mykotoxinen belastet sind, weil die Produkte entweder primär, d. h. während der Produktion, oder sekundär, d. h. während der Prozessierung bzw. Lagerung verschimmeln. Im Prinzip muss man die akut-toxischen Effekte, die in unmittelbarem Zusammenhang mit der Exposition stehen, von den Langzeitfolgen unterscheiden, die bei Aufnahme von geringen Mengen – aber unter Umständen lebenslang – auftreten, ohne dass ein Zusammenhang evident wäre. Da auch die Wirkung der Mykotoxine sich an ganz verschiedenen Organen manifestieren kann, bleibt die Kausalität oft unklar. Daraus folgt, dass die Bedeutung der Mykotoxine in der Medizin unterschätzt wird.

Einige dieser Gifte werden jedoch auch durch Inhalation aufgenommen. Der typische schimmelige Geruch kommt durch niedermolekulare Stoffe aus der Gruppe der Alkohole, Aldehyde, Ketone, Terpene, chlorierten Hydrocarbonen und schwefelhaltige Derivate zustande. 1-Octen-3-ol in der Luft wird als Indikator für Schimmelpilzwachstum angegeben. Gerade Menschen können schon ganz geringe Mengen davon wahrnehmen. Bei massiver Staubexposition können lokal in den Atemwegen pathologische Reaktionen ausgelöst werden. Vor allem bei beruflicher Exposition z. B. in der Landwirtschaft („silo unloader's disease"), in Kompostieranlagen, bei Recyclingunternehmen und Mülldeponien ist das „organic dust syndrome" bekannt, wobei flüchtige Mykotoxine zusammen mit bakteriellen Endotoxinen in der Atemluft eine akute Entzündung hervorrufen. Wird die Dosis vermindert, so lässt die Intensität schnell nach. Manche Pilzsporen enthalten große Mengen an Mykotoxinen, die so aerogen aufgenommen werden, resorbiert werden und systemische Wirkung entfalten.

Bei der Beurteilung der Gesundheitsrisiken muss man eben im Prinzip zwei Situationen unterscheiden: die akut-toxische Wirkung von hohen Dosen und die Langzeitwirkung nach wiederholter oder gar permanenter Exposition von kleinen Dosen; manche Substanzen sind nämlich so stabil, dass sie überhaupt nicht metabolisiert werden können und akkumulieren.

14.3.3 Geosmin

Verschiedene Aktinomyzeten und blaugrüne Algen, nicht zuletzt aber auch einige Schimmelpilze wie Chaetomium globosum und Aspergillus versicolor produzieren Geosmin (1,10-dimethyl-9-decalol), welches neben anderen flüchtigen Produkten einen unangenehmen, erdigen, schimmeligen Geruch vermittelt.

Während manche Individuen nach Inhalation auf diesen Stoff kaum reagieren, kann er bei anderen Personen respiratorische Probleme oder Nausea und auch schwerwiegende, generelle Symptome hervorrufen, was im Einzelfall bei hoher Konzentration sogar tödlich sein kann.

14.3.4 Alkohol

Äthylalkohol ist ein sekundärer Metabolit von einigen Bakterien, aber vor allem von Sprosspilzen, wobei Saccharomyces cerevisiae, die Bäcker-Bier-Weinhefe, diese Substanz am besten beim fermentativen Abbau von Zuckern, speziell von Glukose, herstellen kann. So entsteht Äthylalkohol bei der Herstellung von Lebensmitteln in vielen Produkten, und in geringer Menge wird dieses Produkt auch im menschlichen Körper produziert. Als Lifestyledroge wird sie in vielen Kulturen geschätzt. Während der Genuss in geringen Mengen toleriert wird, kommt es bei Verzehr von hohen Mengen, vor allem bei chronischem Abusus, zu physischen wie zu psychischen Schäden, was schlussendlich auch soziale Nachteile zur Folge hat. Der Alkoholismus ist in der abendländischen Welt die bedeutendste Krankheit, die durch Pilze ausgelöst wird.

14.3.5 Mutterkornalkaloide

In regenreichen Jahren kann sich auf dem Getreide, z. B. Roggen und Gerste, der Pilz Claviceps purpurea als sog. „Mutterkorn" ausbilden (s. Abb. 1), was biologisch ein Sklerotium darstellt. In dieser Dauerform kann der Pilz den Winter überstehen. Bei regelrechten Missernten im Mittelalter waren bis zu einem Viertel der Getreidekörner befallen. Die sekundären Pilzmetabolite, eine Reihe von Alkaloiden und zwar Amidderivaten der Lysergsäure – also verwandt mit LSD –, haben eine starke vasokonstriktive Wirkung. Bei Verzehr von Nahrungsmitteln aus solchem Getreide kam es zu Übelkeit und Kopfschmerzen und durch die starke Verminderung der Durchblutung zu Dysästhesien und schlussendlich zu schmerzhaften Nekrosen der Akren, was als „Antoniusfeuer" bezeichnet wurde. Heute wird der Befall des Getreides bekämpft und somit das Risiko reduziert, und auch vor der Mehlproduktion werden im Rahmen von industriellen Prozessen solche Körner automatisch aussortiert, weil sie größer und leichter sind als nicht infizierte. Beim sog. ökologischen Anbau und der Selbstvermarktung jedoch steigt das Risiko der Verbreitung solcher Toxine.

In der Medizin finden solche Mutterkornalkaloide, wie etwa das **Ergotamin**, einen therapeutischen Einsatz, z. B. bei der Behandlung von Migräne oder auch als Wehenmittel.

14.3.6 Aflatoxine

Aspergillus flavus, aber auch andere Aspergillus-Arten, wie A. parasiticus, bilden unter günstigen Verhältnissen, vor allem wenn sie sich bei 20–30 °C auf Nüssen, Getreide und Gewürzen vermehren, verschiedene sekundäre Metaboliten, wie B_1, B_2, G_1 und M_1, wobei in allererster Linie das Aflatoxin B_1 für den Menschen riskant ist. Da dieser Stoff relativ umwelt- und hitzestabil ist, kann er auch bei der Nahrungsaufbereitung persistieren. Da in feuchten, warmen Jahren die Schimmelpilze sich besonders auf Getreide und Gras gut vermehren, werden auch Schlachttiere exponiert. Da diese das Toxin nicht abbauen, sondern ablagern und z. B. auch mit der Milch ausscheiden, gelangt es in die Nahrungsmittelkette und taucht auch in solchen Speisen auf, die selbst gar nicht verschimmelt waren. Nur durch regelmäßige Lebensmittelüberwachung kann dieses Risiko erkannt werden. Bei Stichproben hat sich gezeigt, dass derzeit die Mengen an Toxin in den gängigen Nahrungsmitteln unter dem Grenzwert von 0,05 mg/kg liegen, was natürlich im Einzelfalle überschritten werden kann; vor allem in Pistazien aus dem Iran hat man immer wieder alarmierende Werte festgestellt. Überhaupt sind solche Produkte, die aus Nüssen und Erdnüssen hergestellt werden, also z. B. Marzipan und Peanutbutter, kritisch.

Durch UV-Licht oder durch Temperaturen > 70 °C wird dieses Toxin jedoch glücklicherweise inaktiviert, sodass die Exposition in vielen Speisen verringert ist. Auch wird nach dem Lebensmittelgesetz der Gehalt dieses Toxins regelmäßig kontrolliert und solche Produkte, welche die festgelegte Höchstgrenze überschreiten, werden aus dem Verkehr gezogen.

Eine akute Intoxikation mit großen Mengen hat verschiedene Gewebsschäden zur Folge, besonders der Leber. Außerdem haben Aflatoxine eine beträchtliche immunsuppressive Wirkung, was z. B. mit einer erhöhten Infektanfälligkeit einhergeht. Dabei werden mehrere Prozesse gestört, nämlich die Komplement- und Interferonproduktion sowie die Phagozytose und auch die T-Zellen. Vitamin C kann z. T. die Wirkung von Aflatoxin B aufheben.

In den afrikanischen Ländern ist das primäre Leberkarzinom die häufigste Karzinomart und in den meisten Fällen durch Aflatoxin bedingt. Dies rührt auch daher, dass Aflatoxin und das Hepatitis-B-Virus-Cokarzinogene sind.

14.3.7 Ochratoxine

In vielen, hauptsächlich gelagerten, Nahrungsmitteln, z. B. Mais, Hafer, Gerste, Weizen, Reis, Sojabohnen, Nüsse, Kaffeebohnen, Weintrauben und Pfeffer, finden Aspergillus ochraceus, Aspergillus carbonarius bzw. Penicillium verrucosum die geeigneten Bedingungen für ihr Wachstum und die Produktion dieser Toxine, wobei Ochratoxin A für den Menschen das aktivste ist. Rotweine aus manchen italienischen Anbaugebieten, etwa aus Sizilien, sind so stark mit Ochratoxin belastet, dass schon bei regelmäßigem Genuss dieser Weine ein Zecher so viel von diesem Gift aufnimmt, dass die Höchstmenge überschritten wird. Auch Bier, das aus toxinhaltigem Malz hergestellt wurde, enthält kritische Mengen. Daneben ist auch noch Kaffee eine wichtige Quelle. Wenn Schlachttiere (Schweine, Geflügel) verschimmeltes Futtergetreide fressen, so nehmen sie im Laufe der Jahre große Mengen auf und lagern sie in verschiedenen Organen ab, weil diese Verbindungen extrem stabil sind. So kommt es geradezu zu einer Anreicherung in der Nahrungsmittelkette. In der EU ist eine Höchstmenge von 25 mg/kg Niere von Schlachtschweinen festgesetzt. (Bei Wiederkäuern können die Mikroorganismen im Pansen die Toxine abbauen, folglich ist Rindfleisch nicht belastet, selbst wenn die Tiere verschimmeltes Heu fressen.) Für Getreide und Getreideprodukte, die für den Verzehr durch Erwachsene vorgesehen sind, dürfte ein Grenzwert von ca. 3 µg/kg gelten. Für Kindernahrung ist ein Wert von 0,3 µg/kg vorgesehen. Die mittlere Tagesdosis beträgt etwa bei einem europäischen Verbraucher zwischen 0,7 und 4,6 ng/kg KG. Die Blutspiegel liegen bei ca. 0,5 ng/ml. Eine aerogene Belastung kommt noch durch Einatmen der Sporen dazu.

Da auch Menschen praktisch nicht in der Lage sind, solche Stoffe zu degradieren, steigt die Menge der gespeicherten Ochratoxine mit zunehmendem Alter immer mehr an. Und diese Pilzprodukte bleiben aktiv; sie können Niere und Leber akut schädigen, wenn entsprechend hohe Dosen aufgenommen werden, und sie sind auch als karzinogen eingestuft.

Besonders in der Langzeitwirkung und vor allem in Kombination mit anderen Noxen sind sie gefährlich.

14.3.8 Fusarientoxine/Trichotecene

Die Pilze der Gattung Fusarium befallen vor allem lebende Pflanzen, z. B. Getreide und Mais, und bilden eine ganze Familie von Toxinen von ganz unterschiedlicher chemischer Struktur, wozu auch die praktisch wichtigen Trichotecene, wovon es ca. 170 Derivate gibt, darunter das Nivalenol und das Desoxynivalenol (DON) und T2, die Zearalenone und Fumonisine gehören. In pflanzlichen Produkten ist deswegen ein Grenzwert von 2 mg/kg für DON eingeführt worden. Mit der Nahrung werden solche Gifte, die nicht flüchtig sind, aufgenommen. Ein „carry over" auf den Menschen besteht glücklicherweise nicht, da diese Substanzen im Schlachttier abgebaut werden. Daneben können aber auch andere Schimmelpilze, wie etwa Stachybotrys, Trichotecene produzieren und in den Sporen anreichern. Bei Inhalation dieser Partikel werden dann die Mykotoxine aufgenommen. Trichotecene zählen zu den potentesten Inhibitoren der Proteinsynthese durch Hemmung der Peptidyltransferaseaktivität. Auch eine starke apoptotische Wirkung der Trichotecene ist beschrieben, und zwar in absteigender Reihenfolge bei T2, Satratoxin G, Nivalenol und DON.

Die eigentliche medizinische Rolle dieser weitverbreiteten Toxine ist noch wenig erkundet. Die Trichotecene sind nicht karzinogen, aber sie schädigen die Proteinsynthese von Wirtszellen und sind schlussendlich zellschädigend, was sich an der Haut, den Nerven, aber auch der Blutbildung zeigen kann.

Manche der Fusarientoxine, etwa T2, welches in erster Linie von F. sporotrichoides produziert wird, attackieren speziell die Lymphozyten und hemmen somit das humorale wie das zelluläre Immunsystem, was nachfolgend zu einer erhöhten Infektanfälligkeit führt. Dies kann bereits durch solche Mengen ausgelöst werden, die sonst keine manifesten Intoxikationen hervorrufen. Bereits Konzentrationen >5 ng/ml hemmen die IL-2-Produktion. Die Antikörperproduktion ebenso wie die zelluläre Immunität werden schwer gestört. Die Folgen sind also ähnlich wie nach einer Radiatio. Auch die Funktion der Alveolarmakrophagen ist nach Inhalation gestört.

Die Zearalenone haben eine ausgesprochen östrogene Wirkung, was bei der Verfütterung von verschimmeltem Futter an Schweine aufgefallen ist, die eine sichtbare Schwellung der Genitalien (Hyperöstrogenismus) bis hin zu Unfruchtbarkeit und Scheinschwangerschaft zeigten. Auch beim Menschen kann es nach Verzehr von großen Toxinmengen, z. B. im Mais Zeichen von Brustvergrößerung bei Jungen geben. Wegen einer langen Halbwertszeit im Menschen muss mit Nebenwirkungen gerechnet werden.

14.3.9 Patulin

Bei der Fäulnis von Äpfeln, anderen Früchten und Gemüse finden verschiedene Pilze der Gattungen Byssochlamys, Penicillium, Aspergillus u. a. m. die geeigneten Bedingungen, Patulin zu bilden. In Fruchtsäften, speziell Apfelsaft, kommt also Patulin sehr oft vor, meist jedoch nur in geringen Mengen. Bei der alkoholischen Vergärung solcher Säfte, selbst wenn diese aus verschimmeltem Obst (Fallobst) hergestellt wurden, werden durch Saccharomyces und andere Mikroorganismen 99% der Toxinmenge abgebaut, sodass, also z. B. in Cidre oder Calvados oder Fruchtschnäpsen Patulin nicht mehr auftaucht!

Gegen Hitze ist Patulin beständig, auch im sauren Bereich ist es stabil, aber bei pH-Werten im physiologischen Bereich verschwindet allmählich seine Aktivität. Grenzwerte in der Nahrung sind daher schwerlich anzugeben. Dennoch wird allgemein davon ausgegangen, dass ein Gehalt von 0,05 mg/kg in einem handelsüblichen Nahrungsmittel nicht überschritten werden sollte.

Die biologische Wirkung ist vielfältig; neben einer direkten antibakteriellen Aktivität kann es aber auch mutagen wirken, indem die Mikrotubuli und die Kernteilung gestört werden, wodurch es zu Chromosomenaberrationen kommen kann. (Diese Wirkung kann z. T. durch Vitamin C neutralisiert werden.)

14.3.10 Gliotoxin

Neben A. fumigatus sind auch noch andere Schimmelpilze, etwa Gliogladium virens, Penicillium fellutanum und Trichoderma viride, Produzenten von diesem Toxin. Es hat einerseits eine starke antibiotische Wirkung gegen Bakterien, andere Pilze und RNS-Viren und dürfte folglich in der Umwelt dem Produzenten einen Vorteil verschaffen. Im Tier und im Mensch wirkt es jedoch stark toxisch, weil es Wirtszellen, z. B. die Makrophagen attackiert, dort eine Apoptose induziert und somit auch die Infektabwehr beeinträchtigt.

14.3.11 Tenuazonsäure

Schimmelpilze der Gattungen Alternaria, Phoma und Aspergillus produzieren ein Toxin, das akut sehr toxisch für das blutbildende System ist.

14.3.12 Xanthomegnin, Viomellein

Hepato- und nephrotoxisch wirken diese Toxine aus der chemischen Gruppe der Naphthochinone, die in Getreide von Schimmelpilzen der Gattungen Penicillium und Aspergillus gebildet werden.

14.3.13 Citrinin

Wenn Penicillium verrucosum oder P. citrinum oder Monascus spp. auf Futtergetreide, z. B. Reis, Mais und Erdnüssen, wächst, entstehen solche Toxine, die dann bei den Tieren, etwa Schweinen, schwere Nierenschäden verursachen. Bei der Herstellung von manchen chinesischen Lebensmitteln werden diese roten Pigmente als natürliche Farbstoffe verwendet, was nicht unbedenklich ist, da sie auch kanzerogen sind.

Im Prinzip besitzen solche Toxine auch eine direkte antimikrobielle Wirkung, die aber bei Tier und Mensch wegen der inhärenten Toxizität nicht genutzt werden kann.

14.3.14 Roquefortin

Eine Vielzahl von Penicillium spp., darunter eben auch P. roqueforti, produzieren meist zusammen mit anderen Mykotoxinen auch dieses karzinogene Toxin, das stabil ist und auch in Käse nachweisbar ist. Die Suche nach solchen Stämmen von P. roqueforti, die kein Toxin produzieren, war bisher erfolglos.

14.3.15 Lysergsäure

Beim Abbau von Tryptophan können manche Pilze Lysergsäure produzieren. Die halluzinatorische Wirkung von manchen Pilzzubereitungen war in vielen Naturvölkern bekannt und benutzt.

14.3.16 Allergien

Viele Pilze produzieren Stoffe, die Allergien auslösen können, darunter auch die unechten Pilze, die Schleimpilze wie Fuligo, Lycogala und Stemonitis. Außerdem reagieren auch manche Menschen gegen Antigene von Ständerpilzen, also den Speisepilzen, wie etwa Boletus edulis, allergisch.

Da die Exposition gegenüber Schimmelpilzen, wovon es schätzungsweise > 1 Million Arten gibt, geradezu alltäglich ist, erscheint es eigentlich eher verwunderlich, dass allergische Reaktionen nicht noch häufiger sind. Es gehört eben nicht nur die Exposition, sondern auch die Prädisposition dazu, dass krankhafte Reaktionen entstehen. Atopische Patienten reagieren womöglich gleichzeitig gegen mehrere Antigene. Natürlich steigt die Wahrscheinlichkeit einer pathologischen Folge mit dem Grad der Exposition, sodass Maßnahmen zur Prävention durch Reduktion der Pilzlast in der Umgebung des Menschen berechtigt sind.

Die Zahl der Pilzantigene ist immens und es ist bis heute noch weitgehend unbekannt, welche antigenen Epitope allergisierend wirken. Wässrige Extrakte aus Pilzen können bis zu 70 verschiedene Antigene aufweisen. Die zytoplasmatischen Glykoproteinen der Pilzsporen spielen eine wichtige Rolle, aber auch Zellwandprotein und sezernierte Enzyme, wie die Enolase, können allergen wirken. Bei der Testung werden meistens ungereinigte Mischungen von Pilzantigenen einer Spezies zum

Tabelle 41 Gefahren durch Mykotoxine

Toxin	Produzierender Pilz	Vorkommen	Folgen
Mutterkorn	Claviceps purpurea	Getreide	Gefäß schädigend
Äthylalkohol	Sacch. cerevisiae	Bier, Wein	neurotoxisch, hepatotoxisch
Aflatoxin B	Asperg. flavus	Nüsse, Getreide	karzinogen, immunsuppressiv
Ochratoxine	Asperg. ochraceus	Getreide	hepatotoxisch, nephrotoxisch
Trichotecene	Fusarium spp.	Getreide	neurotoxisch, teratogen
Zearaleone	Fusarium spp.	Getreide	karzinogen, oestrogen, immunotoxisch
(Nivalenon,Desoxynivalenon)			
T2	Fusarium spp.	Getreide	immunotoxisch
Patulin	Penicillium spp.	Obst	mutagen
Gliotoxin	Aspergillus spp.	Getreide	zytotoxisch, immunotoxisch

Hauttest oder zum Nachweis von Serumantikörpern der Klasse IgE verwendet. Derzeit gibt es nur von Alternaria alternata definierte Antigene; aber selbst hier gibt es mehrere Epitope, die als Major- oder Minorallergene wirken. Außerdem gibt es auch hiervon Kreuzreaktionen, so ist die Enolase von Alternaria (Alt a 11) zu 70% homolog zu der von Cladosporium (Cla h6). Manche Schimmelpilze sind besonders häufig als Auslöser von Allergien beschuldigt, allen voran Cladosporium und Alternaria in der Außenluft und Aspergillus, Epicoccum und Penicillium in der Innenluft. Danach folgt Aureobasidium (eine schwarze „Hefe") in der Rangfolge der stärksten allergieauslösenden Pilze. Bei spezieller beruflicher Exposition (Paprikaverarbeitung, Mälzereien, Weinkellereien, Kompostieranlagen) stehen jeweils besondere Pilze im Vordergrund. Etwa 1–3% der Bevölkerung sind gegen Antigene von solchen Pilzen allergisiert, d. h., dass sie spezifische Antikörper gegen antigene Epitope dieser Pilze gebildet haben. Insgesamt sind mehr Menschen gegen Pilze allergisch als gegen Hunde, Katzen, Pferde etc. Etwa 80% der Patienten mit Asthma haben eine Allergie gegen Pilzantigene.

Die klinische Manifestation einer Allergie kann ganz unterschiedlich ausfallen, je nach Art und Menge des Allergens, nach Prädisposition bzw. Reagibilität des Patienten und des Ortes des Antigenkontaktes. Manchmal ist die Haut betroffen oder aber die Schleimhäute, was sich dann als Konjunktivitis oder als Rhinitis manifestiert. Die allergische Rhinitis, die sich als Schleimhautschwellung bemerkbar macht oder als verstärkte Sekretion (Fließschnupfen) mit reichlich Eosinophilen oder Niessen, kann durch verschiedene Antigene, darunter auch Pilzantigene, hervorgerufen werden. Auch die Lunge kann in Form von Asthma das Reaktionsorgan sein. Bei beruflicher Exposition können spezielle Schimmelpilze im Vordergrund stehen; beim Umgang mit verschimmeltem Heu können Antigene von thermophilen Bakterien, aber auch von verschiedenen Schimmelpilzen, z. B. Absidia corymbifera und Eurotium amstelodami oder Wallemia sebi, die „Farmerlunge" auslösen. Andere Patienten klagen über Blutdruckkrisen, Kopfschmerzen und ähnliche, vieldeutige Symptome. Zwar werden Pilzantigene überwiegend aerogen verbreitet, aber prinzipiell ist auch eine orale Aufnahme möglich mit nachfolgenden intestinalen Reaktionen; solche Reaktionen sind jedoch nur recht schwer in einen kausalen Zusammenhang zu bringen und somit wenig belegt.

Das „sick building syndrom" (Tabelle 42) beschreibt komplexe Beschwerden, die mit dem Aufenthalt in Räumen kombiniert auftreten. Es kann vermutlich durch (undefinierte) Pilzantigene ausgelöst werden. Manchmal ist es aber sehr schwierig, die Ursache von anderen industriellen Antigenen zu differenzieren. Wie oft bei den allergischen Reaktionen generell ist eben auch eine psychische Überlagerung zu beobachten. In Einzelfällen mag auch eine Intoxikation durch flüchtige organische Verbindungen (VOC s. S. 18) von Pilzen die Ursache sein oder auch industrielle Gase wie Formaldehyde, Lösungsmittel und Farbstoffe. Möglicherweise sind auch physikalische Irritationen, wie Lärm, Luftzug, Lichtsensationen etc. an der Entstehung der Symptome beteiligt.

Tabelle 42 Sick building syndrome

Symptome
- Irritationen der Schleimhäute von Mund, Rachen, Nase
- Kopfschmerzen, Müdigkeit, Konzentrationsschwächen

Ursachen/Begleitumstände
- Allergische Reaktion gegen Milben, Pflanzenprodukte, Pilzantigene, industrielle Antigene
- Intoxikationen durch Gase, VOC von Pilzen, Lösungsmittel, Formaldehyde, Zigarettenrauch etc.
- Irritationen durch physikalische Einflüsse wie Lärm, Vibrationen, Lichtsensationen, Zugluft
- Psychogen durch Stress, Unzufriedenheit, Überforderung

Ein Auslassversuch oder eben auch ein Provokationstest kann die ursächlichen Zusammenhänge klären. Messung der spezifischen Serumantikörper bzw. Bestimmung der Reagibilität mittels des Prick-Testes sind weitverbreitete Verfahren, um Aufschluss über die Allergisierung zu erhalten; da jedoch die verwendeten Antigene undefiniert sind, fehlt jegliche Standardisierung.

Obwohl eine vollständige Meidung der Exposition gegenüber Schimmelpilzsporen illusorisch ist, sollte man versuchen, durch Reduktion der Keimbelastung eine Prävention der Exposition zu erreichen, wozu verschiedene praktische Maßnahmen helfen (Tabelle 43).

Falls eine exakte Abklärung der Ursachen bzw. eine Reduktion der Exposition nicht möglich ist, so

Tabelle 43 Maßnahmen zur Reduktion der Allergenexposition bei Schimmelpilzallergien

- Der Wohnraum sollte nicht als Treibhaus verwendet werden
- Reduktion der Luftfeuchtigkeit > 50%. Luftfeuchtigkeit ist nämlich die Voraussetzung für Schimmelwachstum (kurze „Stoßlüftungen“ führen die in den Wänden gespeicherte Wärme nicht ab, sodass der Wärmeverlust gering ist; dennoch wird eine hohe Feuchtigkeit der Innenluft, z. B. in Bad und Dusche, abgeführt. Selbst dauerhaft gekippte Fenster erreichen dies nicht. In der Nacht sowie bei längerer Abwesenheit sollte die Heizung nicht komplett abgestellt werden, weil sich beim Auskühlen von Räumen Feuchtigkeit an den Wänden niederschlägt)
- Möbel sollten in einem gewissen Abstand zur Wand aufgestellt werden, um die Zirkulation von Luft zu ermöglichen
- Auf Schimmelpilznester hinter Schränken sowie Verkleidungen und auf Kacheln sollte geachtet werden. Vor allem Fugenkitt verschimmelt gern, spätestens dann, wenn die oft enthaltenen antimykotischen Wirkstoffe verdunstet sind; alle Jahre sollten sie erneuert werden
- Sanierung von Wasserschäden
- Wärmedämmung von Außenwänden
- Keine Pflanzen im Schlafzimmer; Topfpflanzen sind oft Streuquelle von Schimmelpilzen; deswegen sollte man besser Granulat als Erde verwenden
- Staubentfernung, was vor allem auf glatten Böden besser möglich ist; nicht kehren sondern feucht wischen
- Tragbare HEPA-Luftfilter
- Matratzen mit Naturstoffbezügen halten viele Sporen zurück; Plastikbezüge können die Sporenzahl senken
- Kompost und Bioabfälle in der Umgebung können große Mengen von Schimmelpilzen enthalten

sollte doch zumindest eine symptomatische Therapie z. B. mit Antihistaminika erfolgen, um den Zustand mit den bekannten Epitopen zu mildern und bleibende Schäden zu verhindern. Bei einer Allergie gegen Alternaria alternata wäre auch eine orale Hyposensibilisierung möglich.

Eine besondere Form der allergischen Reaktion auf Schimmelpilze stellt die allergische bronchopulmonäre Aspergillose (ABPA) dar, die bei Asthma und bei der Mukoviszidose die Lungenfunktion deutlich verschlechtert (Tabelle 44). Durch Inhalation von Sporen von Aspergillus fumigatus kommt es zu einer lokalen, oberflächlichen Besiedelung der Bronchialschleimhaut, die oft chronisch mit demselben Klon Bestand hat, ohne dass diese Pilze auch in die Schleimhaut eindringen und eine Infektion auslösen würden. Allein die Reaktion des Immunsystems des hypersensitiven Patienten auf die Allergene der kolonisierenden Mikroben führt zu einer inflammatorischen Reaktion, was mit einer Infiltration der Schleimhaut mit Eosinophilen und einer Obstruktion der Atemwege einhergeht. Der Nachweis von spezifisch gegen Aspergillus fumigatus gerichteten IgE-Antikörpern ist der Beweis dafür. Etwa 10 % der Patienten mit Mukoviszidose sind davon betroffen. Die therapeutische Intervention mit Antimykotika, z. B. mit Itraconazol, hat in vielen Fällen einen Benefit. Da die Diffusion von Itraconazol in den Schleim jedoch individuell schwanken kann, ist der Erfolg nicht immer gewährleistet. Zusätzlich wird noch Kortison zur Behandlung eingesetzt, um die entzündliche Reaktion zu unterbinden.

Tabelle 44 Infektiöse Komplikationen bei Mukoviszidose

– Staphylococcus aureus	50%
– Pseudomonas aeruginosa	42%
– Aspergillus (ABPA)	12%

Im Prinzip davon zu unterscheiden ist die extrinsische allergische Alveolitis (EAA), die bei nicht allergischen Personen nach massiver Exposition von Schimmelpilzsporen auftritt. Ähnlich wie bei „organic dust syndrome“ oder der „Farmerlunge“ treten bereits nach einigen Stunden die Zeichen wie Atemnot, Fieber und Übelkeit auf, was auf eine Therapie mit Kortison gut anspricht.

Messungen der Raumluftbelastung mittels Keimzahlbestimmung und Differenzierung der Isolate stellen neben der Bestimmung von Pilzantigenen bzw. Pilzprodukten (VOC, Glukane, Polysaccharide) eine prinzipielle Möglichkeit dar, Risiken zu erkennen. Weil jedoch Standardisierungen der Luftmessungen oder von Abklatschuntersuchungen noch weitgehend fehlen und Grenzwerte der Belastung nicht allgemein akzeptiert sind, ist die Interpretation z. T. willkürlich.

14.3.17 Infektionen

Infektionen mit Hyphomyzeten werden zunehmend häufiger, zumal nach Organtransplantation. Risikofaktoren dafür sind bei den Patienten selbst zu suchen, aber auch in ihrer Umgebung, so werden gerade bei Umbauten in Kliniken immer wieder kleine Epidemien beobachtet. Aber nicht alle Infektionen sind durch Aspergillen bedingt, andere Schimmel, z. B. die Dematiazeen („dematious fungi"), die Schwärzepilze, sollten beachtet und gefürchtet werden.

14.3.18 Aspergillus

Biologie

Unter den Schimmelpilzen spielen die Aspergillen, aus der großen Gruppe der Ascomyzeten, die größte Rolle als Infektionserreger beim Menschen. Nur von wenigen der Pilze, die bisher in die Gruppe der Aspergillen eingeteilt wurden, sind auch bereits die geschlechtlichen Formen beschrieben (Tabelle 45, Abb. 45).

Von diesen Schimmelpilzen ist Aspergillus fumigatus der häufigste Erreger von oberflächlichen und invasiven Infektionen. Dieser haploide Pilz ist erstaunlich thermotolerant, denn er wächst im Gegensatz zu allen anderen Schimmelpilzen sogar noch bei Temperaturen von bis zu 55 °C. Kurzfristig können die Sporen sogar bei 70 °C überleben.

In dieser großen Gruppe der Aspergillen produzieren einige Vertreter auch eine Reihe von medizinisch bedeutsamen Stoffen, die sogar therapeutischen Einsatz finden, z. B. Levostatin, ein Lipidsenker, oder Fumagillin zur Bekämpfung von Infektionen mit Enzephalitozoon bieneusii.

Epidemiologie

In der weiteren Umgebung des Menschen, überall da, wo organisches Material abgebaut wird, kommen Aspergillus-Arten, z. B. A. versicolor und A. niger, neben vielen anderen Schimmelpilzen in großer Menge vor; speziell in Kompostiermaterial sind sie in exzessiven Mengen zu finden. Darunter findet man auch Aspergillus fumigatus. In der näheren Umgebung sollten diese potentiell pathogenen Keime jedoch nicht oder zumindest nicht in großer Zahl vorkommen. Bei Luftkeimmessungen zur Bestimmung der Keimbelastung gehört A. fumigatus eben nicht zur gängigen Flora; allenfalls in < 1 % der Luftproben sind sie nachzuweisen. Ihre Präsenz sollte dazu Anlass geben, die Gründe zu suchen und ggf. auch die baulichen Gegebenheiten am Aufenthaltsort zu kontrollieren. In Krankenzimmern mit anfälligen Patienten sollten keine

Tabelle 45 Botanische Klassifizierung von einigen Aspergillen nach der geschlechtlichen Form

anamorph	teleomorph
Asperg. nidulans	Emericella nidulans
Asperg. glaucus	Eurotium herbariorum
Asperg. hollandicus	Eurotium amstelodami
Asperg. reptans	Eurotium repens
Aspergillus niveus	Fennelia nivea
Aspergillus alliaceus	Petromyas alliaceus
Aspergillus fischeri	Neosartorya fischeri

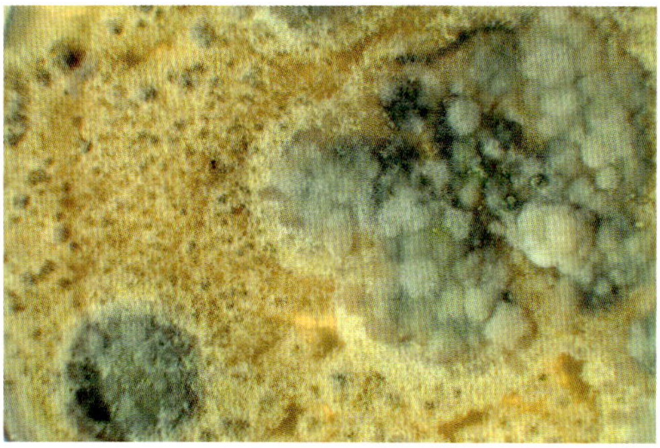

a)

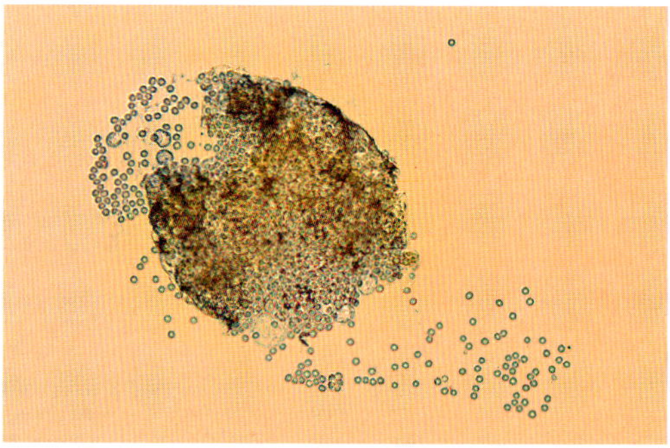

b)

Abb. 45 a u. b Aspergillus/Eurotium glaucus
a) Kolonie
b) geschlechtliche Vermehrungsform (Teleomorph): Ascus mit freigesetzten Ascosporen

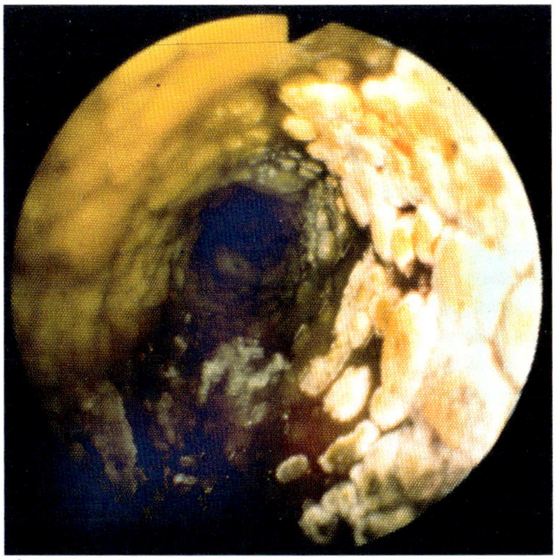

a)

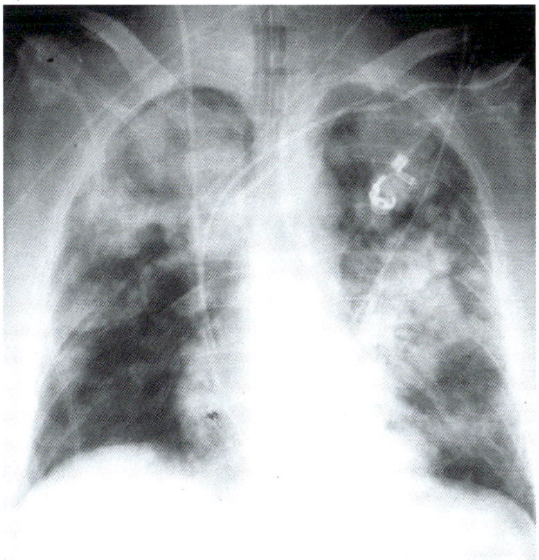

b)

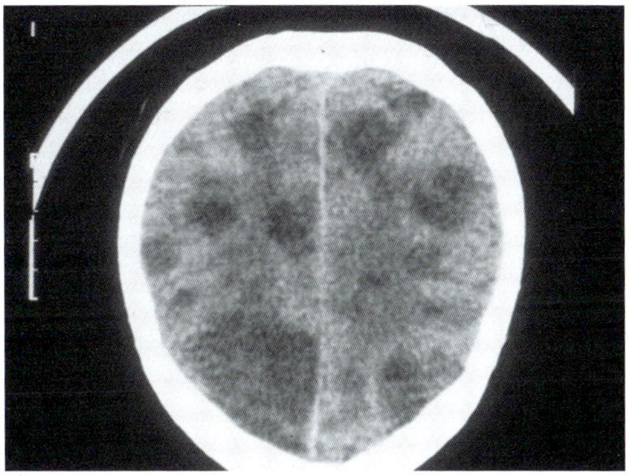

c)

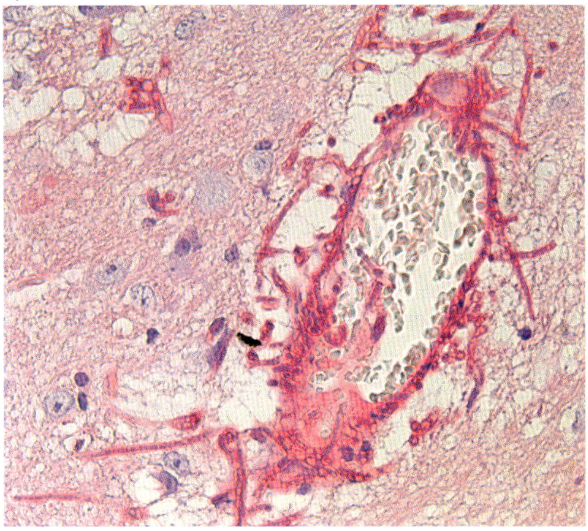

d)

Abb. 46 a – d Aspergillose: Endoskopischer Nachweis von Schimmelwachstum auf Bronchialschleimhaut **(a)**, diffuse Verschattung der Lunge im Röntgenbild **(b)** Hypodense Areale im Gehirn im CT **(c)**. Histologisch (PAS): Gefäßbetonte Infektion mit perivaskulärem Ödem und Nekrose. Infiltration ins umliegende Hirngewebe **(d)**. (Abb. von R. Strauss/Erlangen).

Blumentöpfe mit Erde stehen, sondern allenfalls Schnittblumen. Für Hochrisikopatienten sollte sogar die Luft durch HEPA-Filter weitgehend frei von diesen Erregern gemacht werden.

Die Sporen, die kleiner als 4 µm sein können, halten sich in der Luft lange in der Schwebe und können bei Inhalation bis in die Alveolen gelangen. Um dies zu verhindern, ist es auch angebracht, in einem Krankenzimmer den Boden feucht zu wischen und nicht zu kehren, weil dabei der Staub aufgewirbelt wird und die Sporen wieder in die Luft gelangen. Bei Trockenheit und Lichteinfall (UV-Strahlen) verringert sich mit der Zeit die Sporenzahl.

Pathogenitätsfaktoren

Aspergillen und speziell Aspergillus fumigatus produzieren eine Reihe von putativen Virulenzfaktoren. Dazu zählen Oberflächenstrukturen der Sporen, die für die Adhäsion wichtig sind, und auch extrazelluläre Stoffe, wie z. B. SAPs (sekretorische Aspartatproteinasen), Ribotoxin (ein RNA-degradierendes Enzym) und das pksP (Polyketid-synthase-Protein), welches einen Melaninfarbstoff darstellt, der die Pilzzelle vor dem Angriff von Sauerstoffradikalen schützt, die von Phagozyten gebildet werden. Eine Störung der Blutgerinnung wird durch SAPs erreicht, indem der Gerinnungsfaktor X dadurch konvertiert wird; in der Tat kommt es im

Verlauf von invasiver Aspergillose auch durch Invasion der Blutgefäße zu einer Thrombosierung und nachfolgend zu einer hämorrhagischen Infarzierung der infizierten Areale. Auch Hämolysine werden von manchen Stämmen unter bestimmten Bedingungen gebildet.

Inwieweit die Produktion von Mykotoxinen den Verlauf einer akuten Infektion beeinflusst, ist noch wenig erforscht. Gliotoxin, das im Tier bei experimenteller Infektion mit Aspergillus fumigatus entsteht, ist zytotoxisch und kann vermutlich die Invasion von Pilzen fördern. Bei der systemischen Infektion mit A. flavus wird diskutiert, inwieweit die Produktion von Aflatoxin B, das unter anderem auch immunsuppressiv wirkt und die Funktion der Makrophagen stört, einen Einfluss auf den Infektionsverlauf hat.

Nach A. fumigatus (> 80 %) findet man als Erreger von Infektionen dann noch hauptsächlich A. flavus (10 %) und A. terreus (5 %).

Abwehr und Pathogenese

Nach Inhalation gelangen die Sporen in die oberen Luftwege, also zunächst in die Nasennebenhöhlen, die Bronchien und dann auch in die Alveolen; einerseits schützt die Aktivität der Zilien vor einer dauerhaften Kolonisation; wenn diese Abwehr fehlt, z. B. bei fortgeschrittener Mukoviszidose, nach Steroidbehandlung etc., können Schimmelpilze, speziell A. fumigatus und in zweiter Linie Scedosporium apiospermum, zumindest lokal eine Entzündung induzieren (Abb. 46 a). In vielen Fällen beginnt eine invasive Aspergillose also in der Bronchialwand, was zu einer entzündlichen Schwellung führt.

Sporen von Aspergillus können – wenn auch nur in geringem Umfang – in Epithelzellen der Lunge eindringen und in dieser Nische überleben; möglicherweise sind sie dort vor der unspezifischen und spezifischen Infektabwehr zunächst verborgen. Außerdem können die lokalen Makrophagen, z. B. die Alveolarmakrophagen, die Pilzsporen nach einer Lektinbindung phagozytieren, was durch den „surfactant factor" noch verstärkt wird. Diese Abwehrzellen können Konidien sehr effizient abtöten, obwohl der zugrunde liegende Mechanismus noch unklar ist. Zumindest der oxidative Weg spielt keine Rolle. Wenn diese erste Barriere geschwächt ist, können die Sporen auskeimen und Hyphen bilden, die in das Gewebe vordringen und lokal eine entzündliche Reaktion bedingen. Die polymorphkernigen Granulozyten attackieren diese Pilzfäden und sind auch in der Lage, sie zu lysieren (s. Abb. 30). Ein Mangel an diesen Abwehrzellen erhöht die Anfälligkeit deutlich; jedoch ist die Neutropenie nicht der einzige prädisponierende Faktor für eine disseminierte Aspergillose. Eine Organtransplantation, besonders in Phasen der Graft-versus-host-Reaktion, und speziell die Knochenmarktransplantation, eine Kortisontherapie und eine Immunsuppression begünstigen das Angehen einer Infektion, weil die zelluläre Abwehr geschädigt ist. (Glukokortikoide, speziell Dexamethason, fördern aber auch direkt das Wachstum von Aspergillen, zumindest in vitro.) Die T-Lymphozyten sind ganz erheblich an der Abwehr beteiligt, denn z. B. CD4- und γ/δ-Knockout-Mäuse sind stark abwehrgeschwächt. Bei einem immunkompetenten Menschen dagegen ist eine Lungeninfektion eine ganz große Ausnahme.

Im Prinzip können die Sporen in jedes geschädigte Gewebe eindringen. Wenn z. B. Pilzsporen bei besonderen Gelegenheiten in sterile Höhlen wie etwa das Peritoneum gelangen, so können sie sich auch von dort ausbreiten. Die Lunge ist aber der Hauptort einer ersten Penetration; vom lokalen Infektionsort können Aspergillen die Gefäße invadieren (Abb. 46 d) und dann hämatogen in ganz verschiedene Organe verschleppt werden. Während einige Schimmelpilze sogar im Gewebe zur Sporulation fähig sind, wodurch eine breite Disseminierung erleichtert wird, können Aspergillen dies eigentlich nicht. Die entzündlichen Areale neigen zur Nekrose, weil die Blutgefäße durch das Pilzwachstum verschlossen werden oder weil es zu einer Thrombosierung in Folge der Schädigung der Endothelien kommt. Es kommt dann im nahen Umkreis zu hämorrhagischen Blutungen, ähnlich wie bei einer Embolie.

Dass man bei lebendigem Leibe verschimmelt, ist extrem selten. Dies liegt einerseits daran, dass von den sehr vielen Schimmelpilzen in der Natur nur ganz wenige potentiell pathogen sind. Und andererseits müssen ganz besondere Verhältnisse herrschen, damit diese Opportunisten überhaupt ihre Chance nutzen können.

Haut

In Einzelfällen, z. B. bei fortgeschrittener Leukämie, wenn die körpereigene Abwehr völlig am Boden liegt, und der menschliche Körper sich wie ein Nährboden für alle möglichen Mikroorganismen verhält, kann selbst ein Schimmelpilz in Mikroläsionen eindringen und die bloße Haut besiedeln und sich vermehren. Frühgeborene mit einer empfindlichen und lädierten Haut sind dafür anfällig.

Bei großflächigen Verbrennungen bzw. Verbrühungen, wenn die Defekte nicht gedeckt und feucht sind, droht ebenfalls eine oberflächliche Infektion. Trocknen der Läsionen mit Föhn verhindert prophylaktisch eine lokale Vermehrung. Gelegentlich kann von dort aus auch eine Disseminierung erfolgen.

Nasennebenhöhlen

Bei einer chronischen Besiedelung kann sich ein dichtes Geflecht von Pilzhyphen („fungus ball") auf den Schleimhäuten bilden. Zu befürchten ist, dass von dort aus eine Invasion per continuitatem in die Orbita oder Gaumen mit erheblichen Organkomplikationen erfolgt.

Ohr

Das äußere Ohr ist in hohem Maße gegen Schimmelpilzsporen exponiert. Nur bei lokaler Prädisposition, wie etwa einem Cholesteatom, fehlendem Cerumen, Ekzem oder einem laufenden Ohr, oder allgemeiner Disposition, wie etwa Unterernährung, können sich Opportunisten lokal vermehren, wobei man bei der Inspektion schon einen richtigen Pilzrasen sieht, begleitet von einer hyperämischen Entzündung. Der Patient mit einer solchen Otitis externa klagt über Jucken und Schmerzen; die entzündlichen Sekrete sind meist so stark, dass sie als lästiger Ausfluss imponieren. Gelegentlich ist das äußere Ohr aber auch eher verstopft, was mit einem Hörverlust einhergeht. Am häufigsten findet man Aspergillus niger als Infektionserreger, gefolgt von Aspergillus fumigatus und Fusarium solani. (Aber auch Candida spp. kann in Einzelfällen die Ursache sein.)

Zur Therapie kann zunächst eine lokale Applikation von Desinfektionsmitteln, z. B. Mercurochrom, Octenisept oder Betaisodona versucht werden, bevor lokale Antimykotika, z. B. Polyene (Natamycin, Nystatin oder Amphotericin B), zum Einsatz kommen.

Lunge

In der normalen Atemluft, die selbstverständlich immer eine gewisse Menge von Schimmelpilzen enthält, sollten idealerweise keine Sporen von Aspergillus fumigatus enthalten sein. Dennoch muss man mit einer gelegentlichen Exposition rechnen. Zumeist werden die Pilzsporen, wenn sie kleiner als 4 µm und auch nicht zu größeren Partikeln aggregiert sind, bis tief in die Lungenbronchiolen und selbst Alveolen gelangen. Bei massiver Exposition werden es viele Sporen schaffen. Im Regelfall werden selbst solche Sporen eines potentiell pathogenen Schimmelpilzes von der unspezifischen Infektabwehr, d.h. von humoralen Faktoren im Schleim und von den Alveolarmakrophagen, vernichtet. Nur bei Störungen der lokalen Abwehr, wie etwa bei Asthma und Mukoviszidose, können die Sporen über lange Zeit persistieren. Früher, als die Tuberkulose noch häufig war und viele Menschen als Folge davon Lungenkavernen hatten, konnten Schimmelpilze, speziell Aspergillus fumigatus, dort in diesen präformierten Höhlen bei dem hohen Sauerstoffpartialdruck überleben und sich vermehren und im Laufe von Monaten ein dichtes Pilzgeflecht bilden, was die Kaverne fast ausfüllte, vielleicht bis auf einen kleinen Rest, der dann im Röntgenbild als Luftsichel erkennbar blieb (s. Abb. 13). Ein solcher „fungus ball", der ganz klassisch für dieses Aspergillom war, konnte kaum durch lokal oder auch durch systemisch applizierte Antimykotika irritiert werden. Allein die operative Entfernung konnte helfen.

Bei einer generellen Abwehrschwäche, also z. B. bei Patienten mit Knochenmarktransplantation oder Leukämie oder aber auch nach schwerem Trauma, kommt es von der lokalen Besiedelung ausgehend zu einer Invasion des Lungenparenchyms und einer Pneumonie (s. Abb. 46 b), in manchen Fällen sogar zu einer Disseminierung in diverse Organe, wobei oft das ZNS mitbeteiligt ist (s. Abb. 46 c). Diese Ausbreitung kann erstaunlich rasant vonstatten gehen, sodass diese Komplikation oft gar nicht rechtzeitig erkannt wird und erst der Pathologe es sieht, wenn er denn überhaupt darauf achtet. Dabei penetrieren die Pilze in die Arterien und erzeugen so einen hämorrhagischen Infarkt. Dieses Ereignis führt dann zu dem charakteristischen Röntgenbild in dem abhängigen Gebiet wie bei einer Lungenembolie, nämlich mit der keilförmigen Verschattung, die mit der Basis an der Pleura liegt. Aber oft sind auch multiple, münzgroße Herde mit einem Halo zu sehen, was durch eine zentrale Nekrose und die periphere Hämorrhagie bedingt ist (s. Abb. 13). Die Ausdehnung und Ausprägung der Läsion hängen dabei ganz stark von der restlichen Abwehrkraft des Patienten ab. Die Symptomatik ist im Einzelfalle eben recht vielfältig, je nach Lokalisation und Fortschritt.

Pleuritis

Bei fortgeschrittener Tuberkulose und gelegentlich auch nach Thoraxoperationen gelangen die Pilze auch in die Pleura, wo sie ebenfalls eine entzündliche Reaktion auslösen können.

Endokarditis

Neben Candida sind Aspergillen, an erster Stelle A. fumigatus, Auslöser von Endokarditis bei solchen Patienten, die entweder als prädisponierende Faktoren eine vorgeschädigte oder künstliche Herzklappe haben oder die bei Abwehrschwäche eine Sepsis erleben. Selbst bei kombinierter Therapie mit Antimykotika, Amphotericin B und evtl. auch Itraconazol oder Voriconazol und chirurgischen Maßnahmen ist die Prognose sehr schlecht, denn recht schnell führen diese Infektionen zu Gewebedestruktion und nachfolgenden hämodynamischen Störungen.

Auge

Bei einer traumatischen oder iatrogenen Verschleppung von Sporen ins Auge kann eine Endophthalmitis mit einer Trübung des Glaskörpers auftreten, was meist mit einem Verlust des Auges einhergeht oder zumindest einen starken Visusverlust zur Folge hat.

ZNS

Bei Disseminierung ist relativ häufig auch das ZNS betroffen; zumeist erfolgt sie hämatogen, aber auch Einwanderung aus den Nebenhöhlen ist möglich. Risikopatienten dafür sind neben den Transplantatempfängern und den Leukämiepatienten auch solche mit chronischem Asthma, mit Kortisonbehandlung, aber auch mit Aids, Verbrennungen und schweren Operationen. Die Schäden sind auch hier bedingt durch die Obliteration der Gefäße (s. Abb. 46 d) und die nachfolgende Hämorrhagie. Die Manifestation kann unterschiedlich sein: basale Meningitis, Myelitis oder epidurale und subdurale Eiterherde. Das Ausmaß der intrazerebralen Affektionen reicht von diskreten, einzelnen Granulomen bis hin zu ausgedehnten Nekrosen, die hämorrhagisch infarziert sein können, und zu ausgedehnten Abszessen, wenn die Zeit dazu reicht, denn diese Manifestation ist meistens fatal, und zwar trotz einer gezielten Therapie. Dies rührt nicht zuletzt daher, dass zu Beginn diese Affektion klinisch oft nicht erkannt wird, sondern erst nach Autopsie.

Ohne mikrobiologische Diagnostik besteht die Gefahr, daß Infektionen mit anderen, außergewöhnlichen Schimmelpilzen, wie Scedosporium und Chaetomium, fälschlicherweise als Aspergillose ausgegeben werden, da diese klinisch und pathologisch ganz ähnlich verlaufen.

Peritoneum

Bei Patienten mit Peritonealdialyse besteht die Chance, dass Pilzsporen aus der Umgebung in die Bauchhöhle gelangen und dort eine Peritonitis verursachen, wobei eine große Wahrscheinlichkeit besteht, dass die Erreger disseminieren.

14.3.19 Diagnose

Klinisch

Die lokale Infektion von Haut und Schleimhäuten ist oft schon bei Inspektion verdächtig, weil dies teilweise aussieht wie ein Schimmel auf der Marmelade. Man sieht z. B. bei Inspektion des äußeren Ohres den Pilzrasen.

Die klinischen Zeichen für eine Aspergillus-Pneumonie sind anfangs nicht auffallend und eindeutig. Fieber ist gar nicht immer vorhanden. Trockener Husten bei Hochrisikopatienten ist ein erstes Warnsignal; mit der Zeit stellt sich Atemnot ein; atemabhängige Schmerzen und Pleurareiben sprechen bereits für eine Pleurabeteiligung. Blutiges Sputum ist schon Beleg für eine nekrotische Pneumonie.

Histologie

In der Biopsie erkennt man die verzweigten, septierten Myzelien (s. Abb. 7, 47 a), die bei ausreichender Sauerstoffzufuhr, also z. B. in Kavernen, auch noch Konidiophoren ausbilden (Abb. 47 b).

Mikrobiologische Methoden

In der Gram-Färbung oder gefärbt mit Calcofluor, einem optischen Aufheller, können Pilzelemente in den Untersuchungsmaterialien schnell erkannt werden (s. Abb.1 5).

In der Kultur zeigen manche Aspergillen typische Färbung der Luftmyzelien und auch des Nährbodens, womit der Geübte einen ersten Hinweis auf die Art erhält. Neuerdings werden auch kommerzielle Kits zur biochemischen Differenzierung angeboten. Die eigentliche Identifikation von Schimmelpilzkulturen erfolgt aber üblicherweise noch mittels morphologischer Kriterien (s. Abb. 19, 44). Der Konidiophor ist ein erstes Charakteristikum für Aspergillus. Das Myzel endet in einer unseptierten Sporenmutterzelle, die sich zu einer Vesikel aufbläht, die sich in Form, Größe und Oberflächenbeschaffenheit unterscheidet (s. Abb. 19). Auch der Abgang der Vesikel aus der Hyphe ist typisch. Aus diesem Konidiophor gehen einreihige oder auch mehrreihige Sporenmutterzellen (Phia-

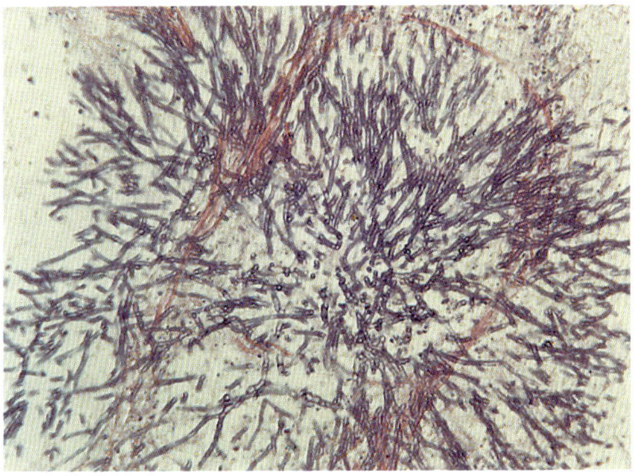

a)

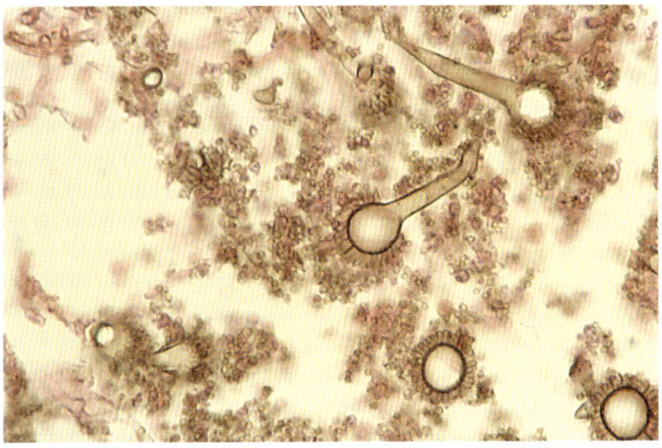

b)

Abb. 47 a u. b Infiltration der Lunge durch Pilzhyphen, dargestellt mittels HE-Färbung **(a)**.
Manchmal – bei guter Oxygenierung – bilden sich auch bereits im Gewebe typische Vesikel, woran Aspergillus zu erkennen ist (Grocott-Gomori-Färbung) **(b)**.

liden bzw. Metulae) hervor, die dann die Pilzsporen, die Konidien, bilden. Diese unterscheiden sich in Größe und Oberflächenbeschaffenheit voneinander. Die Farbe der Konidien ist abhängig von Umweltbedingungen und Alter der Kolonie; manchmal dauert es mehrere Tage, bis eine klare Aussage möglich ist. Sie geben der ganzen Kolonie den farbigen Charakter, während die Myzelien meist weiß erscheinen. Viele Aspergillus-Arten bilden auch typische Sklerotien und Hüllezellen. Im Spezialfall können auch andere Merkmale zur taxonomischen Einteilung herangezogen werden, wie etwa die Muster der Ubiquinone oder eben auch molekularbiologische Typisierungsteste. Bei manchen Aspergillus-Arten gibt es auch die entsprechenden Teleomorphe, so z. B. Emericella nidulans (Abb. 26), die geschlechtliche Form von Aspergillus nidulans oder Eurotium glaucus, der geschlechtlichen Form von A. glaucus (Abb. 45).

Der mikroskopische bzw. kulturelle Nachweis von Schimmelpilzen im Sputum kann unterschiedlich gedeutet werden. Möglicherweise handelt es sich um eine bloße transiente Besiedelung der oberen Luftwege nach Exposition. Aber evtl. ist es auch schon ein erstes Zeichen einer Infektion der Atemwege. Nur bei wiederholtem Nachweis kann dies als Alarm gewertet werden. In seltenen Fällen kann sich auch ein „fungus ball", ein Aspergillom, d.h. ein dichtes Geflecht aus Pilzhyphen in präformierten Kavernen, z. B. nach vorausgegangener Tuberkulose, entwickeln.

Eine Fungämie ist meist nur intermittierend, deswegen können auch die Blutkultur ebenso wie die PCR negativ ausfallen.

Antimykogramm

Eine routinemäßige Testung der Isolate von Schimmelpilzen ist nicht üblich und zunächst auch gar nicht notwendig, wenn es sich nur um Kontaminanten handelt oder um oberflächliche Infektionen, die mit Hautdesinfektionsmitteln behandelt werden können. Auch kann man im Prinzip davon ausgehen, dass generell die Aspergillus-Stämme außer A. terreus empfindlich gegen Polyene sind. Auch Echinocandine wirken fast ausnahmslos gegen Aspergillus spp. Ihre Empfindlichkeit gegenüber Azolen ist variabel. Während Fluconazol nur gegen wenige Stämme wirkt, ist die Aktivität von Itraconazol deutlich besser und wird nur übertroffen von Voriconazol, das sogar fungizid für manche Aspergillus-Stämme ist. Daraus folgt, dass bei der Notwendigkeit des Einsatzes dieser Substanzen vorher eine Überprüfung stattfinden sollte. Dafür hat sich der E-Test noch am besten bewährt. Da die Pharmakologie und Pharmakodynamik der Antimykotika von Individuum zu Individuum stark schwanken kann, sollte man zur Optimierung der antimykotischen Therapie – gerade beim Schwerkranken – Wirkspiegelbestimmungen durchführen. Die HPLC sollte jedoch nicht nur die originäre Substanz erfassen, sondern ggf. auch die aktiven Metaboliten, was besonders bei Itraconazol sonst zu einer Unterschätzung der Aktivität führt, denn schnell werden bis zu 50 % der zirkulierenden Substanz zu dem weiterhin wirksamen Hydroxyitraconazol umgebaut.

Die antimykotische Aktivität von Serum oder auch anderen Gewebeflüssigkeiten mittels Bioassay kann z. B. mit dem Isolat des Patienten durchgeführt werden, sodass eine wirklichkeitsnahe Aussage über die Dosisanpassung gegeben werden kann. Andererseits kann auch ein Referenzstamm mit bekannter Empfindlichkeit verwendet werden, womit dann zunächst eine Eichkurve erstellt wird, an der dann die Probenaktivität verglichen wird.

Antigennachweis

Der Nachweis von Galactomannanantigen im Serum mittels ELISA (Nachweisgrenze: 1 ng/ml) hat eine höhere Sensitivität als der Latextest (Nachweisgrenze 15 ng/ml); dabei werden spezifische Oligomannosidseitenketten durch spezifische monoklonale Antikörper erfasst (Abb. 48). Hitze- und EDTA-Behandlung des Serums spaltet Proteinkomplexe und kann somit die Chancen für eine Erkennung erhöhen. Wenn der Test eindeutig positiv ausfällt, d. h. wiederholt hohe Extinktionen gemessen werden, so ist dies ein zuverlässiger Hinweis mit einem prädiktiven Wert von > 90 %. Bei Hochrisikopatienten, d. h. hämatologischen Patienten und Knochenmarktransplantierten sowie Patienten mit soliden Tumoren, sollte der Test 2-mal pro Woche durchgeführt werden. Dieses Antigen ist aber nicht nur bei allen Aspergillen, sondern auch noch bei Penicillium und Paecilomyces vorhanden, dagegen nur in geringem Maße bei Alternaria. Geringe, störende Mengen solcher Mannane findet man aber schon nach Exposition von pilzhaltigem Staub oder nach Verzehr von Pasta oder Tee oder Gewürzen, speziell bei Kindern. Auch die Therapie mit Amoxicillin kann stören. Andererseits kann der Test negativ bleiben, wenn z. B. hohe Antigenmengen in einem Abszess abgekapselt sind und gar nicht in der Zirkulation erscheinen.

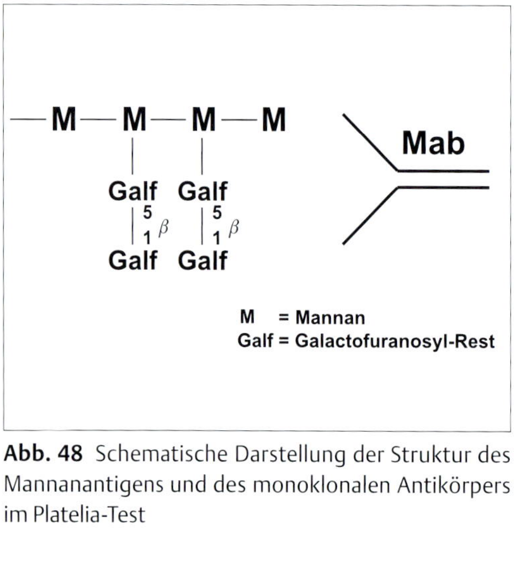

Abb. 48 Schematische Darstellung der Struktur des Mannanantigens und des monoklonalen Antikörpers im Platelia-Test

Welchen diagnostischen Wert der Nachweis von (1→3)-β-Glukan mittels Limulus-Assay einnimmt, muss noch durch Studien geklärt werden.

Serologie

Der Nachweis von spezifischen Antikörpern mittels KBR oder Immunoblot ist wenig hilfreich in der Früherkennung, denn entweder steigen diese Titer erst spät an oder auch gar nicht, wenn es sich nämlich um immunkompromittierte Patienten handelt, die gar nicht mehr zu einer adäquaten Immunreaktion fähig sind.

Tabelle 46 Diagnostik der invasiven Aspergillus-Infektion

- Kultur
- Galactomannan im Serum (Platelia-Test) oft noch vor allen anderen Zeichen positiv
  Aber Störfaktoren: Verzehr von Gewürzen und Nudelgerichten
- PCR: noch im experimentellen Stadium
- Antikörper: erst spät oder nur schwach bei Immunsuppression
- Bildgebende Verfahren

Histologische Verfahren

Wenn man nicht speziell auf die Pilze achtet, entgeht diese Diagnose bei einer Autopsie leider recht leicht. In der gängigen HE-Färbung sind Pilzelemente wenig differenziert. Die Silberimprägnation (Grocott-Gomori-Färbung, s. Abb. 15) dagegen zeigt dunkle bis schwarze Pilzhyphen; typisch sind Pilzfäden mit unterschiedlichem Kaliber, mit Septen und mit echten Verzweigungen (s. Abb. 7 a). Die Abgrenzung zu anderen Pilzen ist nur schwer möglich, weil viele das gleiche Formenmuster liefern. Dennoch sollte man versuchen, die Aspergillus-Infektion von Infektionen mit Zygomyzeten (Abb. 7 b) abzugrenzen. Mit monoklonalen Antikörpern, die spezifisch an Aspergillus-Antigen binden, lässt sich ein Verdacht erhärten.

Molekularbiologische Nachweismethoden

In Sputum bzw. Blut eines Verdächtigen kann der Nachweis von pilzspezifischen Genabschnitten mittels PCR versucht werden. Der Nachweis von Aspergillus-DNS mittels PCR ist vielversprechend, hat aber wegen verschiedener technischer Schwierigkeiten noch keine generelle Anwendung gefunden, so können z. B. Antikoagulanzien im Blut interferieren. Zwar gibt es aktuell noch keine etablierten, standardisierten, kommerziellen Methoden, doch werden mancherorts solche „In-house"-Teste angeboten. Die Zellwände der Pilzelemente müssen zunächst aufgeknackt werden, was in einem oder in zwei Schritten mit einigermaßen Sicherheit erfolgen kann. Dann werden Zielstrukturen in der Pilz-DNS amplifiziert, wobei zumeist ribosomale DNS, z. B. von der 18S-rRNS, erfasst wird. Einige amplifizieren mitochondriale Sequenzen oder noch andere Genstücke. Diese Amplifikate können dann mit entsprechenden Sonden spezifisch erfasst werden, wobei man zunächst in der Pan-Fungus-PCR eine universelle Pilzsequenz darstellen kann oder dann in einem nachfolgenden Schritt auch noch eine aspergillusspezifische Sequenz detektiert wird.

Im Prinzip ist diese Methode natürlich bestechend, weil sie angeblich eine so hohe Sensitivität besitzt, dass virtuell 1 Pilzgenom nachgewiesen werden kann. In der Praxis zeigt sich jedoch, dass aus technischen Gründen dies nicht immer gelingt, denn die Zellwände sind oft recht widerstandsfähig. Auch ist in den kleinen Probenmengen, die zur Untersuchung eingesetzt werden, vielleicht gar kein Pilzgenom vorhanden. Denn die Freisetzung von Pilzen aus den Infektionsherden in die Blutbahn bzw. in die Sekrete ist diskontinuierlich. Bei dieser hohen Sensitivität ist die Qualität der Proben auch extrem durch Kontamination gefährdet.

Umgekehrt ist ein positiver Nachweis z. B. in BAL oder Sputum nicht automatisch ein Beweis für eine Pilzinfektion, denn eine geringe Anzahl von Sporen kann auch leicht inhalativ die Atemwege kolonisieren.

Leider werden alle diese Teste zum Direktnachweis erst recht spät positiv, wenn die Krankheit schon weit fortgeschritten ist.

Bildgebende Verfahren

Ganz entscheidend für eine effektive Therapie einer invasiven Aspergillose ist die Frühdiagnostik. Die mikrobiologischen Methoden werden meist erst im fortgeschrittenen Stadium positiv. Erste Hinweise ergeben oft schon die Röntgenaufnahmen des Thorax, wenn fokal noduläre Infiltrate auftreten; eine höhere Aussagekraft kommt dem CT zu, und in einigen Fällen kann das HR-CT dies noch verbessern. Das Spiral-CT kann zudem kleine Herde sicher erkennen, weil viele dünne Schichten schnell durchsucht werden können. Die radiologischen Veränderungen sind schnell fortschreitend und müssen also in nahen zeitlichen Abständen kontrolliert werden.

Die Hinweise sind manchmal nur vage, sodass eine „möglicherweise vorliegende" Aspergillose beschrieben wird, wenn die Hinweise deutlicher sind, so wird eine „wahrscheinlich vorliegende" Infektion beschrieben. Eine „sicher nachgewiesene" Aspergillose beruht auf bildgebenden und mikrobiologischen Verfahren.

Zu Beginn einer Aspergillus-Infektion könnte man evtl. am Ort der Invasion in der Bronchialschleimhaut eine entzündliche Verdickung erkennen, dann zeigen sich in der Lunge peripher kleine Rundinfiltrate (< 3 cm) mit einer unscharf begrenzten, milchglasartigen Verschattung. Dieser Halo entsteht dadurch, dass der Pilz in die Gefäße einwächst und zu einem Gefäßverschluss führt, wodurch es nachträglich zu hämorrhagischer Infarzierung des umliegenden Areals kommt. Eben diese Einblutungen lassen sich im HR-CT besser darstellen. Solche Bilder können jedoch auch ganz ähnlich bei einer Lungenembolie auftreten, was als Differentialdiagnose berücksichtigt werden muss (Abb. 13).

Später kommt es dann klassischerweise zu ausgedehnten, keilförmigen, breitbasig der Pleura aufsitzenden Infarkten bzw. zu einer diffusen Verschattung (Abb. 46 b). Die Bronchien sind dabei weitgehend noch frei. Zusätzlich kann dann noch bei fortgeschrittenen Einschmelzungen, wenn Luft in die zerstörten Lungenareale eindringt, das „air-crescent sign" ein Hinweis für Aspergillose der Lunge sein (s. Abb. 13). Erst recht bei dem „fungus ball" in einer präformierten Höhle gilt die Luftsichel als ein typisches Merkmal.

Da diese entzündlichen Veränderungen jedoch auch nach einem therapeutischen Erfolg noch eine Zeit lang persistieren, ist also die Bildgebung wenig hilfreich bei der unmittelbaren Beurteilung eines Ansprechens auf eine antimykotische Therapie.

Bei ZNS-Infektion mit Aspergillus kommt es wegen der vaskulären Infektion zu einer Thrombose, was zu einer Infarzierung und Blutung führt. Dadurch resultieren oft mehrere, kleine hypodense Raumforderung (Abb. 46 c).

Ultraschalluntersuchungen sind geeignet, hypodense Herde in Leber und Milz zu erfassen, die bei gegebener Situation als Ausdruck von Aspergillus-Infektionen gewertet werden können (Abb. 14).

Die lokale Infektion von präformierten Höhlen, wie etwa einer Lungenkaverne oder der Nasennebenhöhlen, zeigt sich als Aspergillom, wo sich eben ein dichtes Myzelgeflecht gebildet hat, das den Hohlraum mehr oder weniger gefüllt hat; somit imponiert die Läsion wie eine Mucocele und gelegentlich ist noch eine Luftsichel um den „fungus ball" zu erkennen (s. Abb. 13). Evtl. ist auch bei Änderung der Lagerung des Patienten eine Verschiebung der flottierenden Massen nachweisbar.

Prophylaxe

Je nach Jahreszeit ist die Menge von Pilzsporen in der Innen- und Außenluft variabel. Eine absolute Abschirmung ist unter normalen Lebensbedingungen nicht möglich; dennoch kann durch eine sinnvolle Expositionsprophylaxe eine Reduktion auf ein in vielen Fällen erträgliches Maß erreicht werden. Bei schlechten baulichen Verhältnissen sowie während Bauarbeiten steigt die Belastung deutlich an. Der Aufenthalt von Hochrisikopatienten in Räumen, deren Luft durch HEPA-Filter sporenfrei ist, ist die sicherste Methode, diese Gefahr zu umgehen.

Eine medikamentöse Prophylaxe wird unter bestimmten Bedingungen propagiert. Fluconazol verhindert nicht die Schimmelpilzinfektion; deswegen schlagen manche Autoren Itraconazol als systemische Prophylaxe bei Hochrisikopatienten vor, um gleichzeitig Sprosspilz- und Schimmelpilzinfektion zu unterbinden. Eine lokale Gabe von Amphotericin B, z. B. als Inhalation, kann ebenfalls das Risiko minimieren.

Hilfreich ist womöglich auch die prophylaktische Gabe von Pentamidin und von Trimethoprim-Sulfamethoxazol (Cotrimoxazol) bei Aidspatienten, die aus ganz anderer Indikation, nämlich der Prophylaxe von anderen opportunistischen Infektionen mit Pneumozystis und Toxoplasma, gegeben werden. In der Tat haben diese Substanzen auch eine gewisse antimykotische Wirkung gegen Aspergillus.

Therapie

Die invasive Aspergillose hat insgesamt eine recht schlechte Prognose, denn mehr als 50 % der Patienten sterben trotz der eingeleiteten therapeutischen Maßnahmen. Am besten hat sich noch Amphotericin B bewährt, außer bei Stämmen von Aspergillus terreus, die a priori resistent gegen Polyene sind, entweder in der konventionellen Form mit Desoxycholat oder auch in der liposomalen Form, obwohl diese Partikel nicht die gleiche Verteilung haben wie konventionelles Amphotericin B und im RES weggefangen werden, bevor sie in der Lunge ankommen. Eine Kombination mit 5-Fluorocytosin bringt möglicherweise eine leichte Verbesserung der Resultate. Fluconazol hat nur eine mäßige Wirkung auf Schimmelpilze und ist somit in der üblichen Dosierung wenig hilfreich; bessere Ergebnisse werden mit Itraconazol erzielt, zumal wenn die neue Trinklösung verwendet wird, in der die Wirksubstanz in Cyclodextrin gelöst ist. Unter den neuen Triazolen hat vor allem Voriconazol eine beachtliche Wirkung auf Aspergillen.

Erfolgversprechend erweist sich die neue Substanzgruppe der Echinocandine; Caspofungin hat selbst bei Versagen von anderen Therapieversuchen noch Erfolg gezeigt (Tabelle 47).

Tabelle 47 Medikamentöse Therapie der Aspergillose

Amphotericin B:	max. 1 mg/kg/Tag	evtl. + 5-FC
Ambisome:	1–5 mg/kg/Tag	
Itraconazol:	600–800 mg jeweils an 3 aufeinander folgenden Tagen als loading dose; dann 400–800 mg/Tag	
Voriconazol:	2 x 6 mg/kg/Tag als loading dose; dann 2 x 3 mg/kg/Tag	
Caspofungin:	loading dose von 70 mg, dann 50 mg/Tag (einmal pro Tag)	

Die Dauer der Therapie richtet sich nach dem therapeutischen Ansprechen; eine wirkliche Ausheilung ist nur dann zu erzielen, wenn die Therapie nicht schon bei der ersten Besserung beendet wird. Auch mit Spätrezidiven nach Monaten muss noch gerechnet werden. Dies ist vor allem dann relevant, wenn z. B. bei einem hämatologischen Patienten eine erneute Zytostase erfolgt und er wieder in eine Abwehrschwäche gerät. Dann muss man ganz besonders auf endogene Exazerbationen achten und ggf. frühzeitig mit einer Antimykotikatherapie beginnen.

Bei einem typischen Aspergillom ist die Chemotherapie allein nicht ausreichend, denn die Penetration der Medikamente in den dichten „fungus ball" ist unzureichend. Deswegen kann nur eine chirurgische Intervention, evtl. kombiniert mit einer systemischen Therapie und/oder einer lokalen Spülung mit Amphotericin B, eine Heilung erzielen.

14.3.20 Penicillium marneffei

Überall in der unbelebten Natur kommen die blaugrünen Schimmel der Gattung Penicillium als Verderbniserreger oder als Kontaminanten vor. Als Infektionserreger sind die meisten jedoch untauglich, weil sie bei 37 °C kaum mehr wachsen. Als einziger wirklich pathogener Vertreter dieser Gattung gilt Penicillium marneffei, ein dimorpher Pilz.

Bei 37 °C wächst dieser Pilz im Gewebe wie auf Agar in der Hefeform; bei tieferen Temperaturen auch als Schimmel mit Luftmyzelien, welche die typischen Pinsel bilden; ein rotes Pigment diffundiert recht stark in den Agarnährboden.

In Südostasien, also Thailand, Vietnam und Südchina, werden bei Aidspatienten disseminierende Infektionen des reticuloendothelialen Systems durch diesen Schimmelpilz beschrieben. Fieber, Gewichtsverlust und Schwäche bemerkt der Patient. Man findet eine generalisierte Lymphadenitis und oft auch multiple, papuläre Hautläsionen.

Bei einer leichten Infektion kann mit Itraconazol (400 mg pro Tag für mindestens 6 Wochen) eine Besserung erzielt werden; bei schweren Fällen kann zunächst mit einer Therapie mit Amphotericin B (1 mg/kg/Tag für 2 Wochen) die Keimlast vermindert werden, so dass dann eine längere Therapie mit Itraconazol ausreicht. Unbehandelt verläuft die Infektion beim Aidspatienten meist tödlich.

14.3.21 Fusarien

Die eigentliche medizinische Bedeutung der Fusarien liegt in der Produktion von Toxinen (S. 78). Als Erreger von invasiven Infektionen treten sie selten auf, wenn nicht eine starke Schwächung der Immunabwehr, etwa eine Leukämie, die Invasion erleichtert. In Einzelfällen erzeugen sie auch beim abwehrtüchtigen Menschen eine Infektion (Hyalohyphomykose), z. B. im Auge bei intraoperativer Verschleppung.

Wichtig ist zunächst die Behebung der Grunderkrankung; sonst wäre Amphotericin B, evtl. auch liposomales Amphotericin B in Kombination mit Flucytosin eine Chance. Unter den Triazolen hat Voriconazol einen beachtlichen Effekt.

14.3.22 Scedosporium spp.

Zunehmende Beachtung finden Infektionen mit Scedosporium, wovon es zwei Arten mit unterschiedlicher pathogenetischer Bedeutung gibt, nämlich S. apiospermum, wovon auch eine geschlechtliche, perfekte Form (Pseudallescheria boydii) bekannt ist, und S. prolificans.

Sie sind typische Umweltkeime in der Erde, Wasser und auf verrotteten Pflanzen. Im Einzelfalle können sie asymptomatische, transiente Besiedelungen von Haut und Schleimhäuten bedingen. Einzelne Menschen können jedoch gegen einige Pilzantigene dabei allergisch reagieren. Durch traumatische Inokulation gelangen sie in die Haut, wo zunächst lokal eine eitrige, granulomatöse Entzündung, ein Myzetom, entsteht. Ein weiterer Infektionsweg kann auch die Lunge sein, wenn z. B. Ertrinkende viel Wasser aus stehenden Gewässern in die Lunge einatmen. Dies kann auch bei gesunden Menschen auftreten.

Beim abwehrgeschwächten Menschen kann auch eine Disseminierung erfolgen, wobei S. prolificans speziell eine Neigung hat, Osteomyelitis zu erzeugen.

Die einzige Nachweismethode ist die Kultur, da die Histologie ganz ähnlich wie bei einer Aspergillose und anderen Hyalohyphomykosen sein kann, d. h., man findet septierte Hyphen. Serologische Methoden stehen nicht zur Verfügung.

In vitro ist S. prolificans praktisch gegen alle gängigen Antimykotika resistent, während S. apiospermum zumindest noch mäßig empfindlich gegen Amphotericin B und Ketokonazol ist. Dennoch sollte man eine Chemotherapie, z.B. mit Caspofungin oder Voriconazol oder ggf. einer Kombination der beiden Antimykotika, nicht unversucht lassen; aber chirurgische Maßnahmen müssen supportiv eingesetzt werden. Wichtig ist vor allem, die Immunsuppression zu mildern, um die körpereigene Abwehr zu stärken.

14.3.23 Andere, seltene Schimmelpilzinfektionen

Bei Immunschwäche können viele opportunistischen Umweltkeime, Saprophyten, den Menschen als lebenden Nährboden verwenden und sich auf und in ihm vermehren. So nimmt es nicht Wunder, dass bei Transplantierten und Tumorpatienten zunehmend Einzelfälle von Infektionen mit außergewöhnlichen Pilzarten berichtet werden, darunter die Schwärzepilze (s. Tabelle 5), Paecilomyces, Mucoraceen (Tabelle 3, 48), Fusarien oder Chaetomium oder noch viele mehr. Oft werden diese Keime traumatisch in den Körper verbracht oder sind mit Fremdkörpern assoziiert. Verschiedene Organe sind betroffen, wie Auge, Haut, Peritoneum, Herz, Nasennebenhöhlen und Lunge. Die Therapie ist schwierig und langwierig. Selbst Chemotherapie kombiniert mit chirurgischer Intervention hat eine schlechte Prognose (Tab. 2) bei weiterbestehenden Grundbedingungen.

14.3.24 Chromoblastomykose

Dieser Komplex von Erkrankungen der Phaeohyphomykosen wird hervorgerufen durch Schwärzepilze (s. Tabelle 5), auch „dematiaceous fungi" (Dematiaceen) genannt. Betroffen ist am häufigsten die Haut, wo es nach einer traumatischen Inokulation zu hyperkeratotischen Hyperplasien mit leukozytenreichen Mikroabszessen kommt, die dann durch eine dichte, fibrotische Schicht abgegrenzt sind. Von dort können die Pilze dann bis ins Gehirn vordringen, wenn die Abwehr so daniederliegt, dass die Pilze nichts mehr aufhält. Dann ist die Prognose von vornherein schlecht und nur mit einem kombinierten chirurgischen und antimykotischen (Amphotericin B) Vorgehen besteht eine Chance. Unter den neuen Antimykotika hat Voriconazol eine beachtliche Wirkung zumindest gegen S. apiospermum (weniger gegen S. prolificans).

14.3.25 Stachybotrys

Stachybotrys chartarum ist ein typischer Saprophyt, der in der Umwelt auf pflanzlichen Abfällen wächst. In Behausungen kommt er oft im Verband mit anderen Schimmelpilzen an den Wänden von feuchten Räumen auf Tapeten und Holzvertäfelungen vor (Abb. 49). Man kann schon in den Abklatschpräparaten von den verdächtigen Stellen die charakteristischen Konidiophore mit den pigmentierten Konidien erkennen. Kulturell ist dagegen der Pilz seltener zu finden, weil zumeist Begleitkeime das Wachstum dieser Pilze unterdrücken.

Bei starken Temperaturschwankungen, also z. B. wenn nachts die Raumtemperatur abfällt, gelangen Sporen in die Luft und können eingeatmet werden. In diesem Falle erfolgt die Mykotoxinaufnahme also überwiegend aerogen! Diese Sporen können nämlich große Menge von hochtoxischen niedermolekularen Produkten enthalten, die zu den makrozyklischen Trichotecenen (S. 78) zu rechnen sind, etwa das Satratoxin G und H, das Verrucarin, das Roridin, T2 u. a. m., und sowohl akut toxische Schäden an den Schleimhäuten der Atemwege, bis hin zu Lungenblutungen, auslösen als auch das Immunsystem beeinträchtigen. Die Antikörperproduktion ist vermindert und auch die zellvermittelte Immunität betroffen. Bei Tieren sind auch Todesfälle beobachtet worden. Bei mäßiger Belastung werden das „chronic fatigue syndrome" oder nur Konzentrationsschwäche und ähnliche uncharakteristische Beschwerden ausgelöst.

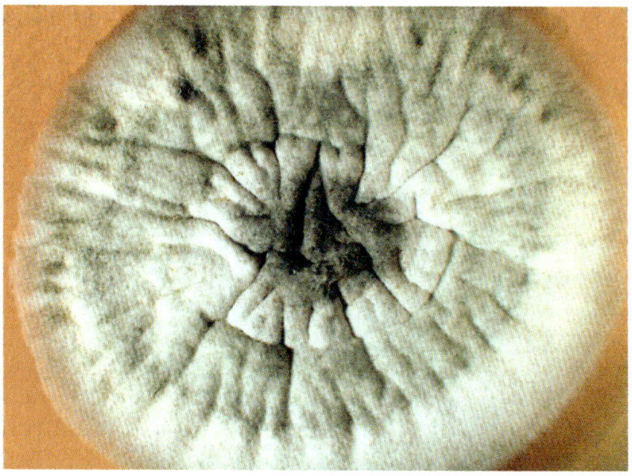
a)

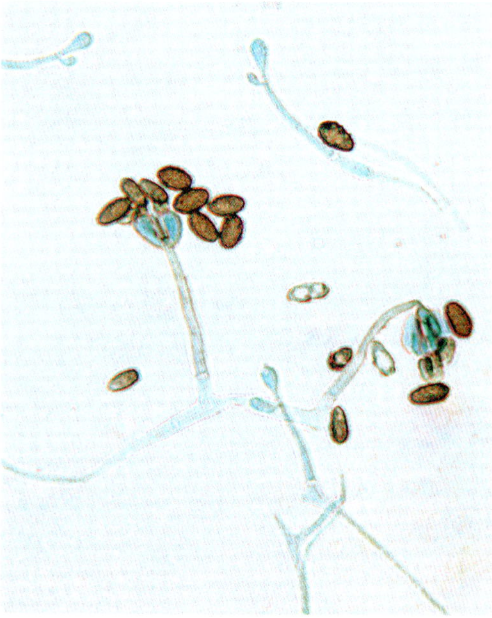
b)

Abb. 49 a u. b Kultur und mikroskopische Erscheinung von Stachybotrys chartarum
a) Kultur
b) Mikroskopie

Daneben sind auch noch hochmolekulare Hämolysine, wie etwa Stachylysin, an der Pathogenese von manchen Stämmen beteiligt. Die Art der Toxine sowie die Menge an Toxin, das gebildet wird, sind abhängig vom Stamm und von den Wachstumsbedingungen.

Eine bauliche Sanierung mit einer Behebung der Wasserschäden ist eine Grundvoraussetzung für die Risikobeseitigung.

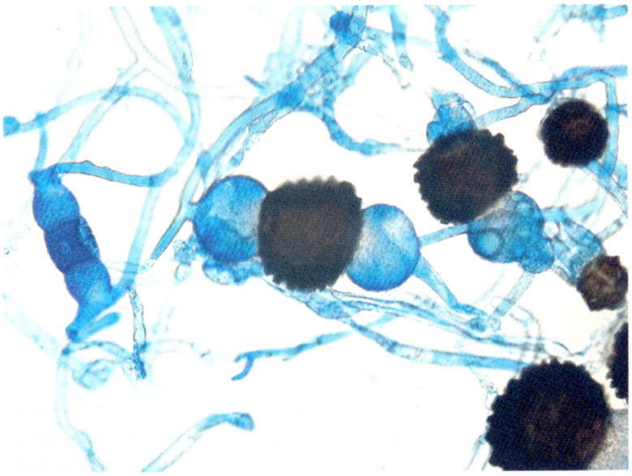

Abb. 50 Rhizopus spp.: Unseptiertes bzw. wenig septiertes Myzel mit variabler Dicke. Verzweigungen gehen oft rechtwinklig ab. Zwei Myzelien gehen aufeinander zu, verschmelzen und bilden eine Zygospore, d.h. eine geschlechtliche Vermehrungsform (Hauptfruchtform; teleomorph)

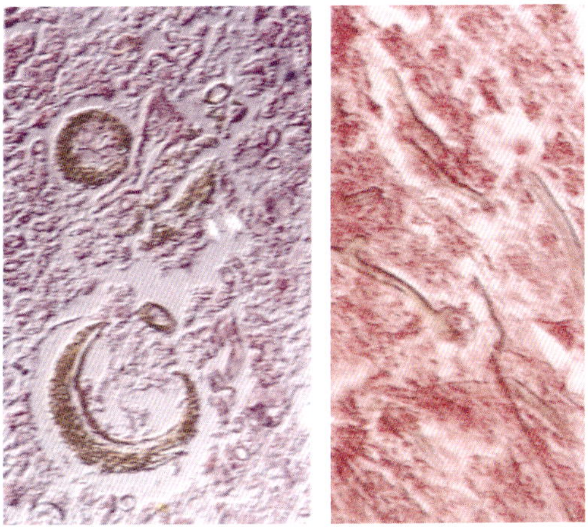

Abb. 51 Mucormykose der Nasen- und Kieferhöhle

14.3.26 Zygomyzeten

Die Zygomyzeten sind primitive Pilze; sie vermehren sich geschlechtlich, indem zwei benachbarte Hyphen aufeinander zuwachsen und eine Zygote in Form einer Zygospore bilden (Abb. 50). Die Hyphen sind nicht einmal durch Septen getrennt, sondern liegen als Coenocytium vor. Die Hyphen sind ziemlich dick, aber nicht gleichmäßig. Vor allem im Gewebe zerfallen sie oft in ganz irreguläre Formen. Verzweigungen kommen vor und gehen typischerweise im Winkel von 90° ab (ein wesentlicher Unterschied zu den anderen Schimmelpilzen!; s. Abb. 7).

Erkennbar sind in der Praxis die einzelnen Arten in erster Linie aufgrund der Morphologie der ungeschlechtlichen Sporangienbildung (Abb. 44 c), wobei die Zahl der Sporangiosporen, ihre Form, ihre Farbe, das Vorhandensein einer runden bzw. zugespitzten Columella oder einer Apophyse (trichterförmige Ausbuchtung direkt unter dem Ansatz des Sporangiums, s. Abb. 11) und auch die Präsenz von Rhizoiden, d. h. von submersen Myzelien (Tabelle 48) differieren.

Von den vielen Pilzen in dieser Ordnung sind nur einige Vertreter der Mucorales als Krankheitserreger des Menschen in Erscheinung getreten (Tabelle 49). Entomophthorales findet man allenfalls in tropischen Ländern.

Tabelle 49 Pilze aus der Gruppe der Mucorales, die als Erreger von Krankheiten des Menschen in Erscheinung getreten sind

Absidia corymbifera	Apophysomyces elegans
Cokeromyces recurvatus	Cunninghamella bertholletiae
Mucor mucedo	Rhizomucor pusillus
Rhizopus oryzae	Saksenaea vasiformis

Diese thermotoleranten Schimmelpilze sind natürlicherweise in großer Menge im Boden und auf verwesendem, organischen Material, z. B. Früchten und Brot, zu finden. Nur wenn prädisponierende Faktoren vorliegen, wie z. B. Diabetes, Verbrennungen, Kortisontherapie, Therapie von Hypersiderinämie mit Desoxiferramin, Leukämie und Knochenmarktransplantation, können sie einen Menschen infizieren.

Tabelle 48 Morphologische Differenzierung der Mucorales

	Mucor	**Rhizomucor**	**Rhizopus**	**Absidia**
Rhizoid	–	+	+	+
Columella	rund	rund	rund	zugespitzt
Apophyse	–	–	–	vorhanden

Die Sporen oder auch Hyphen gelangen entweder direkt auf die vorgeschädigte Haut oder werden eingeatmet. Zumeist beginnt eine Infektion sich auf der Nasenschleimhaut bzw. in den Sinus zu etablieren (Abb. 51). Nun droht die Gefahr, dass die Pilze weiter vordringen und in die Orbita oder sogar das Gehirn vordringen (rhinozerebrale Form), wenn sich nicht die Grundkrankheit bessert oder möglichst bald eine chirurgische oder eine medikamentöse Therapie mit Amphotericin B einsetzt. Auch eine direkte Besiedelung der Lunge ist möglich, wobei die Infektion sich nicht peribronchial ausbreitet wie Aspergillus, sondern entlang der Gefäße; mit Hilfe von sezernierten Aspartatproteasen können sie die Blutgerinnung stören. In Ausnahmefällen kann auch der Intestinaltrakt infiziert sein. Auffällig ist bei dieser Pilzinfektion, dass die Gefäße vorrangig betroffen sind (**Angiotropismus**). Die aerophilen Pilze wachsen in die Gefäßwand und sogar im Lumen von Venen und Arterie, wodurch ein Infarkt gesetzt wird. Das vorherrschende Korrelat bei der histopathologischen Untersuchung ist somit die Nekrose und nachfolgende Blutung. Diese Krankheit schreitet sehr schnell voran und die Prognose dieser opportunistischen Infektion ist mit einer Mortalität von 70–90 % sehr ungünstig.

Wenn überhaupt, so ist neben einer chirurgischen Entlastung, wobei möglichst alle devitalisierten Gewebereste entfernt werden sollten, nur mit Amphotericin B oder mit liposomalem Amphotericin B ein therapeutischer Effekt zu erzielen. Anekdotische Berichte über therapeutische Erfolge mit Azolen sind nicht nachzuahmen. Dennoch ist selten eine durchschlagende Wirkung zu sehen, wenn nicht die Grundkrankheit gebessert wird. Allenfalls lokale Infektionen sind noch in Schach zu halten.

14.4 Andere Pilzarten

14.4.1 Pneumocystis

14.4.1.1 Biologie

Lange Zeit war die Natur dieses Pilzes verkannt, da er in einiger Hinsicht sich eher als ein Parasit denn als ein Pilz verhält. Im Gegensatz zu den klassischen Pilzen hat Pneumocystis kein Ergosterin in seiner zytoplasmatischen Membran. Daher sind auch die gängigen Antimykotika, die an dem Ergosterin angreifen, also die Polyene und die Azole, unwirksam. Heute werden diese Erreger aus genetischen und morphologischen Gründen zu den Pilzen zugeordnet und zwar zu den Ascomyzeten, speziell zu den Archiascomyzeten.

Dieser Pilz kommt im infizierten Wirt in zwei strukturellen Formen vor, dem Trophozoiten und der Zyste. Der einkernige Trophozoit, der aus einer Zyste frei wird, hat nur eine dünne Zellwand, die auch nur wenig (1→3)β-Glukan, aber Chitin enthält.

Die Wand der Zysten ist dagegen recht dick und besteht zu einem für Pilze üblichen Anteil aus (1→3)-β-Glukan und Chitin. In der Zyste können bis zu 8 Zellkerne liegen, ähnlich wie Ascosporen.

Über die Art der Vermehrung ist recht wenig bekannt; auf jeden Fall penetriert der Pilz nicht in die Wirtszelle, sondern liegt auf der Oberfläche der Feederzelle.

14.4.1.2 Pathogenese

Im immunkompromittierten Tier, z. B. in einer Ratte, die mit Kortikoiden behandelt ist, können diese Pilze vermehrt werden. Die meisten Erkenntnisse über Pneumocystis sind an diesem Modell erhoben wurden. Vermutlich beherbergen alle Ratten in natürlicher Umgebung in latenter Form diese Erreger und werden aerogen von den älteren, kolonisierten Tieren auf Neugeborene übertragen. Ob solche Tiere auch die Quelle sind, aus der ein abwehrgeschwächter Mensch sich infiziert, erscheint eher unwahrscheinlich, weil es distinkte genetische und antigene Unterschiede zwischen den tierpathogenen und menschenpathogenen Erregern gibt. Vermutlich sind diese Pilze (Pneumocystis carinii forma (f.) specialis (sp.) hominis), neuerdings auch Pneumocystis jiroveci genannt, weitverbreitet als Kommensalen des Menschen und werden von Mensch zu Mensch übertragen.

Nach Inhalation adhärieren die Erreger zunächst an der Oberfläche von Typ-1-Pneumozyten und vermehren sich extrazellulär.

Während der Infektion entstehen zwar humorale Antikörper, die jedoch nicht schützen. Vielmehr wird dies durch die zellvermittelte Immunität erledigt. Wie alle typischen Opportunisten erzeugen sie eine Erkrankung bei einem Patienten, wenn während einer Kortison- oder einer Antitumorchemotherapie oder einer immunsuppressiven Therapie dessen Abwehrsystem ausgeschaltet ist, denn dann können sie aus der latenten Phase reaktiviert werden und sich vermehren. In einigen Fällen erfolgt aber auch eine De-novo-Infektion mit Erregern von außen. Wenn die Zahl der $CD4^{+}$-

T-Zellen unter 200/mm³ abfällt, steigt das Risiko einer Pneumocystis-carinii-Pneumonie (PCP). Auch bei angeborener bzw. erworbener Immunschwäche, z. B. Aids, sind sie gefährliche Opportunisten. Durch antigene Variation der Oberflächenstrukturen entgehen die Pilze einer schwachen Immunabwehr z. B. beim Neugeborenen oder bei Unterernährung.

14.4.1.3 Manifestation

Die Infektion der Lunge als beidseitige, diffuse interstitielle Pneumonie (Abb. 52) steht im Vordergrund; die Pilze lösen eine entzündliche Reaktion mit Ödem und Verdickung der interalveolären Septen aus, die durch Invasion von Lymphozyten noch verstärkt wird, was die Diffusionsstrecke von Sauerstoff verlängert und den Gasaustausch behindert. Mit der Zeit kommt es aber auch zur Ansammlung von Flüssigkeit in den Alveolen (Abb. 53). Dadurch entwickelt sich eine Cyanose und Tachypnoe. Der Patient klagt über Fieber und trockenen Husten und spürt eine massive Atemnot besonders bei Belastung. Diese Symptome beginnen langsam – im Laufe einer Woche – und halten über mehrere Wochen an, wenn sich die Abwehr nicht erholt. Die Mortalität ist mit 25–50 % recht hoch, abhängig von der Schwere der Grundkrankheit.

Eine spürbare respiratorische Verschlechterung kann bei HIV-Patienten eintreten, wenn das Immunsystem sich unter einer effektiven antiviralen Therapie (HAART) erholt und die entzündliche Reaktion gegen die noch vorhandenen Pilze sich verstärkt (IRIS = „immune restoration inflammatory syndrome").

14.4.1.4 Diagnose

Auskultation und Röntgenbild (s. Abb. 52) entsprechen einer atypischen Pneumonie. Der pO_2 ist spürbar vermindert. Die Erreger können im induzierten Sputum, aber oft auch nur in der Biopsie im Direktnachweis erkannt werden (s. Abb. 53). Nach Schleimverflüssigung mittels N-Acetylcystein können die Erreger durch Zentrifugation konzentriert werden. Nach intensiver Hitzefixation kann man die Erreger – und zwar die mehrkernigen Zysten – anfärben (Giemsa, Grocott-Gomori, Toluidinblau, Calcofluor oder mittels fluoresceinmarkierter Antikörper). Oft sieht man nur noch leere Zysten. Eine Kultur der Pilze ist bislang nur auf Zellkulturen möglich, z. B. Verozellen oder besser noch mit Lungenzellen, oder im embryonierten Hühnerei. Mancherorts wird auch für die Untersuchung von Sekreten eine PCR angeboten, wobei aber prinzi-

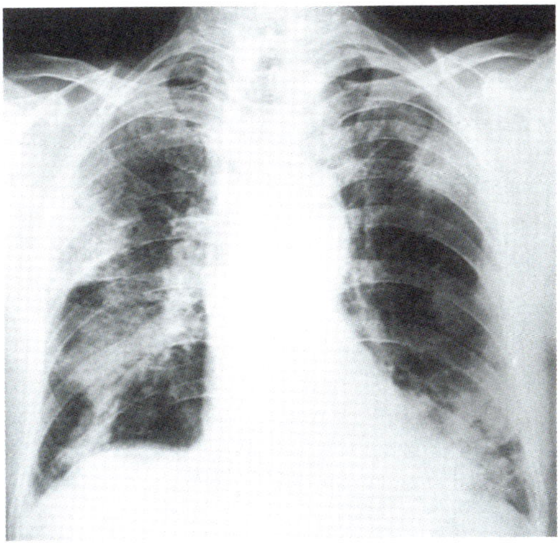

a)

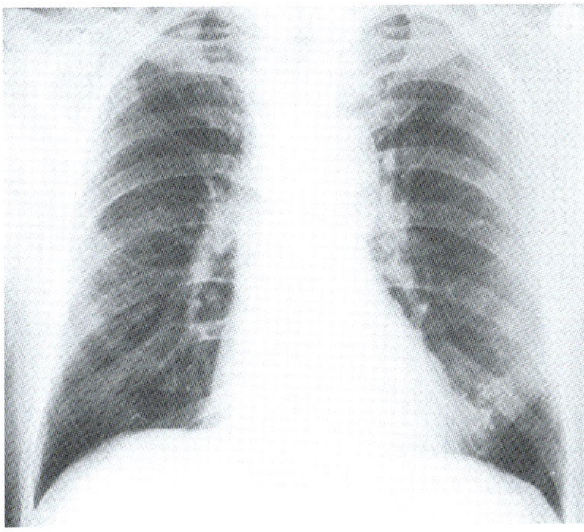

b)

Abb. 52 a u. b Röntgenbilder mit atypischer Pneumonie bei Pneumocystis-carinii-Infektion eines Immunsupprimierten (vor **(a)**, und nach **(b)**, Therapie)

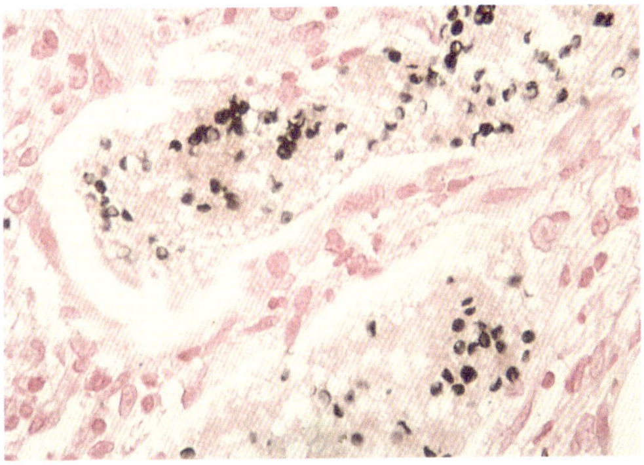

Abb. 53 Nachweis von Pneumocystis-carinii-(jiroveci) Zysten in den Alveolen mittels Grocott-Gomori-Färbung

piell ein positiver Nachweis nicht zwischen einer bloßen Besiedelung und einer Infektion unterscheiden kann.

14.4.1.5 Therapie

Bei einer manifesten Erkrankung ist die parenterale Gabe des Antibiotikums Cotrimoxazol am erfolgreichsten, obwohl Resistenzen vorkommen, wenn in dem Targetenzym, nämlich der DPHS (Dipteroathydrolatsynthase), Mutationen entstehen. Wenn der Zustand sich gebessert hat, kann auch eine orale Gabe die Infektion beenden; leider sind die Nebenwirkungen oft so erheblich, dass die Therapie abgebrochen werden muss. Dann ist Pentamidin eine Alternative, obwohl auch dies schlecht vertragen wird. Die Inhalation mit Pentamidin ist besser verträglich, aber auch weniger wirkungsvoll. Neuerdings gibt es ein Medikamente, mit direkter antimykotischer Wirkung aus der Gruppe der Echinocandine, die womöglich hilfreich sind, weil sie an der Glukansynthese der Zysten eingreifen (Tabelle 50). Auch das antiparasitäre Mittel Atovaquon, ein Hydroxy-1,4-naphthoquinon, ist wirksam gegen Pneumocystis. Diese lipophile Substanz wirkt wie ein Analogon des Ubichinon (Coenzym Q) und inhibiert in den Mitochondrien den Transfer von Elektronen auf Zytochrom b, sodass das Energiepotential der Mitochondrienmembran zusammenbricht, wodurch dann mehrere abhängige Enzymsysteme ausfallen. Zusätzlich kann Kortison die Beschwerden lindern.

Die Prophylaxe mit Cotrimoxazol bzw. Pentamidin kann das Auftreten oder die Exazerbation verhindern.

Tabelle 50 Therapie und Prophylaxe

Therapie:	Cotrimoxazol	3 x 480 mg/Tag
oder	Pentamidin	4 mg/kg KG/Tag i.v.
oder	Atovaquon	3 x 750 mg/Tag oral (für 21 Tage)
oder	Clindamycin+Primaquin	
oder	Caspofungin	
Prophylaxe:	Cotrimoxazol	1 x 480 mg/Tag
oder	Pentamidin	Inhalation 1 x/Monat
oder	Atovaquon	750–1500 mg/Tag oral

14.5 Exotische Erreger

14.5.1 Histoplasma

Epidemiologie

Nur in bestimmten exotischen Ländern (Südstaaten der USA, Westindien, Zentral- und tropische Gebiete von Südamerika, tropisches Afrika, Indien, Fernost) kommt Histoplasma capsulatum endemisch vor. Im Kot von Vögeln und Fledermäusen finden diese Pilze ein geeignetes Milieu, um sich zu vermehren. In der Umwelt wachsen sie als Schimmelpilze mit Myzel, Makrokonidien und Mikrokonidien. Staub überträgt dann die Mikrokonidien, die eigentliche infektiöse Form, auf den Menschen; dies kann sporadisch geschehen; aber oft treten kleine Epidemien bei einer Gruppe von Exponierten, z. B. Höhlenforschern, auf, wenn diese Personen eine exzessive Sporenmenge einatmen.

Virulenz und Pathogenese

Die Mikrokonidien werden inhaliert und wachsen im Menschen bei 37 °C in der Hefeform. Diese Formen können von den Makrophagen und Granulozyten phagozytiert werden; die Wirtszellen dienen als Vehikel und verschleppen die Pilze in verschiedene Organe, speziell in das RES. Die Pilze vermehren sich sogar intrazellulär (Abb. 54), wobei sie die Lysosomen etwas modifizieren, um zu überleben. Mit Hilfe ihrer Katalase überstehen sie die Attacken der oxidativen Abwehrmechanismen dieser Wirtszellen. Entscheidend ist auch, dass sie sich ausreichend mit Fe versorgen, wofür sie neben einer Ferroreductase, welche an Transferrin gebundenes Fe^{+++} zu Fe^{++} reduziert und damit frei-

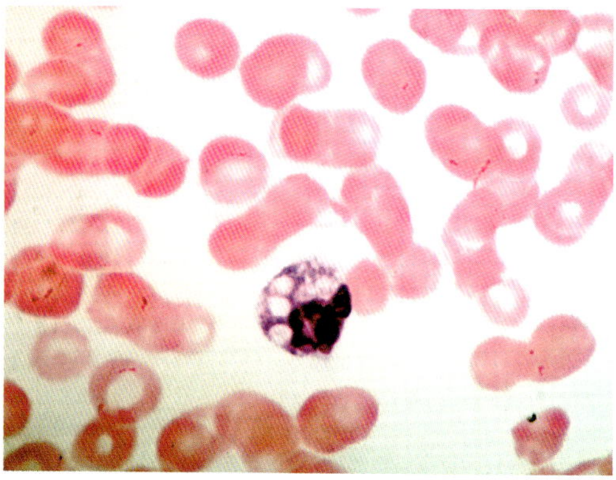

Abb. 54 Blutausstrich mit intrazellulären Histoplasma

setzt, auch noch Hydroxamat produzieren, das als Siderophor wirkt, welches eine so hohe Affinität zu Eisen hat, dass es dieses sogar aus seiner festen Bindung an Transferrin herauslöst. Für das intrazelluläre Überleben benötigen die Pilze ein Kalziumbindeprotein (CBP). Durch T-Zellen aktivierte Makrophagen können jedoch den Zugang zu Transferrin limitieren, indem sie die Anzahl der Transferrinrezeptoren an der Oberfläche reduzieren; somit wird den Pilzen der essentielle Nährstoff entzogen.

In den meisten Fällen gelingt es in der Tat einem abwehrtüchtigen Menschen, die Vermehrung dieser fakultativ pathogenen Pilze zu stoppen, sodass gar keine manifeste Erkrankung resultiert. In den endemischen Gebieten ist ein Großteil der Bevölkerung im Erwachsenenalter durchseucht; es kann aber auch eine dauerhafte, inaktive Infektion geschehen. Im Falle einer Abwehrschwäche, z. B. bei HIV-Infektion, kommt es dann zu einer endogenen Reaktivierung. Natürlich kann auch eine exogene Exposition bei diesen abwehrgeschwächten Personen zu einer fortschreitenden, manifesten Infektion führen.

Symptome

Also nur bei entsprechender Reiseanamnese kann als Differentialdiagnose von Haut-, Weichteil- und Lungeninfektionen auch an die Histoplasmose gedacht werden. Dennoch bleiben die meisten Infektionen stumm oder blande, sodass eine akute lokale Infektion der Lunge, die im Röntgenbild als Rundherd erkennbar ist, auch ohne Therapie sich wieder spontan zurückbildet. Dies verläuft also ganz ähnlich wie eine Infektion mit Mycobacterium tuberculosis. Der primäre Manifestationsort kann jedoch auch der Mund oder der Larynx sein, wo ulzerierende Läsionen auftreten. Aber in Einzelfällen und speziell bei Abwehrschwäche, etwa Aids, kommt es zu einer Disseminierung mit Befall des reticuloendothelialen Systems, also zu einer Infektion verschiedener Lymphknoten, des Knochenmarkes, der Milz und der Leber.

Ähnlich wie bei anderen opportunistischen Infektionen von HIV-Infizierten wird auch bei Histoplasma-Infektionen eine paradoxe Verschlechterung des Zustandes beobachtet, wenn der Immunstatus eines Patienten sich unter der antiviralen Therapie mit HAART deutlich erholt; wenn nämlich dann immer noch eine relativ hohe Pilzlast im Körper ist, kommt es zu einer gesteigerten Entzündungsreaktion (IRIS = „immune restoration inflammatory syndrome").

Diagnose

Bei der direkten Mikroskopie entgehen die kleinen Pilzelemente meist der Erkennung; gelegentlich kann man sie als intrazelluläre Aussparungen in Phagozyten in Blutausstrichen (s. Abb. 54) oder Knochenmarkpunktionen sehen.

Bei Zimmertemperaturen wachsen die Pilze auf den üblichen Nährböden als Fadenpilze, wogegen bei 37 °C die Hefephase dominiert. Man spricht deswegen von **dimorphen Pilzen**! Da die flauschige, weiße Kolonie von Histoplasma capsulatum in der Myzelform extrem kontagiös ist (Histoplasma capsulatum ist in die **Risikogruppe III** eingestuft, also extrem gefährlich), muss bei dem leisesten Verdacht bereits größte Vorsicht im Labor walten. (Der Patient selbst ist also nicht kontagiös; eine Übertragung von Mensch zu Mensch geschieht nicht.) Da die Pilze aber recht langsam wachsen und die Kolonien oft erst nach 2–4 Wochen sichtbar sind, sollte man bei Verdacht schon vorsorglich mit der Therapie beginnen.

Serologische Teste, wie KBR und Immundiffusion, sind für die Diagnose von chronischen Verläufen vor allem in Gegenden mit niedriger Seroprävalenz von hohem Stellenwert; sie stehen jedoch nur in Speziallabors zur Verfügung. Der Histoplasminhauttest hat nur geringen praktischen Wert.

Therapie

Die asymptomatische Verlaufsform benötigt keine Therapie. Und auch bei der akuten Form einer Lungeninfektion kann man zunächst abwarten, obwohl aus Sicherheitsgründen eine supportive Antimykotikatherapie mit Fluconazol bzw. Itraconazol begründet erscheint. Bei einer disseminierten Infektion ist Amphotericin B immer noch Mittel der ersten Wahl, gefolgt von Voriconazol, Itraconazol und Fluconazol. Auch Caspofungin hat sich als wirksam erwiesen. Bei Aidspatienten muss eine Langzeittherapie mit einem Azol bzw. eine intermittierende Gabe von Amphotericin B angesetzt werden.

14.5.2 Coccidioides

Biologie

Je nach äußeren Bedingungen kann Coccidioides immitis in 3 verschiedenen Formen auftreten. In der Natur, im Boden und auf den meisten künstlichen Nährböden liegt er zunächst in der Myzelform vor, wobei Septen und auch richtige Verzweigungen gebildet werden. An Plastikkatheter kann er sogar im Körper in der filamentösen Myzelform vorkommen. Später zerfällt das **Myzel** in einzelne Zellen, die fassförmig aufgetrieben sind (Abb. 55). Diese **Arthrokonidien** lösen sich vom Verband und gelangen bei Wind in die Luft und werden dann aerogen verbreitet. Im Gewebe eines empfänglichen Menschen bildet sich aus einer solchen Arthrokonidie eine große Sphärule (bis 80mm!), die mehrere Endosporen umschließt. Solche **Sphärulen** platzen und die frei gewordenen Endosporen entwickeln sich wieder zu Sphärulen.

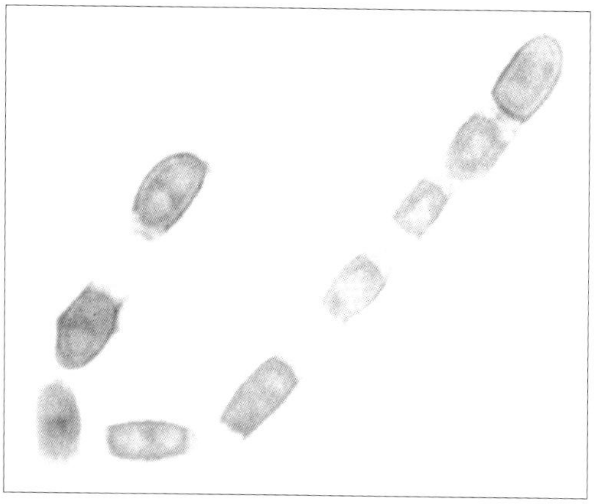

Abb. 55 Myzel von Coccidioides, das in Arthrokonidien zerfallen ist

Epidemiologie

Der Massentourismus bringt heute viele Menschen in semiaride Gebiete von Amerika (Südstaaten der USA, Honduras, Guatemala, Venezuela, Argentinien, Paraguay), wo im trockenen Sand die Sporen (Arthrosporen) von Coccidioides immitis lange Zeit persistieren. Mit dem Staub werden dann die Erreger aerogen verbreitet. So ist die Wahrscheinlichkeit geradezu 100 %, diese Keime einzuatmen, wenn man das Death Valley als Tourist durchquert; selbst bei geschlossenem Wagen.

Pathogenese

Natürlich führt nicht gleich jeder Kontakt zu einer Infektion und selbst wenn dies geschieht, was relativ häufig ist, so entsteht nur selten eine manifeste Erkrankung. Ähnlich wie bei Kontakt mit Mycobacterium tuberculosis kommt es allenfalls zu einem Rundherd in der Lunge, begleitet von einer fieberhaften „Erkältungskrankheit", die jedoch in den meisten Fällen spontan ausheilt. Eventuell treten auch Arthralgien, Konjunktivitis und Erythema nodosum, also typische immunpathologische Reaktionen, auf. Nur in Einzelfällen, besonders aber bei Schwäche der T-Zell-vermittelten Immunität, also bei Aids aber auch schon bei Schwangerschaft, kann sich der Erreger ausbreiten und es kommt zu einer fortschreitenden Entzündung in diversen Organen.

Symptome

Neben der Lunge sind vor allem die Meningen betroffen. Als Komplikationen kann sich eine Ventrikulitis und sogar anschließend ein Hydrozephalus durch Verklebung und Verschluss der entzündeten Ventrikelausführungsgänge bilden. Auch das Hirnparenchym kann betroffen sein, z. B. in Form von Vaskulitiden, welche zu Gefäßverschlüssen führen, und auch in Form von Abszessen.

Bei anderen Patienten sind evtl. nur die Haut oder die Gelenke befallen.

Diagnose

Kommt es in der Lunge zu einer massiven Vermehrung, so werden mit dem Sputum Pilzelemente in Form von „Sphärulen" ausgeschieden; deren mikroskopischer Nachweis, was aber nur dem Erfahrenen auffällt, ist beweisend. Man kann auf den üblichen Pilznährböden die Erreger vermehren, die dann als flauschige, weiße Kolonie wachsen. Für das Laborpersonal sind solche Kulturen in hohem Maße **kontagiös**! In etwa 50 % der Fälle ist der Liquor kulturell positiv.

Daneben gibt es auch noch zuverlässige serologische Nachweismethoden, z. B. die **KBR**, soweit die Antikörperproduktion noch funktioniert. Im Liquor ist die KBR bei ZNS-Beteiligung zu 95 % positiv.

Der Coccidioidin-Hauttest gibt in manchen Fällen Hinweise.

Therapie

Zunächst kann beim abwehrtüchtigen Patienten abgewartet werden, ob spontan eine Heilung erfolgt; ggf. kann man auch vorsorglich zur Unterstützung 400 mg Fluconazol pro Tag für 3–6 Monate verabreichen. Bei Disseminierung kann man zunächst mit Amphotericin B (1 mg/kg KG pro Tag bis zu einer Gesamtdosis von 2 000 mg) so weit die Infektion eindämmen, um dann, wenn die Infektion unter Kontrolle ist, mit Fluconazol (oder auch Itraconazol) über längere Zeit weiterzubehandeln und zwar über Monate. Einen Relaps gibt es, wenn die Therapie zu früh beendet wird; solche Fälle treten auch noch 1–2 Jahre später auf! (Man muss also den Patienten lange Zeit kontrollieren.) Bei weiterbestehender Prädisposition, z. B. bei Aids, muss eine lebenslange Therapie angepeilt werden, um Exazerbationen zu verhindern.

Eine akute ZNS-Infektion muss sogar mit einer intrathekalen Therapie von Amphotericin B (zunächst 0,01–0,05 mg und allmählich ansteigend auf ~ 0,1 mg) angegangen werden. Dies kann evtl. durch Anlage eines lumbalen Reservoirs erleichtert werden.

14.5.3 Blastomyces

Blastomyces dermatitidis ist die anamorphe Zelle von Ajellomyces dermatitidis. Bei 25–30 °C wächst der Pilz als Schimmel (Myzelform) mit septierten Hyphen und bildet massenhaft Konidien. Bei 37 °C liegt der **dimorphe Pilz** jedoch in der Hefeform vor, die sich durch Knospung vermehrt.

Diese Erkrankung ist eine systemische Pilzinfektion, die durch die Hefephase des dimorphen Pilzes aerogen übertragen wird. Hauptsächlich aus USA und Kanada, in seltenen Fällen aber auch aus Indien, Afrika und dem Nahen Osten wird die Infektion eingeschleppt. Zunächst ist nur die Lunge betroffen; zumeist ist die Infektion selbstlimitiert. Aber bei immunkompromittierten Patienten kommt es zu einer anhaltenden Infektion, die dann auch auf Haut (Abb. 56), Knochen, ZNS und andere Organe, speziell die Prostata, übergreifen kann.

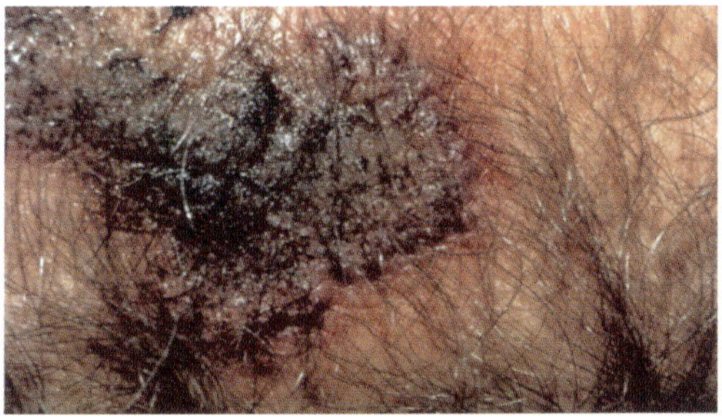

Abb. 56 Hautinfiltrate bei Blastomykose.

In endemischen Gebieten gelingt der Nachweis durch 6–8-wöchige Kultur bei 25–30 °C und auch bei 37 °C auf Blutagar. (Die Platten müssen aber gut verschlossen sein, damit nicht durch eine zufällige Öffnung Sporen in die Luft gelangen, was gelegentlich zu Laborinfektionen führt.) Der histologische Nachweis ergibt zumindest den Verdacht, ebenso wie der Hauttest.

Für die Therapie des abwehrstarken Patienten reicht Fluconazol (zunächst 800 mg, später 400 mg/Tag für lange Zeit, nämlich bis zu 6 Monaten). Auch Itraconazol wäre möglich. Bei abwehrgeschwächten Patienten mit lebensbedrohlicher Entwicklung ist besser Amphotericin B (0,6–0,8 mg/kg/Tag bis eine Gesamtdosis von 2,5 g erreicht ist) indiziert. Bei einer klinischen Besserung kann man dann auf Itraconazol oder Fluconazol übergehen. Da die Pilze viel (1→3)β-Glukan in der Zellwand enthalten, kann man davon ausgehen, dass Echinocandine wirken.

14.6 *Giftpilze*

Fruchtkörper mancher höherer Pilze, der Hutpilze (Röhren- und Blätterpilze), wovon es etwa 2 000 Arten gibt, können als **Speisepilze** Verwendung finden (Tabelle 51); einige enthalten in hohem Maße Stoffwechselbestandteile, die nach ihrem Genuss Vergiftungserscheinungen hervorrufen. Von den etwa 200 Giftpilzarten, die in den gemäßigten Zonen der nördlichen Halbkugel wachsen, sind nur etwa 40, die wirklich gefährlich, und eigentlich nur 10, die tödlich wirken.

Tabelle 51
Speisepilze
Boletus edulis (Steinpilz)
Morchella esculenta (Morchel)
Cantharellus cibarius (Pfifferling)
Agaricus campestris (Wiesenchampignon)
Giftpilze
Amanita muscaria (Fliegenpilz)
Amanita phalloides (Knollenblätterpilz)
Paxillus involutus (Kahler Krempling)
Boletus satanas (Satanspilz)

Aber auch nach Verzehr zu alter oder unsachgemäß gelagerter Speisepilze können Unverträglichkeitserscheinungen auftreten. Am meisten gefürchtet sind solche, die die folgenden vier Organsysteme beeinträchtigen:

- solche, die Herz- und Kreislaufkollaps induzieren,

- solche, die lebertoxisch sind (Phalloidin),
- solche, die neurotoxisch wirken (Amanitin),
- solche, die Magen-Darm-Störungen herbeiführen.

Außerdem enthalten diese Speisepilze möglicherweise auch andere, schädigende Bestandteile, die nicht in ihrem Stoffwechsel selbst entstanden sind, sondern die aus der Umgebung aufgenommen und akkumuliert wurden, so z. B. Schwermetalle und auch radioaktive Isotope.

Therapiemöglichkeiten beschränken sich im Wesentlichen auf die symptomatische Therapie. Aus bisher noch nicht eindeutig geklärten Gründen kann Cefotaxim einen positiven Effekt auf eine Vergiftung mit Knollenblätterpilzen ausüben.

IV Antimykotika/Therapie

15 Antimykotika

15.1 Substanzgruppen

Früher wurden manche tiefe Dermatomykosen mit Röntgenstrahlen wirkungsvoll therapiert. Heute ist jedoch diese Methode verlassen, nicht zuletzt weil sich mit der Zeit herausstellte, dass in manchen Fällen nach einem langen zeitlichen Intervall dadurch Hirntumoren induziert wurden. Die **medikamentöse Therapie** bietet heute eine Reihe guter Möglichkeiten, eine lokale oder auch eine systemische Infektion zu behandeln. Im Gegensatz zu den vielen Antibiotika mit antibakterieller Wirkung ist die Zahl der Antimykotika überschaubar (Tabelle 52). Die einzelnen Gruppen unterscheiden sich total in ihrer chemischen Struktur.

In speziellen Situationen werden nach guter klinischer Erfahrung außergewöhnliche Präparate eingesetzt. Bei der Infektion mit Pneumocystis carinii, der sich wegen des fehlenden Ergosterins in der Zytoplasmamembran von den meisten anderen Pilzen wesentlich unterscheidet und der deswegen auch unanfällig gegen alle Antimykotika ist, die an diesem Target angreifen, wurden bisher die Antibiotika Cotrimoxazol oder Pentamidin mit einigem Erfolg eingesetzt. Historisch hat sich Kaliumjodid als Mittel gegen schwere Infektionen mit Sporothrix schenkii etabliert. Zur Behandlung von Dermatomykosen wurden früher viel öfter als heute antimikrobiell wirksame Farbstoffe, z. B. die Solutio Castellani, eingesetzt. Im Prinzip hat auch der optische Aufheller Calcofluor, der zur Anfärbung von Pilzen in der Diagnostik verwendet wird, eine gute antimykotische Wirkung!

In der Natur, z. B. in vielen Pflanzenextrakten oder auch in Honig, gibt es zahllose Stoffe, etwa ätherische Öle, mit mehr oder weniger stark ausgeprägter antimykotischer Wirkung (s. S. 125). Gesättigte Fettsäuren wie die Caprinsäure mit 10 oder die Laurinsäure mit 12 Kohlenstoffgliedern haben breite antimykotische Wirkung. Propolis, der Stoff, der von Bienen als Klebstoff für die Waben verwendet wird, hat starke antimykotische Wirkung gegen C. albicans und andere Sprosspilze. Als Therapeutikum wird keiner dieser Naturstoffe bisher eingesetzt, außer zur alternativen Behandlung von Onychomykosen; dagegen ist ihre Bedeutung für die Prophylaxe durchaus beachtlich.

Körpereigene Abwehrstoffe, etwa rekombinantes BPI („bactericidal permeability increasing protein") aus den Lysosomen von Phagozyten, oder auch Zytokine haben ebenfalls noch keinen festen Platz unter den Therapeutika. Im Zusammenhang mit der starken und breiten antimykotischen Wirkung von Oligopeptiden müssen auch weitere, interessante Substanzen genannt werden, wie etwa Dolastatin 10 und sein Derivat Auristatin PHE. N-Chlorotaurin ($ClHN\text{-}CH_2\text{-}CH_2\text{-}SO_3$) ist ein langlebiges Produkt des oxidativen Stoffwechsels von Phagozyten, welches ein breites Wirkspektrum auf Spross- und Schimmelpilze hat und zumindest topisch appliziert werden kann.

Ein anderer, unkonventioneller Therapieansatz ist die Gabe von Prostaglandinhemmern, wie Aspirin und Indomethacin. Auch HIV-Proteasehemmer vermitteln einen gewissen Schutz gegen Candida-Infektionen, weil sie eben die SAPs, die sauren Proteinasen der Pilze, die chemisch zur gleichen Superfamilie gehören und wichtige Virulenzfaktoren der Pilze sind, in ihrer Wirkung blockieren. Solche Modulatoren sind also keine Antimykotika, weil sie nicht direkt die Vermehrung der Pilze in vitro hemmen, sondern nur die Entfaltung der Aktivität ihrer Virulenzfaktoren behindern, was sich dann indirekt auf die Vermehrung in vivo auswirkt.

15.2 Wirkmechanismen

Die verschiedenen Substanzgruppen haben auch jeweils ganz verschiedene Angriffsorte und Wirkmechanismen im Pilz.

Die Oligopeptide sind amphiphatischer Natur, d. h., sie haben einen bipolaren Aufbau mit einem hydrophilen und einem hydrophoben Rest. Sie integrieren sich in die Lipiddoppelschicht und destabilisieren dabei die Membranfunktion. Oder sie bilden Poren in der Wand der Pilze, was dann zu einem raschen Zelltod führt. Ein dritter Mechanismus besteht in der Aufnahme der Oligopeptide in die Wirtszelle und der nachfolgenden Hemmung von Stoffwechselprozessen.

Neue Substanzklassen, wie Candine und Nikkomykine, welche die für Pilze spezifische Glukansynthase bzw. Chitinsynthase hemmen, vermindern die Stabilität der Zellwand.

Ein spezielles Target für antimikrobielle Substanzen bei den Pilzen ist das Ergosterin (s. Abb. 5) in der zytoplasmatischen Membran, das eben nur bei Pilzen vorkommt und zwar fast bei allen Pilzen. Es wird in mehreren Schritten aus Vorstufen aufgebaut und dann als quantitativ wichtigster Lipidbaustein in die Membran eingebaut. Eine Störung dieser direkten Targets hat dann aber sekundär noch weitere Konsequenzen, etwa eine Störung der Zellwandstruktur. Derzeit spielen Substanzen die größte Rolle in der antimykotischen Therapie, welche entweder direkt mit diesem Target interferieren und damit die Membranintegrität stören, z. B. die Polyene, oder welche die Synthese dieses essentiellen Baustoffes inhibieren, wobei Antimykotika aus den verschiedenen Klassen, z. B. die Allylamine und die Azole, an unterschiedlichen Punkten angreifen.

Daneben gibt es auch noch solche Antimykotika, die den Zellstoffwechsel an empfindlichen Stellen beeinflussen, oder solche, die als Analoga für die Nukleinsäuresynthese verwendet werden, oder die mit den Mikrotubuli interagieren und somit die Trennung der Chromosomen unterbrechen.

Daneben gibt es noch viele andere Substanzen mit antimykotischer Wirkung, und zwar auch mit ganz anderen Wirkmechanismen, die aber noch keine praktische Bedeutung in der Medizin erreicht haben. Die Anwendung von Strobilurinen, welche die Atmungskette der Pilze stören, hat sich bislang allenfalls in der Behandlung von Pilzbefall bei Pflanzen bewährt.

Als sog. Pestizide werden schon seit langem Kombinationen von Kupfer mit Kalziumhydroxid eingesetzt, welche in die Pilzzelle eindringen und an Thiol-, Carboxyl- oder Aminogruppen binden und so die Pilzzelle irreversibel hemmen.

15.3 *Wirkspektrum*

Das größte Wirkspektrum hat Amphotericin B, denn bis auf wenige Ausnahmen, wie etwa Pneumocystis carinii, die das Target für Amphotericin B, das Ergosterin, nicht besitzen, sind die allermeisten Pilze empfindlich (darüber hinaus wird es

Tabelle 52 Substanzen mit antimykotischer Aktivität und Wirkungsweise

Angriffsort	Wirkmechanismus	Substanzgruppe
Zellwand	Chitinsynthese	Nikkomyzin
	Glukansynthese	Echinocandin/Pneumocandin
	Komplexe mit Mannan	Pradimicin/Benanomicin
	Porenbildung	Oligopeptide
Sterol	Hemmung der Produktion	Allylamine
	Hemmung der Produktion	Azole (Imidazole, Triazole)
	Direkte Interaktion	Polyene
Div. Enzymsysteme	Chelatbildner von Eisen	Ciclopiroxolamin
Ribosomen/ELF2	Proteinsynthese	Sordarine
Mitochondrien	Hemmung des Elektronentransfers	Atovaquon
Zellkern	Nukleinsäurebildung	5-FC
Spindelapparat	Blockade	Griseofulvin

Tabelle 53 Wirkspektrum und intrinsische Resistenzen von Antimykotika

	Amphotericin B (Polyen)	Caspofungin (Echinoc andin)	Flucytosin (Pyrimidin)[2]	Voriconazol (Triazol)	Fluconazol (Triazol)	Itraconazol (Triazol)	Kaliumjodid Salz (KJ)	Ciclopirox* (Pyridon)	Terbinafin (Allylamin)	Griseofulvin (Benzofuran)
Candida albicans	■	■	▪	■	🟥	■	❍	■	▪	❍
Candida glabrata	■	■	▪	◾	◾	■	❍	■	▪	❍
Candida krusei	◾	■	▪	▪	❍	▪	❍	■	▪	❍
Candida tropicalis	■	■	▪	■	◾	■	❍	■	▪	❍
Candida parapsilosis	■	■	▪	■	◾	■	❍	■	▪	❍
Candida lusitaniae	◾	■	▪	■	■	■	❍	■	▪	❍
Candida guilliermondii	■	▪	▪	◾	■	■	❍	■	▪	❍
Trichosporon spp.	▪	▪	▪	■	▪	◾	❍	✖	◾	❍
Trichosporon asahii	❍	▪	▪	■	▪	◾	❍	✖	◾	❍
Cryptococcus neoformans	■	▪	▪	■	🟥	◾	❍	✖	▪	❍
Sporothrix schenkii	■	◾	❍	■	▪	■	🟥	✖	◾	❍
Geotrichum	◾	✖	▪	■	❍	▪	❍	✖	▪	❍
Histoplasma	■	◾	❍	■	◾	🟥	❍	✖	◾	❍
Coccidioides	■	◾	❍	■	◾	■	❍	✖	◾	❍
Pneumocystis carinii[1]	❍	■	❍	❍	❍	❍	❍	✖	❍	❍
Aspergillus fumigatus	■	■	▪	■	▪	◾	❍	✖	◾	❍
Aspergillus terreus	❍	■	▪	■	▪	◾	❍	✖	◾	❍
Aspergillus spp.	■	■	▪	■	▪	◾	❍	✖	◾	❍
Penicillium spp.	■	✖	❍	■	▪	◾	❍	✖	✖	❍
Penicillium marneffei	■	✖	▪	■	◾	◾	❍	✖	✖	❍
Alternaria	◾	▪	❍	■	▪	◾	❍	✖	❍	❍
Andere „Schwärzepilze“	◾	▪	❍	■	▪	◾	❍	✖	❍	❍
Scedosporium apiospermum	▪	✖	❍	■**	❍	❍	❍	✖	▪	❍
Fusarium	▪	❍	❍	◾***	▪	▪	❍	✖	❍	❍
Mucoraceen/Zygomyzeten	◾	❍	❍	❍	❍	❍	❍	✖	❍	❍
Trichophyton spp.	❍	❍	❍	■	■	■	❍	■	■	■
Microsporum spp.	❍	❍	❍	■	◾	◾	❍	■	■	■
Epidermophyton	❍	❍	❍	■	◾	◾	❍	■	■	■

✖ noch nicht bekannt

* Wirkt nur bei lokaler Applikation (Haut, Schleimhaut, Vagina) nicht systemisch

** Am besten wirkt Miconazol (*Daktar*, ein Azol)

*** Am besten wirkt Posaconazol

Daneben muss man jedoch beachten, dass im Einzelfall ein Isolat durch eine erworbene Resistenz ein verändertes Verhaltensmuster aufweisen kann.

1 Atovaquon hemmt diese Pilze

2 5-Flucytosin hat allein nur schwache Wirkung; als Kombinationspartner von anderen Antimykotika wirkt es oft synergistisch

auch zur Therapie von manchen parasitären Infektionen eingesetzt). Manche Erregergruppen haben eine intrinsische Resistenz gegen eines oder mehrere der Antimykotika (Tabelle 53).

Fungizidie

Eine exakte Definition von Fungistase bzw. Fungizidie gibt es nicht und im Prinzip ist der Übergang fließend. Die abtötende Wirkung hängt in vitro ab von der Konzentration über der minimalen Hemmkonzentration und der Dauer der Einwirkung. Wenn eine Hemmung nur lange genug anhält, wird schlussendlich ein Keim auch sterben; in Anlehnung an die Definitionen im bakteriologischen Labor kann man eine Substanz dann als fungizid bezeichnen, wenn sie innerhalb von 24 Stunden in Konzentrationen doppelt so hoch wie die MHK die Keime zu 99,9 % abtötet. Ob diese Definition klinisch relevant ist, mag in Frage gestellt werden. Denn wenn eine Substanz erst nach 24 Stunden kontinuierlicher Konzentration die Pilze abtötet, so wird diese Konstellation in vivo nur selten erreicht.

Vielmehr muss die Einteilung in die Gruppe der fungiziden bzw. fungistatischen Substanzen mehr dynamisch, willkürlich erfolgen: So sind die Polyene allein von ihrem Wirkmechanismus her eher fungizid, weil sie die Membran destabilisieren und desintegrieren. Echinocandine durchlöchern die Wände der Myzelien an den Stellen, wo die Targets, also die Glukansynthase, hohe Konzentrationen erreichen, nämlich an den Stellen, wo Wachstum stattfindet, d.h. an den Spitzen der Myzelien und an den Verzweigungsstellen, was jedoch noch nicht den sofortigen Tod des gesamten Pilzzellverbandes, also die Lebensfähigkeit aller Pilzzellen im Myzel, nach sich zieht. Ein Pilz ist also nicht in jeder Phase vulnerabel! Die Azole sind zunächst als fungistatisch zu bezeichnen, weil sie die Produktion von Ergosterin, dem essentiellen Baustein der Zellmembran, unterbinden; da aber die Vorräte noch eine Weile ausreichen, um neue Zellmembran zu konstruieren, kann die Zelle zunächst unbeschadet überleben. Aber im Laufe der Zeit wird dieser Mangel relevant, sodass auch die Zellwand darüber leidet und undicht wird. Spätestens aber wenn die Vorstufen von Ergosterin sich stauen, sind diese toxischen Produkte letal (Abb. 59). Also früher oder später stirbt ein Pilz in vitro auch nach Exposition gegen Azole ab, nur ist dies in vivo irrelevant. Voriconazol ist bei manchen Stämmen von Aspergillus so stark aktiv, dass der Pilz in kürzester Zeit abstirbt.

Subinhibitorische Konzentrationen

Als Endpunkt für die Messung eines antimikrobiellen Effektes einer Substanz wird meistens die Abtötung bzw. die Hemmung der Vermehrung herangezogen. Die Frage ist, ob man solche Konzentrationen überhaupt in vivo am Ort der Infektion erreicht und ob nicht evtl. auch schon in niedrigeren Konzentrationen ein Effekt, z. B. auf die Produktion von Virulenzfaktoren, eintritt. In der Tat können zumindest bestimmte Antimykotika, etwa Polyene und Azole, in subinhibitorischen Konzentrationen bereits sekundär Stoffwechselvorgänge verändern, was allerdings deutlich abhängig von den Milieubedingungen ist. Auch funktionelle Veränderungen, z. B. die Bindung an Plastik oder an Matrixproteine oder an Epithelzellen, treten auf, wobei in einigen Fällen eine Hemmung der Virulenz, in anderen aber auch eine Steigerung beobachtet wurde. Fluconazol kann in subinhibitorischen Konzentrationen bereits Einfluss auf die Zusammensetzung der glukanassoziierten Zellwandproteine nehmen (z. B. eine Verminderung der Enolase erzielen), wodurch die Phagozytose der vorbehandelten Pilze erleichtert ist.

Echinocandine, welche die Bildung des Glukangrundgerüsts stören, können den Einbau von glukanassoziierten Proteinen, z. B. der wichtigen Enolase, bereits schon in Konzentrationen reduzieren, die unter der minimalen Hemmkonzentration liegen. Somit kann vermutet werden, dass ein solcher Pilz in seiner Lebenstüchtigkeit beeinträchtigt ist.

Insgesamt sollte man wegen der schwer voraussagbaren Konsequenz solche subinhibitorischen Konzentrationen bei einer Therapie besser meiden.

PAFE (Post Antifungal Effect)

Wenn ein Antimykotikum den Pilz nicht in kurzer Zeit abtötet, so kann aber zumindest die hemmende Wirkung noch eine Weile anhalten, auch wenn das Mittel selbst im Milieu schon unter die effektive Konzentration abgesunken ist. Diese Eigenschaft hat Einfluss auf die Applikationshäufigkeit von Medikamenten. Die Dauer dieses „post antifungal effects" ist von Substanz zu Substanz recht unterschiedlich. Während Azole keinen nennenswerten Effekt haben, hemmt Amphotericin B die Vermehrung von A. fumigatus und C. albicans noch 6 bzw. sogar 12 Stunden; Echinocandine üben auf Aspergillus nur kurz (< 1 h) eine hemmende Wirkung aus, während Candida auch mehrere Stunden nach Exposition noch nicht wieder wachsen kann.

15.4 Resistenzmechanismen

Bei Antimykotika gibt es im Prinzip nur zwei Möglichkeiten einer Resistenzentwicklung:

- eine erhöhte Permeabilitätsbarriere, z. B. vermittelt durch eine dichte Zellwand oder sogar eine Exportpumpe, sodass die Substanz erst gar nicht am Ziel ankommt. Zwei unterschiedliche Typen von Effluxpumpen sind bekannt, nämlich die Major facilitators (genetisch determiniert durch das mdr-Gen) und die ABC-Transporter mit einer ATP-Bindungskasette, die durch das cdr-Gen kodiert werden. Die Aktivität der Pumpen kann von äußeren Milieufaktoren gesteuert werden; Corticosteroide können z. B. bei A. fumigatus deren Aktivität erhöhen, wodurch die Wirkung von Antimykotika vermindert wird.
- eine Veränderung des Targets, wodurch die Affinität verringert wird. Dies kann dadurch bedingt sein, dass das Ziel mutiert und sich die Bindungsaffinität des Antimykotikums dadurch verringert, oder dass das Ziel quantitativ so stark multipliziert wird, dass die Menge an Antimykotikum nicht ausreicht, alle Zielmoleküle zu treffen.

Der dritte Mechanismus, der bei Antibiotika eine große Rolle spielt, nämlich die enzymatische Modifikation der antimikrobiellen Substanz noch bevor sie am Target ansetzt, kommt bei Antimykotika nicht vor.

Ein weiterer Unterschied ist der, dass plasmidkodierte Resistenzen bei Pilzen nicht vorkommen. Daraus folgt, dass eine rapide, explosionsartige Ausbreitung von Resistenzen sogar über Speziesgrenzen hinweg nicht eintritt. Vielmehr führt eine allmähliche Selektion unter der Therapie von solchen Stämmen, die a priori schon resistent waren oder nach Mutation resistent geworden sind, zur Ausbreitung. Ein stark ausgeprägter Phänotyp der Resistenz tritt dann auf, wenn eine Kombination von verschiedenen Resistenzmechanismen in einer Pilzzelle exprimiert wird.

Stämme mit Resistenz gegen Antimykotika sind manchmal auch in ihrer Virulenz verändert; jedoch gilt nicht gesetzmäßig, dass resistente Pilze immer gleichzeitig auch weniger virulent bzw. fit wären.

15.5 Pharmakologie

Bei der Anwendung der Antimykotika muss man neben der direkten antimikrobiellen Aktivität auch die unterschiedlichen physikochemischen Eigenschaften und die daraus resultierenden pharmakologischen Eigenschaften der verschiedenen Substanzen kennen (Tabelle 54).

15.6 Antimykotika im Telegramm

15.6.1 Polyene

Polyene sind große wasserunlösliche Ringe; Amphotericin B, Nystatin und Natamycin sind die medizinisch wichtigen Vertreter.

Telegramm Amphotericin B (Amphotericin B): Wirkungsweise: Amphotericin-B-Moleküle haben es schwer, überhaupt durch die Zellwand der Pilze zu gelangen. Sie binden dann an Ergosterin in der zytoplasmatischen Membran und integrieren sich in die Lipiddoppelschicht der zytoplasmatischen

Tabelle 54 Pharmakologische Eigenschaften

	Proteinbindung	Ausscheidung renal	Ausscheidung enteral	Ratio ZNS/Serum
Amphotericin B	90 %	5 %	gering	5 %
Flucytosin	5 %	90 %	gering	30 %
Fluconazol	12 %	90 %	gering	75 %
Itraconazol	99 %	35 %	55 %	????
Voriconazol	58 %	gering	90 %	75 %
Caspofungin	97 %	40 %	35 %	????
Terbinafin	99 %	70 %	20 %	????

Membran; mehrere Moleküle (ca. 8) müssen an einem Punkt zusammenkommen und oligomerisieren, sodass Poren (Kanäle) in der Membran entstehen. So kommt es zu deren Desintegration und schlussendlich zu einer fungiziden Wirkung. (Abb. 57). Also im Prinzip müssen viele Moleküle pro Pilzzelle ankommen, um zumindest dann an einem Punkt sogar in Mehrzahl präsent zu sein. Wenn Pilze andere Lipide als Ergosterin in die zytoplasmatische Membran einbauen, was nur selten passiert, so sind sie resistent.

Wenn dann auch Polyenmoleküle in das Zytoplasma der Pilzzelle gelangt sind, so induzieren sie dort am besten unter hohem Sauerstoffgehalt ihre Autooxidation, wobei Radikale entstehen, die zusätzlichen Schaden anrichten. Eine erhöhte Aktivität der Katalase von Pilzstämmen kann dieser Wirkung entgegenarbeiten.

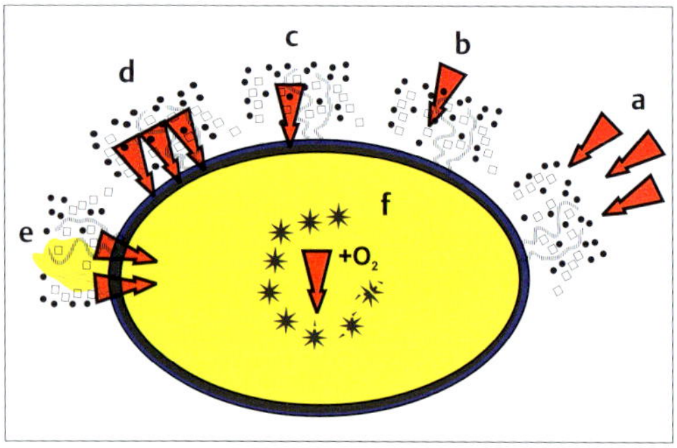

Abb. 57 Darstellung der Wirkung von Amphotericin B
a) Ampho B Moleküle treffen auf die Zellwand einer Pilzzelle
b) Einige Moleküle diffundieren
c) Einige, wenige binden an das Target, nämlich Ergosterin
d) Mehrere Moleküle oligomerisieren
e) Dieser Komplex integriert sich in die Zytoplasmamembran und evtl. entsteht eine Pore
f) Einige Moleküle dringen in die Pilzzelle ein und werden oxydiert, wodurch Radikale entstehen, welche für die Pilzzelle toxisch sind.

Wirkungsspektrum: Polyene haben eine ganz breite Wirkung und gelten als goldener Standard; praktisch gibt es bei den medizinisch wichtigen Pilzen keine Resistenzen außer einer intrinsischen Resistenz von Dermatophyten, Sporothrix, Paecilomyces, Scedosporium, Fusarium, Schwärzepilzen, Aspergillus terreus und Candida lusitaniae. Diese Resistenz beruht einerseits darauf, dass anstelle der Ergosterinmoleküle evtl. ersatzweise auch andere Lipide zum Aufbau der zytoplasmatischen Membran verwendet werden oder dass die Lipidbausteine weniger gut zugänglich sind. Ein weiterer Schutz der Pilzzelle vor der toxischen Wirkung ist eine hohe Aktivität der Katalase einer Pilzzelle, welche die Radikale bei der Autooxidation neutralisieren. Nur selten können einzelne Stämme der empfindlichen Arten eine Resistenz entwickeln. Eine Resistenzbestimmung ist also routinemäßig nicht unbedingt erforderlich. Ganz exakt ist die Empfindlichkeit aber im strengen Sinne gar nicht zu eruieren, da keine verbindlichen Breakpoints für MHK-Werte existieren; derzeit gilt willkürlich ein Wert von 2 mg/l.

Applikationen:
lokal: wirkt nur lokal, wird nur minimal resorbiert; auch eine Instillation in Harnblase oder Peritoneum sowie eine intralumbale, intravitreale oder intrapleurale Applikation ist möglich.

oral: wirkt nur lokal, wird nicht resorbiert.

i.v.: Da Amphotericin B praktisch nicht wasserlöslich ist, muss es in eine kolloidale Suspension mit Desoxycholat gebracht werden, sodass es eine mizelläre Struktur annimmt. Die Gabe erfolgt als intravenöse Kurzinfusion über mindestens 2 Stunden, besser 4–6 Stunden, in 5%iger Glukoselösung. Eine langsamere Infusion (z. B. über 24 Stunden verteilt) verbessert zwar die Verträglichkeit, hat aber möglicherweise nur eine verminderte Wirkung, da offensichtlich hohe Spitzenspiegel eine günstigere Trefferquote vermitteln.

Die Verteilung dieser Präparation erfolgt nach dem 2 Kompartimentmodell, d. h., zunächst versackt die Substanz im tiefen Kompartiment (Verteilungsvolumen: 14 l/kg KG!). Erst wenn diese Depots aufgefüllt sind, baut sich im Serum ein Wirkspiegel auf. Dies bedeutet, dass sich immer erst mit einer zeitlichen Verzögerung eine Wirkung einstellen wird. Man sollte also die Entscheidung für den Einsatz von Amphotericin B nicht noch hinauszögern, weil sonst der Therapieerfolg wegen zu spätem Start in Frage gestellt wird. In der Praxis bedeutet dies, dass man vielleicht schon beginnen sollte, auch wenn eine endgültige diagnostische Abklärung noch nicht vorliegt! Andererseits kann man ausreichende Wirkspiegel schneller erreichen, wenn man mit einer „loading dose" beginnt. Dies ist leider nur begrenzt möglich, da die Verträglichkeit von Amphotericin B schlecht ist und man sich eigentlich einschleichen müsste. Also muss man Kompromisse schließen und mit Fingerspitzengefühl den individuell richtigen Weg eruieren. Evtl. kann die Gabe von 50 mg Hydrocortison die Fieberreaktion mildern und kleine Mengen von Heparin (1000 E) können eine Phlebitis verhindern.

Dosierung:
i.v.: 0,5–1,0 mg/kg KG/Tag
dto. 0,5–0,7 bei Nicht-Neutropenikern bzw. 0,7–1,0 bei Neutropenikern
lokal bzw. oral: unbegrenzt

Bioverfügbarkeit bei i.v. Gabe: 90–95 %; initial entstehen Spiegel von 0,5–2,0 mg/ml, die jedoch rasch abfallen und Werte um 0,2–0,5 mg/ml erreichen; Amphotericin B wird nicht metabolisiert, sondern nur deponiert. Nach Absetzen hält die Wirkung noch lange Tage an, denn die Ausscheidung über die Niere erfolgt sehr langsam; nach 24 Stunden sind erst 5 % nach 1 Woche etwa 30 % eliminiert. Folglich ist auch in der Niere wenig Aktivität zu verzeichnen. Die Liquorgängigkeit ist gering (< 5 %), sodass im ZNS und auch im Auge nur unzureichende Wirkung erzielt wird. Am höchsten sind die Spiegel noch in Leber und Milz.

Verträglichkeit bei i.v. Gabe: Bei einer Bolusapplikation, die eigentlich wünschenswert wäre, um schnell die notwendigen Wirkspiegel zu schaffen, tritt sehr oft eine akute Übelkeit auf. Bei einer langsameren Infusion toleriert der Patient die Gabe deutlich besser. Meistens wird eine Therapie mit 0,1 mg/kg KG/Tag begonnen, wobei dann die Dosis von Tag zu Tag auf 0,5 mg/kg KG/Tag gesteigert wird. Bei einer anhaltenden Therapie müssen die Nierenwerte, speziell das Kreatinin, kontrolliert werden, denn die Nierentubulizellen reagieren sehr empfindlich; auch ein renaler Kaliumverlust tritt auf. Eine gleichzeitige Übersättigung mit NaCl schützt die Nierenzellen: man sollte also die Na-Werte im Serum an der oberen Grenze halten! Eine Co-Administration von Aspirin, Acetaminophen und von Hydrocortison hat ebenfalls einen protektiven Effekt. Die Zellschädigung rührt daher, dass die Affinität von Amphotericin B zu Ergosterin, dem Hauptfettkörper der Pilzzelle, nur 1000fach höher liegt als für Cholesterin, dem wesentlichen Fettkörper der menschlichen Zelle. Bei einer hohen Konzentration wird eben auch schon die Integrität der Lipidstruktur der menschlichen Zellen geschädigt. Daraus folgt, dass diese Substanz nicht optimal dosiert werden kann. Einerseits benötigt man möglichst hohe Dosen, um überhaupt eine antimykotische Wirkung zu erzielen, andererseits beginnt bei diesen Konzentrationen schon die **Nebenwirkung** auf die eukaryontischen Wirtszellen. Einerseits bräuchte man einen sofortigen Wirkungseintritt nach Beginn der Therapie, andererseits muss man sich wegen der häufigen Unverträglichkeit allmählich einschleichen und zunächst erst einmal die Depots füllen. Kleinkinder vertragen Amphotericin B deutlich besser als Erwachsene.

Für die Prävention von Aspergillus-Infektionen der Lunge kann Amphotericin B als Aerosol appliziert werden, wobei die Größe der Partikel von entscheidender Bedeutung für den Erfolg ist.

Neben den Nierenzellen sind vor allem die Zellen der Infektabwehr, Makrophagen wie auch B- und T-Lymphozyten, anfällig. Bereits bei Gaben im therapeutischen Bereich kommt es zu einer Immunsuppression. Wenn also die Indikation für Amphotericin B falsch war, dann hat man mehr Schaden als Nutzen. Die Nebenwirkung des Medikamentes beruht nicht nur auf einer direkten Interaktion des Wirkstoffes mit den Lipiden der Wirtszelle; auch der Emulgator, nämlich Desoxycholat, dessen Anteil ca. 45 % (!) beträgt, hat wegen seiner oberflächenaktiven Eigenschaft allein schon eine starke biologische Aktivität. Die Nephrotoxizität wird auch noch gesteigert durch gleichzeitig verabreichte Antibiotika, wie Aminoglykoside oder Vancomycin, und andere nephrotoxische Medikamente, wie Cyclosporin A.

Telegramm liposomales Amphotericin B (Ambisome):
Die Wirkungsweise und das Wirkspektrum ist vergleichbar mit dem von Amphotericin B.

Applikation:
Dieses Präparat sollte nur i.v. als Kurzinfusion über 1 Stunde verabreicht werden, wobei keine Mischung mit anderen Medikamenten erfolgen sollte, auch nicht von NaCl-Lösungen.

Dosierung:
Wegen der **besseren Verträglichkeit** kann das liposomale Amphotericin B höher dosiert werden als das konventionelle. 3–5 mg/kg/Tag über zunächst 14 Tage werden im Allgemeinen verabreicht.

Bioverfügbarkeit: Die Liposomen bedingen eine geringere Spitzenbelastung, weil die Wirksubstanz nur allmählich aus den Liposomen diffundiert, was die Verträglichkeit für die Niere deutlich verbessert. Auch die immunsuppressive Wirkung fällt geringer aus. Weiterhin steht der Wirkstoff sofort in der Zirkulation zur Verfügung, weil er nicht gleich ins tiefe Kompartiment abgelagert wird. Auch eine andere Verteilung im Körper ist zu beobachten, je nach Größe der Liposomen. In Milz und Leber werden dabei höhere Konzentrationen erreicht als in Lunge, Niere und Herzen.

Verträglichkeit: Bei gleicher Menge zeichnet sich dieses Präparat durch eine bessere Verträglichkeit aus als konventionelles Amphotericin B, daher kann man die Dosis steigern; aber irgendwann ist dann auch damit die toxische Wirkungsgrenze erreicht.

Indikation:
Bei Patienten nach Knochenmark- und Organtransplantation sowie bei Kindern mit invasiven Mykosen ist dieses Medikament zur Standardtherapie geworden. Wenn wegen einer vorgeschädigten Niere konventionelles Amphotericin B nicht in Frage kommt, so ist diese liposomale Präparation vielleicht noch möglich.

Telegramm Nystatin (Nystatin; Biofanal):
Dieses Polyen steht nur für die lokale Anwendung zur Verfügung. Es hat viele Ähnlichkeiten mit Amphotericin B.

Telegramm Natamycin (Pimafucin):
Auch dieses Polyen ist für die systemische Therapie wegen größerer Toxizität weniger gut geeignet als Amphotericin B, mit dem es viele Ähnlichkeiten hat. Für die Therapie von Mykosen der Haut, Vagina und Schleimhäute und zur oralen Darmdekontamination wird es eingesetzt.

15.6.2 5-Fluorocytosin /Flucytosin (Ancotil)

Diese Substanz (5-FC) ist ein Nukleinsäureanalogon, das erst nach Aufnahme in die Pilzzelle von pilzspezifischen Enzymen, der Zytosindeaminase, in das aktive Zytostatikum 5-Fluorouracil (5-FU) umgewandelt wird, nicht jedoch in einer menschlichen Zelle. Dies Nukleinsäureanalogon wird „fälschlicherweise" anstelle von Uracil in die RNS der stoffwechselaktiven Pilze eingebaut, was jede weitere Verlängerung der RNS beendet. Als Folge der RNS-Schäden kommt es zu einer Störung der Proteinsynthese der Pilze. Auch die Thymidylatsynthase der Pilzzelle akzeptiert noch dieses metabolisierte Nukleosid und es kommt somit auch zu einer Störung der DNS-Synthese, was zu einem raschen Absterben der Pilzzellen führt. Primäre Resistenzen bei ansonsten empfindlichen Pilzen kommen vor und auch mit einer raschen Resistenzentwicklung nach Exposition der Pilze muss gerechnet werden. Manche dieser resistenten Pilze können dann wegen Mangel an Zytosinpermease nicht mehr 5-FC inkorporieren. Häufiger ist jedoch, dass diese Keime die Fähigkeit verloren haben, 5-FC in 5-FU umzuwandeln. Wenn ein Pilz jedoch Pyrimidin von außen verstärkt aufnimmt oder selbst viel davon herstellt, wird 5-FC antagonisiert.

Das Wirkungsspektrum ist relativ eng, denn eigentlich nur Candida und Cryptococcus und wenige Schimmelpilze und Schwärzepilze sind empfindlich. Primäre Resistenzen auch unter diesen Arten sind bekannt (speziell bei Candida albicans der Serogruppe B) und unter einer Therapie werden recht bald resistente Varianten selektioniert, sodass eine Resistenzbestimmung angezeigt ist. Als Monosubstanz wird es heute kaum mehr eingesetzt; in **Kombination** mit Polyenen und mit Azolen wirkt es dagegen oft synergistisch, was zumindest in vitro und im Tierversuch eindeutig gezeigt wurde. Dabei werden 150 mg/kg/24 h in 4 Einzeldosen bei Patienten mit guter Nierenfunktion verwendet.

Die Substanz kann eigentlich oral sehr gut resorbiert werden, besser ist jedoch eine parenterale Applikation. Zu beachten ist, dass bei oraler Gabe manche Bakterien der Intestinalflora ebenfalls 5-FC in 5-FU umwandeln, was dann zu unerwünschten Nebenwirkungen führen kann. Deswegen wird es heute in Europa nur noch parenteral eingesetzt. Vorteilhaft ist die gute Gewebepenetration bzw. ein hohes Verteilungsvolumen; hervorzuheben sind die im Vergleich zu anderen Antimykotika hohen Wirkspiegel im ZNS, sodass es besonders bei der Cryptococcus-Meningitis einen hohen therapeutischen Wert besitzt. Auch im Peritoneum erreicht man hohe Wirkspiegel. Da es unverändert in hoher Konzentration über die Niere ausgeschieden wird, hat es auch bei Infektionen dieses Organs eine große Bedeutung. Andererseits muss die Dosis bei Niereninsuffizienz mittels Serumspiegelbestimmung – etwa vom 5. Tag an 2- bis 3-mal wöchentlich – angepasst werden, da die Höchstgrenze von 100 µg/ml Serum nicht überschritten werden sollte. Auch die Funktionen anderer Organe sollten wegen möglicher toxischer Schäden kontrolliert werden. Eine myelotoxische Wirkung induziert möglicherweise eine Thrombopenie und verzögert bei neutropenen Patienten eine Restitution. Auch Transaminasenerhöhungen sind bekannt.

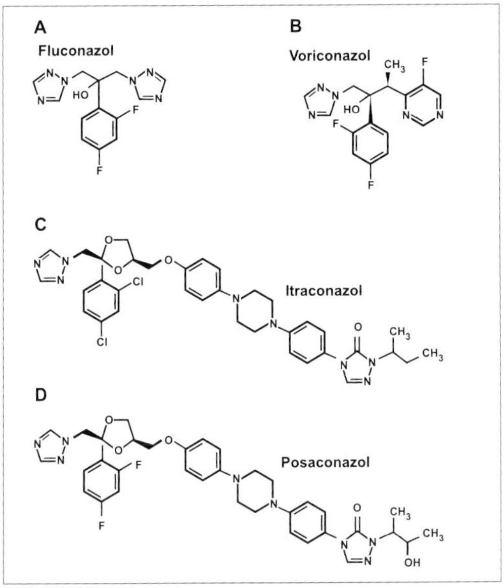

Abb. 58 Diagramme der chemischen Strukturen von einigen Triazolen: Fluconazol und Voriconazol sind recht ähnlich; Itraconazol und Posaconazol sind sehr ähnlich

15.6.3 Azole

Aktuell gibt es viele Derivate dieser Substanzgruppe, wovon einige aus der Gruppe der Imidazole sowie der Triazole (Abb. 58) auch in der Medizin eingesetzt werden. (Die Benzimidazole, die im Pflanzenschutz zum Einsatz kommen, haben eine ganz andere Struktur und auch Wirkungsweise.) Die Imidazole haben heute fast nur noch ihren Stellenwert in der lokalen Anwendung.

Wirkungsweise

Alle Azole haben eine gemeinsame Wirkungsweise, nämlich die Hemmung der Synthese von Ergosterin. Dieser essentielle Lipidbaustein in der zytoplasmatischen Membran aller Pilze (außer Pneumocystis carinii) ist verantwortlich für die Fluidität der Biomembran. Diese Bestandteile werden in der Pilzzelle selbst aus der Vorstufe Lanosterin mit Hilfe des Enzyms 14 a-Demethylase produziert (Abb. 5). Dieses Enzym (ERG11) aus der Gruppe der Zytochrome P450 ist das Target für Azole, wobei eben die Affinität zu dem Pilzenzym vielfach höher als zu dem analogen Zytochrom P450 des Menschen ist, wo es in der Cholesterinsynthese involviert ist. Die Affinität der einzelnen Azolderivate zu diesem Target ist unterschiedlich und erklärt z. T. deren unterschiedliche Wirkintensität; vor allem die hohe Affinität der Triazole zum Pilzenzym ist ein erheblicher Vorteil. Unter dem Einfluss dieser Wirkstoffe kommt es allmählich zu einem Mangel an Bausteinen und zu einer Störung der Membranfunktionen; die Wirkung ist also im Prinzip fungistatisch. Nachfolgend wird aber auch die Struktur der Zellwand, nämlich die Chitinsynthese, in Mitleidenschaft gezogen, sodass die Vermehrung gehemmt wird und gleichzeitig die Anfälligkeit gegenüber den Abwehrmaßnahmen steigt. Da auch der Transport von Nährstoffen dadurch blockiert wird, kommt es zu einer Beeinträchtigung des Zellwachstums sowie der Zellproliferation. Morphologische Auswirkungen zeigen sich schon nach wenigen Stunden Inkubation mit diesen Antimykotika, so wird die Hyphenbildung gestört, was die Invasivität der Pilze reduziert.

Wenn durch Hemmung der Azolproduktion andererseits die Vorstufen immer mehr angereichert werden, so sind diese ein tödlicher Ballast für die Pilzzelle, sodass nach langer Einwirkung die Zelle abstirbt (Abb. 59).

Die Produktion von Zytochrom P450, wovon es aufgrund eines Polymorphismus viele Isoenzyme gibt, ist in der Evolution für die menschliche Zelle notwendig gewesen, um Pflanzentoxine abzubauen. Jeder Mensch hat ein individuelles Muster von solchen Zytochrom-P450-Isoenzymen, dessen Expression auch organabhängig ist, daher ist die Reaktion eines Menschen auf diese Medikamente von Fall zu Fall unterschiedlich. Die Affinität der Azole zu dem Zytochrom P450 der menschlichen Zellen ist zwar relativ gering, aber dennoch kann dies Nebenwirkungen auslösen. Aber selbst die neuen Azole, wie die Triazole (Fluconazol, Itraconazol und auch Voriconazol), hemmen definitiv die Leberenzyme und folglich den Metabolismus von anderen Pharmaka, die über Zytochrom P450 abgebaut werden, wie etwa Cyclosporin A und Tacrolimus. Deren Wirkspiegel können somit auf exzessive Werte ansteigen und Schaden anrichten. Durch Induktion von Zytochrom P450 der menschlichen Zellen kommt es dagegen auch zu einer Verminderung der Wirkspiegel einiger anderer Medikamente.

C. krusei (eigentlich Issatchenkia orientalis) ist von Natur aus resistent gegen Azole, weil das Target, die 14a-Demethylase, sich strukturell deutlich von der von C. albicans unterscheidet und eben weniger gut durch Azole blockiert wird. Auch in manchen resistenten Isolaten von C. albicans und anderen Candida spp. wurden Targetveränderun-

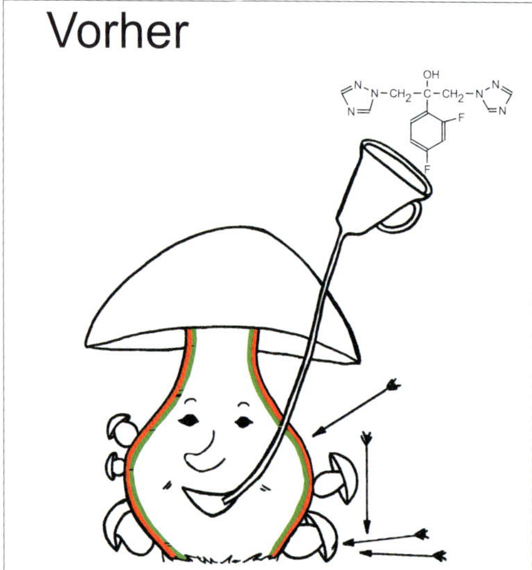

Die Aufnahme von Fluconazol durch die dicke Zellwand und durch die stabile zytoplasmatische Membran ist normalerweise leicht möglich. (Eine Form der Resistenz von Pilzen entsteht durch eine verstärkte Barrierenfunktion)

a)

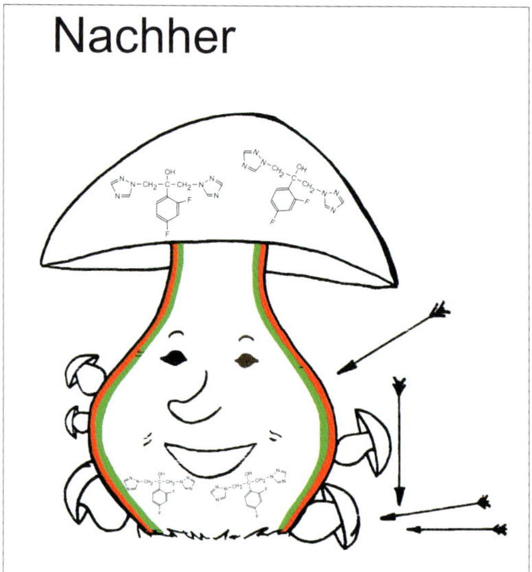

Die Azolderivate müßen sich im Zytoplasma verteilen und das Cytochrom P 450 der Pilzzelle selektiv blockieren, um die Bildung von Ergosterin zu hemmen. Zunächst sind noch Vorräte an Ergosterin vorhanden.

Die Proliferation ist weiterhin ungestört und die Schutzfunktion gegen körpereigene Abwehr bleibt erhalten.

b)

gen gefunden; auf dem Enzym gibt es mehrere „hot spots", welche für die Affinität der Azole zum Enzym verantwortlich sind.

In Isolaten von C. albicans, die unter einer lang anhaltenden Azoltherapie resistent geworden waren, wurden Exportpumpen aus der CDR-Familie, welche durch eine „ATP binding casette" charakterisiert sind, sowie aus der Familie der Major Facilitator, etwa MDR1, gefunden, die Azole vom Target fernhalten, was sie mit unterschiedlicher Effizienz erledigen, wobei auch die Affinität zu den einzelnen Derivaten variiert. Meistens besteht jedoch eine Kreuzresistenz zu allen Azolen. Sogar eine gleichzeitige Resistenz gegen andere Antimykotika, z. B. Terbinafin, kann durch solche Multidrug-Resistance-Gene vermittelt werden. Im Prinzip können auch andere Nicht-Antimykotika die Aktivität dieser Pumpen beeinflussen; Begleitmedikation kann also im Einzelfalle die Wirkung von Azolen in Mitleidenschaft ziehen. Daneben gibt es jedoch Exportpumpen, z. B. BENr, die nur Fluconazol transportieren.

Wirkspektrum

Prinzipiell ist Pneumocystis carinii resistent, weil dieser Pilz kein Ergosterin produziert. Sprosspilze

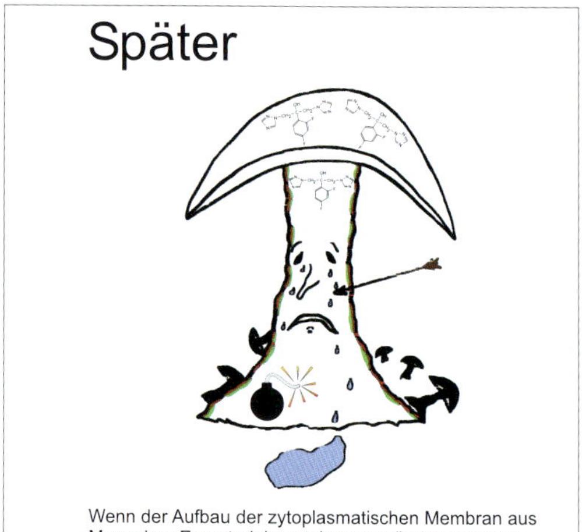

Wenn der Aufbau der zytoplasmatischen Membran aus Mangel an Ergosterinbausteinen gestört ist, kommt es sekundär auch zu einer Veränderung der Zellwand.

Folge:

- Proliferalionsstörung
- Leakage
- Anfälligkeit gegen Körperabwehr

Die intrazelluläre Anhäufung von unnützen Ergosterinvorstufen bringt die Pilzzelle sogar um.

c)

Abb. 59 a – c Simplifizierte Darstellung der Wirkung von Azolen auf die Produktion von Ergosterin, dem wichtigsten Fettbaustein der zytoplasmatischen Membran von Pilzen, und ihre Folgen auf die Zellwand und die Stabilität inklusive Cryptococcus neoformans sind im Allgemeinen ganz gut empfindlich, wobei es jedoch transiente oder sogar auch persistierende Resistenzentwicklungen gibt, die jedoch nie plasmidisch übertragen werden, wie etwa bei Bakterien. Im Prinzip gibt es 3 verschiedene Resistenzmechanismen, nämlich eine Verminderung der Affinität der 14a-Demethylase, eine quantitativ vermehrte Produktion dieses Targetenzyms oder eine Penetrationsbarriere; bei der letzteren Ursache spielen Exportpumpen eine entscheidende Rolle.

Schimmelpilze und Zygomyzeten sind meist wenig empfindlich; nur einige Derivate entfalten dagegen eine ausreichende Wirkung.

Telegramm Clotrimazol (Canesten u. v. a.)
Dieses alte Präparat wird nur noch topisch zur Behandlung von Pilzinfektionen der Haut und der Vagina eingesetzt. Bei Dermatomykosen muss es mindestens 4 Wochen, bei Vaginalmykosen mindestens 1 Woche 1- bis 3-mal täglich appliziert werden.

Telegramm Ketoconazol (Nizoral)
Die älteren Azolderivate, wie etwa Ketoconazol, sind wegen der relativ starken Wirkung auf das menschliche Zytochom P450 in der Lage, auch die Progesteronsynthese zu hemmen, so dass bei Männern eine Gynäkomastie auftritt. Heute hat dieses Medikament keinen hohen Stellenwert mehr, da die anderen Präparate bezüglich Wirksamkeit und Verträglichkeit deutlich besser sind.

Telegramm Miconazol (Daktar)
Dieses Präparat, das auch intravenös appliziert werden kann, hat den Nachteil, dass keine zuverlässigen Wirkspiegel entstehen. Den einzigen Vorteil gegenüber den anderen Azolen (außer Voriconazol) hat diese Substanz bei der Therapie von Scedosporium apiospermum. Für lokale Applikation ist es aber immer noch gut geeignet.

Telegramm Fluconazol (Diflucan; Fungata)
Dieses Triazol hat eine hervorragende Wirkung gegen die meisten Sprosspilze, wobei es aber nur fungistatisch wirkt. Es ist jedoch wenig wirksam gegenüber Schimmelpilzen; auch einige Sprosspilze, wie Candida krusei, sind völlig resistent. Auch C. glabrata, C. tropicalis, C. lusitaniae und C. guilliermondii können eine eingeschränkte Wirkung aufweisen. In Einzelfällen treten Resistenzen aber auch bei C. albicans und anderen Candida spp. auf; z. T. wird dies nach längerer Therapie, z. B. bei Aidspatienten, beobachtet. Auch die Empfindlichkeit von Dermatophyten unterscheidet sich deutlich (Tabelle 55).

Tabelle 55 Empfindlichkeit von Dermatophyten gegen Fluconazol

	MHK	Beurteilung
T. rubrum	1,64 mg/l	empfindlich
T. tonsurans	6,09 mg/l	noch empfindlich
T. mentagrophytes	51,20 mg/l	resistent

Dieses Triazol hat nicht zuletzt wegen seiner guten Wasserlöslichkeit günstige pharmakologische Eigenschaften. Es hat nach oraler wie parenteraler Gabe eine hohe Bioverfügbarkeit und verteilt sich auch wegen einer mäßigen Proteinbindung (12 %) in den Körperflüssigkeiten inklusive dem Liquor; es wird recht wenig metabolisiert (nur ca. 10 %). Dann zeichnet es sich durch eine gute renale Ausscheidung aus. Weiterhin hat es ein günstiges Profil bezüglich Nebenwirkungen. Zu beachten ist allerdings, dass es – wie alle Azole – das Zytochrom-P450 System der Leber stimuliert, was Einfluss auf den Metabolismus von Begleitmedikation (Cyclosporin u. a. m.) hat. Zu Therapiebeginn sollte man am ersten Tag mit einer „loading dose" (z. B. 800 mg) beginnen und dann meistens mit 400 mg fortfahren. In Einzelfällen, z. B. bei oberflächlichen Mykosen (Soor), ist auch eine niedrigere Dosierung möglich; bei dosisabhängiger Sensibilität, etwa bei vielen Stämmen von C. glabrata, ist auch eine Dosiserhöhung auf bis zu 1600 mg sinnvoll.

Prophylaxe: Patienten nach Knochenmarktransplantation sind sehr stark gefährdet. Sie profitieren auf alle Fälle von einer Prophylaxe mit 400 mg Fluconazol pro Tag. Zumindest gegen Candida-Infektionen sind sie so weitgehend geschützt. Leukämiepatienten mit Neutropenie haben dagegen nicht in allen Fällen einen Vorteil davon, manchmal sogar einen Nachteil, indem die Phase der Neutropenie dadurch verlängert wird. Bei Patienten nach Bauchchirurgie mit Leckagen, wo sich mit einer hohen Wahrscheinlichkeit nach einiger Zeit eine Pilzinfektion einstellen kann, hat sich ebenfalls eine prophylaktische Gabe als erfolgreich erwiesen. Bei Organtransplantierten sollte man den Vorteil der Prophylaxe abwägen gegen die möglichen Interaktionen der Azole mit dem Metabolismus anderer Medikamente. Bei Frühgeborenen kann die Darmbesiedelung dadurch verhindert werden, was jedoch die Häufigkeit von invasiven Candida-Infektionen nicht beeinflusst.

Man sollte die Indikation für eine Prophylaxe jedoch nicht allzu großzügig stellen, denn es droht darunter eine Selektion von resistenten Sprosspilzen.

Sekundärprophylaxe: Zur Unterdrückung von endogenen Rezidiven, z. B. mit Cryptococcus neoformans, müssen männliche HIV-Patienten oft über Jahre hinweg eine Intervalltherapie erhalten.

Telegramm Voriconazol (Vfend)
Dieses neue Triazol hat sehr gute Wirkung gegen Candida spp. und Aspergillus spp., denn es hat eine ca. 100fach höhere Affinität zur 14a-Demethylase der Aspergillen als Fluconazol; es ist sogar fungizid für manche Aspergillus-Stämme. Selbst solche Candida-Stämme, die gegen Fluconazol und Itraconazol resistent sind, wie etwa C. krusei, sind voll empfindlich gegen Voriconazol. (Gegen manche Fluconazol-resistente C.-albicans- und C.-glabrata-Stämme hat aber auch Voriconazol keine volle Wirksamkeit, weil es ebenso als Substrat für die Pumpen erkannt wird.) Auch Cryptococcus, Coccidioides, Paracoccidioides, Blastomyces sind hoch empfindlich; die MHK-Werte liegen deutlich unter denen von Fluconazol. Eine gewisse Wirkung hat es auch gegen Sporothrix und sogar Scedosporium, speziell Scedosporium apiospermum, weniger gegen S. prolificans. Nur schwach wirkt es gegen Fusarium, obwohl klinisch Heilerfolge berichtet wurden. Eine Lücke hat es bei Mucoraceen.

Es hat bei oraler Gabe eine nahezu vollständige (96%) Bioverfügbarkeit; in diesem Falle sollte die Gabe aber möglichst nüchtern oder zumindest 1 Stunde nach einer Mahlzeit erfolgen. Für die i.v. Präparation muss diese lipophile Substanz in Cyclodextrin (Abb. 60) gelöst werden. Die Penetration ins Gewebe und auch Liquor ist gut. In der Lunge wird es 10fach, in der Leber 20fach angereichert. Dagegen wird es nicht über die Niere, sondern über die Leber eliminiert und z. T. dort auch durch das Zytochrom-P450-System (und zwar ganz besonders durch das CYP 2C19, von dem es viele Polymorphismen gibt) abgebaut. Die Serumspiegel sind deswegen individuell variabel und sollten kontrolliert werden. Um ausreichende Wirkspiegel zu gewährleisten, ist eine 2-malige Gabe à 200 mg pro Tag notwendig. Die Verträglichkeit ist relativ gut bis auf vereinzelte Sehstörungen (Farbsehstörungen, verschwommenes Sehen, optische Halluzinationen, Photophobie), die allerdings reversibel sind.

Ähnlich wie bei andere Azolen sind Wechselwirkungen mit anderen Medikamenten zu beachten, z. B. mit Rifabutin, Sirolismus, Cisaprid u. a.

Telegramm Posaconazol
Dieses neue Triazol hat im Vergleich zu Voriconazol eine noch bessere Wirkung gegen Schimmelpilze und wirkt sogar gegen Fusarium spp. und Zygomyzeten in befriedigender Weise.

Telegramm Itraconazol (Sempera, Siros)
Wie andere Azole hat auch Itraconazol ein breites Wirkspektrum; in einigen Fällen kann ein Hefepilz,

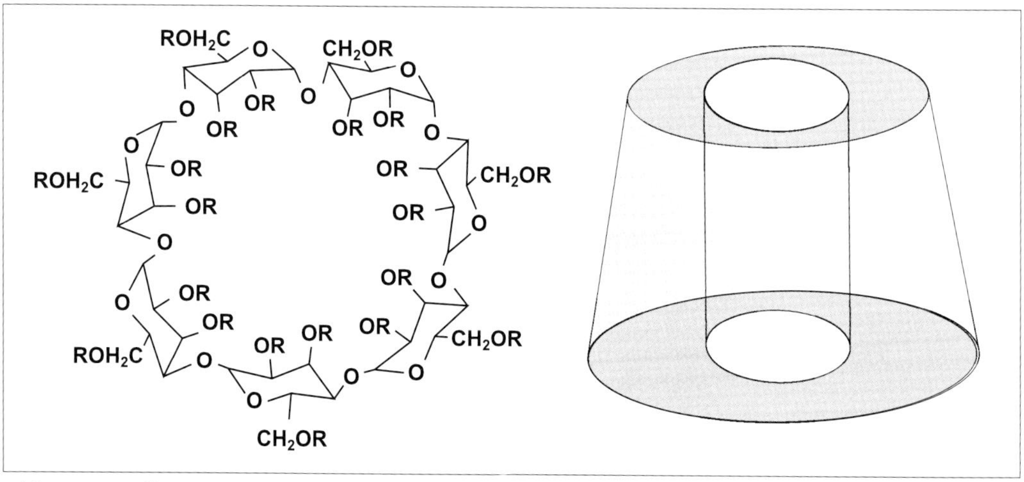

Abb. 60 Darstellung von Cyclodextrin

der schon gegen Fluconazol resistent ist, noch auf Itraconazol ansprechen. Gegenüber Fluconazol ist die relativ bessere Wirkung gegen Aspergillus hervorzuheben; in mehreren klinischen Studien wurde die Effizienz bei invasiver Aspergillose gezeigt, ohne dass es jedoch als ein ideales Mittel gegen diese Schimmelpilze bezeichnet werden könnte. Auf alle Fälle ist es nicht besser wirksam als Amphotericin B.

Die physikochemischen Eigenschaften wie Wasserlöslichkeit und Verteilung sind anders als bei Fluconazol. Die orale Aufnahme der stark lipophilen Substanz, wenn sie als Kapsel (1 x 100-200 mg/Tag) verabreicht wird, ist variabel und stark abhängig vom pH und anderen Begleitumständen. So kann Coca-Cola die Resorption deutlich fördern, ebenso wie Grapefruitsaft. Überhaupt wird die Aufnahme erhöht, wenn es nicht nüchtern, sondern gleichzeitig mit Nahrungsaufnahme, besonders einer fettreichen Nahrung, eingenommen wird. Trotzdem werden von der Kapselform nur 22 % bis maximal 50 % resorbiert, wogegen die Trinklösung (1- 2 x 100 mg/Tag), wo die Substanz in Cyclodextrin eingepackt ist, zu ca. 55% aufgenommen wird. Die Bioverfügbarkeit lässt sich sogar noch steigern, wenn die Trinklösung nüchtern aufgenommen wird. Nach Inkorporation in Cyclodextrin (s. Abb. 60) kann es nicht nur besser oral resorbiert, sondern sogar i.v. verabreicht werden, was die therapeutische Zuverlässigkeit deutlich erhöht. Cyclodextrin, ein natürliches Oligomer aus Glukose, das sich zu einem konusförmigen Zylinder zusammenfügt, ist innen im Zylinder lipophil, sodass dort Wirkstoff aufgenommen wird, und außen hydrophil, sodass die Präparation insgesamt infundierbar ist. Im Körper kommt es schnell zu einer Dissoziation von Trägersubstanz und Wirksubstanz. (Die Toxizität und die Darmintoleranz von dieser Trägersubstanz ist zu beachten, sodass eine Höchstgrenze einzuhalten ist.) Aber auch bei i. v. Gabe sollte man mit einer „loading dose" beginnen, da diese lipophile Substanz ein recht großes Verteilungsvolumen, nämlich 10 l/kg, hat. In Körperflüssigkeiten, wie etwa Liquor, erreicht sie – auch wegen einer hohen Bindung an Protein (99 %) und Blutzellen – nur niedrige Spiegel. Bemerkenswert ist die Konzentration dieses Antimykotikums im Fettgewebe und in Eiter (wegen der Bindung an Granulozyten)! Itraconazol wird stark metabolisiert und dann über die Leber ausgeschieden. Die Ausscheidung von Cyclodextrin dagegen ist abhängig von der Nierenfunktion. Auf jeden Fall sollten die Wirkspiegel im Blut kontrolliert werden, wobei Wirkspiegel von > 500 ng/ml Serum anzustreben sind. Bei der Beurteilung der Spiegel ist zu beachten, dass bei Testung mit HPLC nicht nur die Originalsubstanz, sondern auch der primäre Metabolit, das Hydroxyitraconazol, bestimmt wird, der sehr schnell entsteht und ebenfalls noch eine vollständige antimykotische Wirkung besitzt.

Im Gewebe werden wegen des großen Verteilungsvolumens im „steady state" höhere Konzentrationen erreicht als im Serum. Ausgenommen davon ist allerdings das ZNS; im Hirn und besonders im Liquor werden keine hohen Spiegel erreicht, sodass es bei der Cryptococcose nicht primär indiziert ist; andererseits kann der aktive Hauptmetabolit, der gut wasserlöslich ist, dort hineindiffundieren. Bis die Sättigung der Depots erreicht ist, vergeht jedoch einige Zeit, sodass mit einem verzögerten Wirkungseintritt zu rechnen ist (man sollte also nicht aus Ungeduld die Therapie vorzeitig beenden und auf andere Antimykotika umschalten); durch eine „loading dose" kann diese ungewünschte Zeitspanne verkürzt werden. Um einen guten therapeutischen Erfolg zu erzielen, sollte man auf eine ausreichend hohe Dosierung achten.

Itraconazol kann sowohl für die Therapie von Infektionen mit empfindlichen Pilzen eingesetzt werden – speziell zur Konsolidierung von Schwerkranken, nachdem diese auf eine initiale Therapie mit Amphotericin B gut angesprochen haben – als auch zur Prophylaxe (präemptive Therapie), obwohl diese lipophile Substanz selbst nicht im Schleim und im „epithelial lining fluid" erscheint und somit die Besiedelungen von Schleimhäuten wenig beeinflussen kann, wird andererseits Hydroxyitraconazol, der Hauptmetabolit, dort wirken können. Zumal wenn in einem Setting ein Problem mit Aspergillen existiert, hat es einen klaren Vorteil gegenüber Fluconazol. Bei Aspergillus-Infektion hat sich auch eine Kombination mit Amphotericin B bewährt.

Wie bei allen Azolen muss auf Interaktionen mit der Begleitmedikation geachtet werden.

15.6.4 Allylamine

Terbinafin (Lamisil), der wichtigste Vertreter dieser Gruppe, ist eine synthetische Substanz mit einer fungiziden Wirkung gegen Dermatophyten und auch gegen manche Hefen inklusive Cryptococcus neoformans, gegen Schimmel (Aspergillus, Scopulariopsis) und gegen dimorphe Pilze (Histoplasma, Blastomyces, Coccidioides, Sporothrix). Bei Zygomyzeten hat es zumindest eine schwache

Wirkung. Erregerlücken findet man bei C. albicans, C. glabrata, C. krusei und C. tropicalis sowie bei Malassezia furfur. Es hemmt das Enzym Squalenepoxidase und blockiert somit die Ergosterinbildung. Durch Anhäufung von Squalen, einer untauglichen Vorstufe des Ergosterins, kommt es zu einer letalen Störung des Stoffwechsels. Im Körper wird Terbinafin in viele Metaboliten zerlegt und mit dem Urin ausgeschieden.

Bei schweren Dermatomykosen kann es oral (250 mg/Tag) über 6 Wochen, bei Nagelmykosen auch noch deutlich länger verabreicht werden. Die Bioverfügbarkeit wird durch Nahrungsmittel nicht beeinflusst. Es erreicht die Nagelplatte (und Haarfollikel) sehr schnell und verbleibt dort für mehrere Monate. Zur lokalen Behandlung von leichteren Dermatomykosen wird es als 1%ige Salbe eingesetzt, wobei es nur einmal pro Tag während 7 Tage aufgetragen werden muss. Man erreicht damit Heilungsraten bei über 60% der Behandelten.

Theoretisch interessant erscheint Terbinafin als Kombinationspartner mit Azolen, weil ein Synergismus beobachtet wird; dagegen kann aber sogar Antagonismus mit Amphotericin B und mit 5-Fluorocytosin auftreten. Resistenzen sind sehr selten und vermutlich bedingt durch Exportpumpen in der Pilzwand.

15.6.5 Ciclopiroxolamin

Dieses Pyridonderivat (Batrafen, Inimur), das mit den anderen Antimykotika nicht verwandt ist, wirkt als ein starker Chelatbildner, der neben anderen Ionen auch Eisen bindet. In der Folge kommt es zu einem Mangel an diesem Koenzym und danach fallen mehrere Funktionen aus, wie etwa der Transport von Aminosäuren und Ionen, wodurch die Vermehrungsfähigkeit, aber auch die Resistenz gegen die Infektabwehr vermindert werden, denn schon bei recht niedrigen Konzentrationen der Wirksubstanz kommt es zu strukturellen Defekten in der Pilzzelle. Betroffen sind Dermatophyten wie auch Hefen und Schimmelpilze. Es wirkt synergistisch mit den Azolen, Terbinafin und Griseofulvin.

Diese Substanz wird im Körper sofort verstoffwechselt und ist deswegen bei systemischer Applikation unwirksam. Folglich kann es nur bei lokaler Infektion von Vagina und Haut effektiv eingesetzt werden, wo es gut in die Hornschichten und Nägel penetriert. Auch zur Behandlung von Pilzsporen in der Umgebung, z. B. in Socken und Schuhen, kann es verwendet werden.

15.6.6 Echinocandine/Pneumocandine

Eine ganz neue Gruppe von Antimykotika sind die Candine (Echinocandine und Pneumocandine), die einen ganz speziellen, sehr spezifischen Wirkmechanismus besitzen; diese Lipopeptide, z. B. Caspofungin, welches von dem Schimmelpilz Glarea lozoyensis gebildet wird, inhibieren die Synthese von (1→3)-β-Glukan, einem essentiellen Baustein der Zellwand von vielen Pilzen, besonders von den medizinisch relevanten Ascomyzeten. Bei Candida liegen etwa 50% der Glukane als (1→3)-β-Glukan vor, bei Aspergillus sogar 90%, wogegen dieser Baustoff bei Pneumocystis carinii nur in der Zyste – nicht im Trophozoiten – erscheint. Daraus folgt, dass diese Substanzen ein breites Wirkspektrum haben und resistente Stämme bei diesen grundsätzlich empfindlichen Pilzen selten vorkommen. Sekundär sind davon auch andere Bausteine in der Zellwand betroffen, so wird der Gehalt an Chitin kompensatorisch erhöht, aber Ergosterineinbau in die Zytoplasmamembran wird verringert. Die Struktur der Zellwand wird indirekt auch noch dadurch verändert, dass solche Bausteine, die normalerweise in der Zellwand zusammen mit Glukan vorliegen, wie die Enolase, stark vermindert sind – und das auch schon in suboptimalen Konzentrationen von Caspofungin. Dieses Protein ist einer der wesentlichen Bestandteile und hat wichtige physiologische Aufgaben als Enzym, aber auch als Antigen.

Die Echinocandine bieten sich als Kombinationspartner mit anderen Antimykotika an, denn es gibt wegen des unterschiedlichen Wirkmechanismus keine Kreuzresistenz. Da vergleichbare Targets im Menschen nicht vorkommen, zeichnet sich diese Substanzgruppe durch eine gute Verträglichkeit aus. Interaktionen mit anderen Medikamenten sind selten. Ein weiterer Vorteil ist die niedrige Resistenzquote; da die Substanz erst gar nicht durch die Zellwand hindurch muss, um an das Target, die Glukansynthase, einem großen (210 kDa), heterodimeren Protein in der Pilzmembran, zu gelangen, spielen in diesem Falle die Exportpumpen keine Rolle. Allenfalls wenn eine Mutation im Gen vorkommt, wird die Affinität geringer und die Wirkung relativ schwächer.

Telegramm Caspofungin

Wirkspektrum

Candida spp., darunter auch C. krusei und C. glabrata, sind hoch empfindlich. Dies gilt auch für

Pneumocystis carinii, Histoplasma spp. und Aspergillus spp. Gegen C. parapsilosis und C. guilliermondii wirkt es etwas schwächer. Dagegen sind Kryptokokken, Trichosporon spp., Fusarien, Mucoraceen und Dermatophyten wenig empfindlich. Die Vulnerabilität der Pilze ist am stärksten dort, wo ein schnelles Wachstum stattfindet.

Pharmakologie

Caspofungin ist gut wasserlöslich und kann somit langsam (über 1 Stunde) i.v. appliziert werden (bei oraler Gabe wird es nicht in aktiver Form resorbiert). Die Therapie sollte am 1. Tag mit einer „loading dose" von 70 mg beginnen und dann in der Regel mit 50 mg fortgeführt werden. Bei Patienten mit einem Körpergewicht > 80 kg sollten 70 mg auch als Erhaltungsdosis gegeben werden. Die Dauer hängt von dem Zustand und der Grundkrankheit des Patienten ab und sollte auch nach Abklingen der Symptome noch mindestens 7 Tage weitergeführt werden. In der Leber werden hohe Spiegel erreicht, etwas weniger in der Lunge und noch weniger im Gehirn. Das Verteilungsvolumen beträgt ca. 10 l/kg. Es wird langsam in der Leber metabolisiert, wobei diese Abbauprodukte dann über Nieren und Darm eliminiert werden. Nur ein geringer Teil wird unverändert über die Niere ausgeschieden, sodass bei einer Niereninsuffizienz keine Dosisanpassung erfolgen muss.

Die Verträglichkeit ist hervorragend; allenfalls zu beachten ist eine Thrombophlebitis an der Kathetereintrittsstelle. Nebenwirkungen auf Organe sind nicht bekannt. Interaktionen mit anderen Medikamenten sind gering; der Spiegel von Tacrolimus wird leicht gesenkt. Bei gleichzeitiger Gabe von Ciclosporin sollten die Leberwerte kontrolliert werden.

Indikation

Eine Behandlung von oberflächlichen Candida-Infektionen, z. B. Soor-Ösophagitis, bei Patienten, die andere Antimykotika nicht vertragen, ist erfolgversprechend. Schwere, invasive Infektionen mit Candida und Aspergillus sind jedoch die Hauptanwendungsgebiete, vor allem auch als Salvagetherapie. In der Diskussion ist noch, ob eine Kombination mit anderen Antimykotika die Wirkung verstärkt. Bei Neutropenie ist die therapeutische Effizienz geringer als bei Nicht-Neutropenikern.

In der Prophylaxe findet Caspofungin ebenso gute Verwendung wie Azole und Polyene.

15.6.7 Griseofulvin

Diese Substanz ist eigentlich ein Mykotoxin; es hemmt die Mitose von Pilzen, indem es mit dem Spindelapparat interferiert und so die Zellteilung stört. Im Prinzip wirkt es nur gegen Dermatophyten (T. rubrum ist meist nur mäßig empfindlich) und nicht gegen Hefe- und Schimmelpilze.

Telegramm Griseofulvin: (**Gricin, Likuden**)

Die schlecht wasserlösliche Substanz wird nach oraler Aufnahme, besonders nach fettreicher Nahrung, in die wachsenden Haare und Nägel aufgenommen. Wenn dann das Keratin dieser Hautanhangsgebilde getränkt sind, können die Dermatophyten gehemmt werden. Aber erst nach einer zeitlichen Verzögerung von Wochen ist ein ausreichender Wirkspiegel erreicht, sodass mit einem therapeutischen Erfolg erst nach einem langen Zeitintervall zu rechnen ist. Wenn der Patient nicht ausführlich darüber unterrichtet ist, dass das Medikament in einer Dosierung von bis zu 500 mg/Tag über mehrere Wochen genommen werden muss, zweifelt er bald an der Richtigkeit des ärztlichen Rates und beendet die Therapie. Aber selbst nach monatelanger Therapie ist nur in etwa 50 % mit einer vollständigen Heilung zu rechnen. (Mit den neuen Antimykotika, wie Terbinafin (Lamisil) und den Azolen, werden die gleichen Wirkungsgrade bei deutlich kürzerer Therapiezeit erzielt! Bei Kindern ist allerdings nur Griseofulvin zur Behandlung von Dermatomykosen zugelassen.)

Da bei der langen, oft monatelangen Therapie nicht selten Nebenwirkungen, wie ZNS-Störungen (Kopfschmerzen, Schwindelgefühl, Sehstörungen), gastrointestinale Beschwerden und Allergisierungen auftreten, muss die Therapie oft unterbrochen werden. Auch Interaktionen mit anderen Medikamenten sind zu beobachten. Wegen möglicher Schädigung des Erbgutes sollten Schwangere nicht behandelt werden.

15.6.8 Atovaquon

Dieses Naphthoquinon (Wellvone) wirkt nicht nur auf Parasiten, wie Plasmodien und Babesia, sondern auch auf Pneumocystis carinii. Es ist wenig hydrophil und wird heute nicht mehr als Tablette, sondern als eine Suspension oral verabreicht, wodurch die Bioverfügbarkeit verbessert wird. Am besten wird es noch resorbiert, wenn es zusammen mit fettreicher Nahrung verabreicht wird. Wegen einer hohen Proteinbindung hat es eine lange

Halbwertszeit von 50–70 h, wobei allerdings Kinder eine andere Kinetik aufweisen. Es wird dann unverändert innerhalb von Wochen über den Darm ausgeschieden. Die Verträglichkeit ist gut, sodass selbst schwerkranke Patienten dies gut vertragen; allenfalls treten vorübergehend Hautausschläge, Übelkeit und Diarrhöen auf, die aber im weiteren Verlauf sistieren.

15.6.9 Sordarine

Diese Wirkstoffe, die von mehreren Umweltpilzen produziert werden, hemmen ganz spezifisch die Proteinsynthese von Pilzen durch Interaktion mit dem Elongationsfaktor 2. In der Landwirtschaft werden solche Substanzklassen bereits zur Bekämpfung von Pilzinfektionen von Pflanzen in großem Stil eingesetzt. Der medizinische Gebrauch muss erst noch erprobt werden. Empfindlich sind viele Candida spp., Cryptococcus spp., Histoplasma und auch Pneumocystis und einige Hyphomyzeten; eine beachtliche Wirkung haben Sordarine z. B. auf Scedosporium, zumindest in Kombination mit anderen Antimykotika, wie Azolen und Polyenen. Aspergillus fumigatus dagegen ist wenig empfindlich.

15.6.10 Pradimicine/Benanomicine

Diese Substanzen sind Produkte von Actinomadura spp. und haben eine breite antimykotische Wirkung auf viele Candida-Arten, Cryptococcus, aber auch gegen Aspergillus und sogar Schwärzepilze und Zygomyzeten und Pneumocystis. Dermatophyten liegen ebenfalls im Spektrum. Die antimykotische Wirkung entsteht dadurch, dass sich diese Substanzen an Mannoproteine in der Zellwand von diversen Pilzen anheften, wodurch die Integrität der Wand gestört wird, was schlussendlich nicht nur zur Hemmung der Vermehrung, sondern auch zu einer Fungizidie führt. Auch nach Beendigung der Exposition von Pilzen besteht noch ein nachhaltiger PAFE.

Bisher sind solche Substanzen aber noch nicht marktreif für die Therapie von Infektionen des Menschen.

15.6.11 Nikkomycin

Diese Substanz wird von Streptomyzeten hergestellt und hemmt die Chitinsynthase von Pilzen. Candida hat 3 verschiedene Gene für Chitinsynthase, wovon zumindest ein Genprodukt durch Nikkomycin gehemmt wird. Diese Hemmung hat jedoch keine massive Beeinträchtigung der Pilzvermehrung zur Folge, aber zumindest werden diese behandelten Pilze sensibilisiert gegen andere Antimykotika, sodass ein Synergismus auftritt. Neben Candida sind auch andere humanpathogene Pilze, wie Kryptokokken, Aspergillen und dimorphe Hefen, empfindlich.

15.6.12 Strobilurine

Verschiedene Basidiomyzeten, darunter auch einige essbare Pilze, wie Agaricus, bilden solche fungiziden Substanzen, welche die Atemkette der Pilze in den Mitochondrien lähmen; sie sind in der Humanmedizin nicht einzusetzen; dagegen finden sie in der Bekämpfung von Pilzinfektionen der Pflanzen eine breite Anwendung.

15.7 *Resistenzen*

A priori sind manche Antimykotika gegen ganze Pilzgruppen unwirksam; so sind Zygomyzeten (niedere Pilze), die zwar wenig pathogen sind, aber doch bei empfänglichen Personen invasive Infektionen induzieren, recht schwer mit den derzeit zur Verfügung stehenden Antimykotika zu therapieren. Weil Basidiomyzeten wenig (1→3)-β-Glukan aufbauen, sind sie von vornherein durch Echinocandine, wie Caspofungin, nur wenig zu hemmen. Aber auch innerhalb einer Gattung gibt es immer wieder einzelne Arten, die außergewöhnlich reagieren. So ist Aspergillus terreus im Gegensatz zu den meisten anderen Aspergillen resistent gegen Amphotericin B; bei den Candida-Arten ist auffälligerweise C. lusitaniae gegen Amphotericin und C. krusei gegen Azole unempfindlich. Dann sind oft innerhalb einer Art auch einzelne Stämme natürlicherweise resistent, so z. B. viele Isolate von Trichosporon asahii (früher T. beigelii), gegen Amphotericin B oder C. glabrata gegen Fluconazol (s. Tabelle 53).

Die Ausbreitung von Resistenzen in Pilzen ist nicht so rasant wie in Bakterien, denn Plasmide spielen bei Pilzen keine Rolle. Dennoch kann es zur Mutation, zu einer transienten, aber auch permanenten Resistenzsteigerung kommen, was vor allem bei 5-Fluorocytosin und bei den Azolen ein zunehmendes Problem wird. Speziell unter einer Therapie muss man bei diesen Substanzen mit dem Auftreten von resistenten Varianten rechnen, die sich dann durchsetzen.

Sorge bereitet auch der exzessive Gebrauch von Azolen in der Landwirtschaft zur Bekämpfung von Schimmelinfektionen, speziell Fusariosen, obwohl diese Pilze eigentlich gar nicht hoch empfindlich gegen viele der Azole sind. Es ist zu erwarten, dass dadurch in der Umgebung resistente, humanpathogene Pilze selektioniert werden, die dann auf kranke, anfällige Menschen übertragen werden können.

Im Prinzip gibt es zwei Grundmechanismen:

- Der **Zugang** des Antimykotikums wird durch eine verstärkte Barriere verhindert. Dies kann strukturell bedingt sein, z. B. durch eine Kapsel oder veränderte Zellwand, oder funktionell, indem Pumpen die Substanz schnell wieder exportieren, noch bevor sie am Target ankommt. Zumindest zwei verschiedene Systeme sind bekannt, die ATP-abhängigen ABC-Transporter, z. B. bei C. albicans die CDR-Familie, und die Major Facilitator, wie MDR1, die Azole transportieren.
- Das **Target** selbst kann betroffen sein. Entweder dass eine Mutation die Affinität zum Antimykotikum vermindert oder dass das Target im Übermaß produziert und nicht vollständig durch die wenigen Antimykotikamoleküle neutralisiert wird.

Der dritte Weg, nämlich die Zerstörung der Wirksubstanz durch degradierende Enzyme, die bei der Resistenz von Bakterien gegen Antibiotika, wie Penicillin, Aminoglykoside und Makrolide, eine große Rolle spielt, hat bei Pilzen keine Bedeutung.

15.8 Testung

Ist schon die Bestimmung des Antibiogramms von Bakterien weitgehend willkürlich und artifiziell, so sind die Methoden zur Erhebung eines Antimykogramms noch viel weniger evaluiert. Eine Vielzahl – zumindest 20 – von Parametern, wie Nährbodenbeschaffenheit, Inokulumdichte, Bebrütungstemperatur und -dauer sowie Zeitpunkt der Ablesung, beeinflussen das Testergebnis.

Verfahren der In-vitro-Testung nach NCCLS (M38 für filamentöse Pilze; M27 für Sprosspilze) und nach DIN 58940-84 (für Hefen) sind standardisiert, aber nicht völlig befriedigend und endgültig, jedoch zumindest reproduzierbar. Sie unterscheiden sich in manchen Details, etwa der Nährlösung und speziell der Konzentration des wichtigen Bestandteils Glukose, der jetzt auch in der amerikanischen Norm erhöht (auf 20 g/l) wurde. Der pH sowie die Konzentration des Puffers, z. B. des MOPS-Puffers, haben Einfluss auf das Ergebnis. Der Zeitpunkt der Ablesung ist kritisch; da manche Pilze nur langsam wachsen, ist auch der Ablesezeitpunkt zu definieren. Obwohl eigentlich bei der NCCLS die Ablesung nach 48 Stunden erfolgen soll, ist aus praktischen Gründen eine frühzeitigere Information, etwa nach 24 Stunden, erwünscht; die Ergebnisse sind dann auch schon ziemlich identisch. Aber auch beim Ablesen, z. B. der Endpunktbestimmung, werden jeweils andere Kriterien verwendet. Das Problem ist nämlich, dass die Wachstumshemmung nicht abrupt bei einer bestimmten Konzentration einsetzt, sondern nur allmählich bei steigenden Konzentrationen immer deutlicher wird („trailing endpoint" = „partial growth over an extended range of concentrations"). Willkürlich festgelegt ist, dass bei Sprosspilzen die MHK dort sein soll, wo eine deutliche Reduktion des Wachstums einsetzt, nicht dort, wo das Wachstum endgültig unterbunden ist! Besonders beim Ablesen nach 48 Stunden ist dieses Phänomen evident. Dagegen soll bei Schimmelpilzen, wo ein 10fach höheres Inokulum verwendet wird als bei Sprosspilzen, der wirkliche Endpunkt festgehalten werden. Erhebliche Differenzen können entstehen, je nachdem, ob man die Bestimmung bei 35 °C oder bei 37 °C durchführt. Insgesamt sind die Ergebnisse nicht immer deckungsgleich. Also kurzum: Die Bestimmung der MHK-Werte gibt allenfalls eine Einschätzung der zu erwartenden Wirksamkeit.

Tabelle 56 Vorläufige Breakpoints einiger Antimkykotika (nach NCCLS; in mg/l; Ablesung nach 48 h)

	sensibel	dosisabhängig sensibel	resistent
Fluconazol	≤ 8	16–32	≥ 64
Itraconazol	≤ 0,125	0,25–0,5	≥ 1
Amphotericin B	≤ 1	2	≥ 4
5-Fluorocytosin	≤ 4	8	≥ 16

Der E-Test (s. Abb. 21) korreliert in hohem Maße mit den standardisierten Testverfahren, wenn die vorgeschriebenen Definitionen genau eingehalten werden; so müssen die richtigen Nährmedien dazu verwendet werden, nämlich RPMI 1640 für die Testung von Amphotericin B, Fluconazol und Itraconazol. Dennoch führen gelegentlich Ablesefehler in die Irre. Die üblichen Blättchen-Diffusions-Teste ergeben nur einen groben Anhalt über die Empfindlichkeit und sollten bei Isolaten vom kritisch Kranken auf alle Fälle durch die obigen Testverfahren ergänzt werden.

Erschwerend kommt zu den biologisch-technischen Schwierigkeiten hinzu, dass Breakpoints, also diejenigen Konzentrationen, die als relevant für die Einteilung in empfindlich bzw. resistent gelten, für Antimykotika noch ziemlich umstritten sind (Tabelle 56). Für die DIN gibt es noch überhaupt keinen Breakpoint! Der prädiktive Wert dieser In-vitro-Techniken über die zu erwartende Wirkung in vivo ist begrenzt.

Experimentell werden mit Erfolg innovative Methoden eingesetzt wie etwa die XTT- bzw. MTT-Bestimmung, wo die Aktivität von Mitochondrien mittels der Reduktion von diesen Stoffen in farbige Endprodukte erfasst wird. Aber auch die Messung von ATP-Spiegeln, welche die Mitochondrienaktivität wiedergeben, erscheint ein gutes Maß für die schädigende Wirkung von Antimykotika, denn die Menge an Energieproduktion ist ein Spiegelbild der Vitalität der Pilzzelle. Darüber hinaus lässt dies zu, eben nicht nur an einem Punkt zu messen, sondern auch die Dynamik der Antimykotikumwirkung zu bewerten.

Für die Bestimmung der In-vitro- Empfindlichkeit von Dermatophyten gibt es noch keine verbindlichen Richtlinien.

Während in der Bakteriologie neben der MHK oft auch noch die MBK, die minimale bakterizide Konzentration bestimmt wird, um die Interaktion von Keim und Antibiotikum zu beschreiben, ist die Definition einer MFK (minimale fungiziden Konzentration) weitaus schwieriger; allenfalls durch Time-Kill-Kurven kann man Hinweise dafür erlangen.

16 Therapeutische Strategien

16.1 *Medikamentöse Prophylaxe*

Im Prinzip sollte man bei präziser Betrachtung verschiedene Definitionen beachten, wobei in der Praxis die Begriffe ineinander fließen (Tabelle 57). Eine echte Prophylaxe besteht z. B. darin, die Kolonisation mit potentiell pathogenen Pilzen zu verhindern oder zu reduzieren, sodass dann das Risiko einer Verschleppung und Disseminierung minimiert wird. Ein Leukämiepatient, der während der aplastischen Phase an mehreren Körperstellen mit Candida besiedelt ist, wird von einer vorsorglichen Gabe von Fluconazol profitieren ebenso wie ein chirurgischer Patient, der mehrfach operative Eingriffe im Abdomen mit Eröffnung des Darmlumens vor sich hat; sinnvoll ist nur eine systemische Gabe von Antimykotika, wie z. B. Fluconazol; Itraconazol (z. B. 400 mg/Tag) würde in einem solchen Fall auch noch gegen eine Schimmelpilzinfektion schützen, sofern eine ausreichende Bioverfügbarkeit sichergestellt werden kann.

Eine lokale Gabe, z. B. von Lutschtabletten mit Nystatin, hat begrenzten Erfolg in der Reduktion der Besiedelung der Mundhöhle und des Intestinaltraktes. Sie erhöht allerdings die Kosten und das Risiko von Resistenzentwicklung. Manchmal wird die Gabe von Amphotericin B als Aerosol zur Prävention der Besiedelung der Atemwege mit Aspergillus propagiert, was allerdings nicht Standard ist.

Tabelle 57 Formen der genuinen Prophylaxe
Prävention
Frühe empirische Therapie (präemptiv)
Empirische Therapie
Sekundärprophylaxe

Gerade bei einer Prophylaxe muss man genau abwägen zwischen dem evtl. Nutzen für den Patienten und dem möglichen Nachteil (Tabelle 58). Ziel ist es, die transiente oder permanente Besiedelung mit Infektionserregern so zu minimieren, dass davon keine Infektionsgefahr ausgeht.

Tabelle 58 Überlegungen vor Chemoprophylaxe

- Welcher Patient profitiert davon?
- Welche Substanz?
- Welche Dosis?
- Kontinuierlich? Intermittierend?
- Induktion von Resistenzen?
- Gibt es toxikologische Reaktionen?

Die Entscheidung für eine medikamentöse **Prophylaxe** muss im Einzelfall gut begründet sein (Tabelle 58). Die Erfahrung zeigt, dass Hochrisikopatienten, z. B. ein Patient mit Knochenmarktransplantation oder chirurgische Patienten mit komplizierten Bauchoperationen, vermutlich davon profitieren werden, während ein Patient mit einer akuten Leukämie nur bedingt Kandidat dafür ist, denn der Erfolg einer Prophylaxe zeigt sich nur dann, wenn eine starke Neutropenie (< 500/ml) über längere Zeit besteht (Tabelle 59). Wenn ein Patient stark mit Pilzen besiedelt ist (etwa Isolierung von Candida an 2 Körperstellen bei Surveillance-Kulturen) oder in einer gefährdeten Umgebung lebt, so steigt andererseits das Risiko einer Infektion, ebenso wie bei Hyperalimentation, sodass man individuell eine Entscheidung treffen muss.

Tabelle 59 Überlegungen zu einer Prophylaxe mit Fluconazol abhängig von der Neutropenie, d.h. < 500 Neutrophile/µl

< 5 Tage	niedriges Risiko; keine Prophylaxe
5–10 Tage	mittleres Risiko; Prophylaxe nicht unbedingt sinnvoll
> 10 Tage	hohes Risiko; Prophylaxe sinnvoll

Solange eine Pilzinfektion noch nicht bewiesen ist, wird man zögern, Amphotericin B wegen seiner möglichen Toxizität einzusetzen, denn die Patienten würden nur Schaden nehmen, wenn die Vermutung einer Pilzinfektion nicht einträte. Die besser verträglichen Präparate, wie liposomales Amphotericin B sowie die Azole, sind eben als Versuch eher zu vertreten, da die nachträglichen Konsequenzen geringer sind. Gerade Fluconazol bietet sich dabei an, weil es ein breites Wirkspektrum besitzt, aber andererseits auch kaum schadet. Bei Gefahr einer Schimmelpilzinfektion wäre evtl. Itraconazol vorteilhafter.

Oft wird dabei aber aus Vorsicht eine Unterdosierung der Substanzen vorgenommen; nicht zuletzt deswegen steigt dann das Risiko, dass unter einem solchen Selektionsdruck die resistenten Isolate ihren Vorteil nutzen und sich durchsetzen. In der Tat wurde bei lang anhaltender Gabe von Azolen das Auftreten von resistenten Stämmen beobachtet. Auch die Zunahme von Non-albicans-Stämmen wird mit einer Azolprophylaxe in Zusammenhang gebracht.

Selbst unter der Therapie mit dem relativ gut verträglichen Fluconazol kann es jedoch auch Interaktionen mit anderen Medikamenten geben, wodurch womöglich die Neutropenie verlängert werden könnte. Da Patienten mit Organtransplantation oft viele verschiedene Medikamente einnehmen müssen, kann auch die Interaktion mit den Antimykotika, vor allen den Azolen, ein Nachteil sein. Eine Statistik zeigt, dass Patienten, die eine systemische Therapie mit Antimykotika erhalten, häufiger bakterielle Infektionen erleiden.

Fazit: Man sollte die Indikation für eine Prophylaxe nicht allzu leicht stellen.

Die exakte Diagnose einer Infektion mit Pilzen gelingt schwer und wenn, dann ist oft schon ein terminales Stadium erreicht, wo eine antimykotische Therapie – egal mit welcher Substanz – wenig Aussicht auf Erfolg hat. Wenn erst einmal die Infektionsherde sich gebildet haben, was wegen des intravasalen Wachstums vieler Pilze mit einem Gefäßverschluss und einer Nekrose des umliegenden Gewebes einhergeht, wie es ja bei Aspergillus-Infektionen recht häufig ist, so haben Antimykotika ganz generell schweren Zugang zum Ort der Infektion. Um dieser Situation zuvorzukommen, muss man bei Pilzinfektionen daran denken, evtl. mit einer **präemptiven** antimykotischen **Therapie** (früh-empirische Therapie) zu beginnen, noch lange bevor diese erschwerenden Verhältnisse bestehen. Also wenn die Konstellationen eine baldige Pilzinfektion erwarten lassen, z. B. bei einem Patienten mit einer Neutrophilenzahl < 1000/ml über mehr als 10 Tage, der an verschiedenen Körperteilen mit Candida besiedelt ist oder der nicht in staub- und Aspergillus-freier Umgebung lebt, so ist mit einer hohen Wahrscheinlichkeit mit einer Infektion zu rechnen. Die Erfahrung lehrt, dass eine möglichst frühzeitig beginnende Therapie die besten Erfolge erzielt. Bei Fieber unklarer Genese, das auf eine antibakterielle Therapie nicht anspricht, sollte man unter anderen differentialdiagnostischen Überlegungen frühzeitig an eine Pilzinfektion denken und auch schon mit einer antimykotischen

Therapie beginnen, noch bevor eine endgültige Klärung der Ätiologie möglich ist. Aus praktischer Erfahrung heraus ist also eine Gabe von Antimykotika bereits gerechtfertigt, wenn die Diagnose einer Pilzinfektion auch nur wahrscheinlich („probable") und nicht erst, wenn sie bewiesen („proven") ist.

Chirurgische Patienten mit mehrfachen intestinalen Perforationen bzw. mit Anastomoseninsuffizienz profitieren ebenfalls von einer frühzeitigen Gabe von Antimykotika, z. B. Fluconazol.

Eine nachgewiesene – auch eine transiente – Fungämie sollte therapeutisch angegangen werden, selbst wenn die Möglichkeit besteht, dass nur eine Katheterinfektion zugrunde liegt und der kontaminierte Katheter gezogen wurde; denn eine Überbehandlung ist eher zu vertreten als einen Schaden zu reparieren.

In dieser Situation gilt ebenfalls, dass man zwischen wirksamer Therapie einerseits und geringer Toxizität andererseits abwägen muss. Die empirische Gabe von Amphotericin B reduziert das Mortalitätsrisiko bei Pilzinfektionen um 50% und auch Azole sind indiziert.

Ein männlicher Aidspatient, der eine Infektion mit Cryptococcus neoformans überstanden hat, wird bis an sein Lebensende auf eine Prophylaxe mit Fluconazol angewiesen sein, weil sonst eine Exazerbation erfolgen würde, denn die Erreger können trotz einer intensiven antimykotischen Therapie in der Prostata überleben. Die Gabe von Antimykotika als Sekundärprophylaxe kann somit einen Relaps verhindern.

16.2 *Empirische Therapie*

Ganz entscheidend für den Erfolg einer Pilztherapie ist der frühzeitige Beginn! Da aber die diagnostischen Möglichkeiten gerade in der Frühphase beschränkt sind, bleibt in vielen Fällen eine Unsicherheit, sodass eine **empirische Therapie** dann gerechtfertigt erscheint, wenn ein Risikopatient mit Zeichen einer Infektion auf eine antibakterielle Therapie nicht mehr anspricht und auch sonstige Hinweise, wie etwa charakteristische Röntgen- bzw. CT-Bilder, auf eine Pilzinfektion schließen lassen. Als goldener Standard in einer solchen Situation gilt noch Amphotericin B, weil es das größte Spektrum hat und gute Wirksamkeit. Wegen der besseren Verträglichkeit ist auch an liposomales Amphotericin B zu denken. Neue Triazole mit deutlich besserer Verträglichkeit und mit einem Spektrum, das die meisten Sprosspilze sowie viele Schimmelpilze erfasst, z. B. Voriconazol, sind vielleicht demnächst günstige Alternativen.

Wenn eine Diagnose bekannt ist, erfolgt eine gezielte Anwendung der Medikamente, die nach Testung auch eine gute antimykotische Wirkung besitzen. Die Wahl des Antimykotikums hängt einerseits von der Empfindlichkeit der Erreger ab, dem Ort der Infektion bzw. der Verteilung des Medikamentes und außerdem vom Nutzen-Risiko-Verhältnis. Bei einer manifesten Infektion mit schlechter Prognose kann das therapeutische Risiko recht hoch sein. Deswegen wird in dieser Entscheidungslage oft Amphotericin B verwendet, weil es ein ganz breites Spektrum besitzt, wobei nur ganz extrem selten mit resistenten Mutanten zu rechnen ist, und weil es auch fungizid ist, trotz der hohen Nebenwirkungsrate.

Lokal

Manche antimykotischen Präparate sind für eine topische Gabe bei Kolonisation oder Infektion von Haaren, Haut, Schleimhaut und Wunden geeignet. Man kann dann dort hohe Wirkspiegel erzielen.

Tabelle 60 Verabreichungsformen einiger Antimykotika

Topisch:	Haut/Schleimhaut Azole Allylamine	Oral Amphotericin B	Intrathecal Amphotericin B	Intravitreal Amphotericin B
Oral:	Fluconazol, Itraconazol, Voriconazol (5-Fluorocytosin*)			
Intravenös:	Amphotericin B (konventionelle, kolloidale oder liposomale Lösung), Fluconazol, Itraconazol (nach Lösung in Cyclodextrin), Voriconazol (nach Lösung in Cyclodextrin), Caspofungin, 5-Fluorocytosin			

* in Europa nicht mehr empfohlen

Systemisch

Oft muss jedoch bei einer schweren Infektion eine systemische Applikation erfolgen, um am Ort der Infektion ausreichende Wirkspiegel zu erreichen. Manche gängigen Antimykotika sind nur oral zu verabreichen, andere dagegen werden oral gut resorbiert und können gleichfalls intravenös verabreicht werden, wogegen einige nur intravenös applizierbar sind (Tabelle 60).

Bei der Wahl des richtigen Medikamentes muss neben der direkten antifungischen Wirkung eines Präparates eben auch die Pharmakologie berücksichtigt werden, denn die Verteilung in den verschiedenen Geweben differiert gewaltig (Tabelle 61).

Als Faustregel gilt, dass eine antimykotische Therapie frühestens 14 Tage nach dem letzten Erregernachweis beendet werden soll; wenn eben die körpereigene Abwehr zu schwach ist, selbst Reste von Pilznestern wegzuräumen, so muss die externe Hilfe perpetuieren. Ggf. kann man zumindest aber deeskalieren, wenn sich ein klinischer Erfolg bemerkbar macht.

16.3 *Salvage-Therapie/ Second-line-Therapie*

Die Versagerrate der Therapie von systemischen Pilzinfektionen mit Antimykotika ist recht hoch. Bei Nichtansprechen auf eine rationale Antimykotikatherapie sollte man unbedingt eine Resistenzbestimmung des Erregers veranlassen. Refraktäres Verhalten kann aber auch durch eine Unterdosierung oder durch eine Infektion in einem abgelegenen Kompartiment bedingt sein. Wenn alle anderen, vorhergehenden Therapieversuche gescheitert sind, was meistens dann der Fall ist, wenn der Patient schwer krank und abwehrgeschwächt ist, so muss als Ultima Ratio eine hocheffektive Substanz eingesetzt werden, die sofort bioverfügbar ist, um ganz sicher unmittelbar eine Wirkung zu erzielen, denn weitere Versuche sind nicht tolerabel; aber es darf andererseits der Körper nicht auch noch durch die Pharmaka geschwächt werden. Liposomales Amphotericin B erfüllt einige dieser Prämissen, denn es versackt nicht erst im tiefen Kompartiment und erzeugt sofort Wirkspiegel von Amphotericin B, dem goldenen Standard der Pilztherapie, und hat reduzierte Toxizität. Auch Caspofungin hat sich in solchen Situationen bei Aspergillus-Infektionen gut bewährt.

16.4 *Kombinationstherapie*

Die Ergebnisse der antimykotischen Prophylaxe und Therapie sind nicht befriedigend, denn in den Hochrisikogruppen, wo eben die körpereigene Infektabwehr geschwächt ist, liegt die Mortalität immer noch sehr hoch. Dies beruht zum einen auch darauf, dass z. B. Amphotericin B gar nicht optimal dosiert werden kann, selbst bei maximaler, eben noch tolerierter Menge. Eine Kombinationstherapie verspricht in einer solchen Situation Vorteile (Tabelle 62), kann sich jedoch auch theoretisch nachteilig auswirken.

Tabelle 61 Zielorgane von Antimykotika, bei denen hohe Wirkspiegel erreichbar sind
ZNS: 5-Fluorocytosin, Fluconazol
Auge: Fluconazol
Milz, Leber: alle systemisch wirkenden Mittel
Lunge: alle systemisch wirkenden Mittel; liposomales Amphotericin B jedoch weniger als in Milz und Leber
Speichel, ELF: Fluconazol
Niere: Fluconazol
Prostata: Fluconazol
Knochen: Fluconazol
Haut, Haare, Nägel: Fluconazol, Itraconazol, Griseofulvin
Vagina: Fluconazol

Tabelle 62 Kombinationen von Pharmaka zur Behandlung von Pilzinfektionen

Konstellationen

a)	Antimykotikum + Antimykotikum
b)	Antimykotikum + Immunmodulator
c)	Antimykotikum + Antibiotikum
d)	Antimykotikum + Hilfsmittel

Vorteile:
- breiteres Spektrum
- synergistische Wirkung auf den Erreger
- Verbesserung der Infektabwehr
- Reduktion der Toxizität der Einzelsubstanz durch Reduktion der Dosis
- Kombination von pharmakologischen Eigenschaften
- Verminderung der Resistenzentwicklung

Nachteile:
- antagonistische Wirkung auf den Erreger
- zusätzliche Toxizität
- gegenseitige Interaktionen
- Kosten

Bei der Behandlung von Nagelmykosen wird der Erfolg der Therapie verbessert, wenn man ein Antimykotikum topisch, z. B. Amorolfin in Form von Nagellack, appliziert und gleichzeitig die Pilze systemisch durch Itraconazol bzw. Terbinafin attackiert.

In vitro wirken eine ganze Reihe von Substanzen synergistisch, besonders wenn sie aus verschiedenen chemischen Gruppen stammen. Andere Kombinationen haben dagegen auch antagonistische Wirkung (Tabelle 63).

Tabelle 63 Auswirkungen von Kombinationen von Antimykotika in vitro

Kombination	Auswirkung
gleichzeitig	
5 FC + Amphotericin B	Synergismus
5 FC + Azol	Synergismus
Azol + Amphotericin B	Antagonismus
Azol + Terbinafin	Synergismus
Azol + Echinocandin	Synergismus
Echinocandin + Amphotericin B	Synergismus
Terbinafin + Amphotericin B	Synergismus
nacheinander	
Azol, dann Amphotericin B	Antagonismus
Amphotericin B, dann Azol	Synergismus

So führt die Vorbehandlung von Candida mit Azol zu einem vorübergehenden Refraktärstadium gegen Amphotericin B. Vom Wirkmechanismus her ist es z. T. auch verständlich, dass Amphotericin B nicht mehr voll wirken kann, wenn das Target, nämlich Ergosterin, in der Zellmembran der Pilze durch vorherige Gabe von Azol vermindert ist.

Über die Folgen von **Kombinationen von Antimykotika** in vivo gibt es noch widersprüchliche Angaben. So ist auch die gängige Maßnahme, Azol als Prophylaktikum zu geben und bei Versagen dann auf Amphotericin B als Therapeutikum umzusteigen, nicht unumstritten, denn im Tierversuch wurde bei dieser Konstellation die Wirkung von Amphotericin B gemindert. Während in manchen klinischen Untersuchungen ebenfalls eine gegenseitige Beeinträchtigung beobachtet wurde, zeigen andere Studien einen additiven Effekt; eine plausible Erklärung wäre, dass diejenigen Pilze, die einer primären Therapie mit Azol nicht zugänglich waren und somit überlebt haben, auch keine Reduktion der Ergosterinbausteine erlebt haben und folglich weiterhin empfindlich gegen Polyene sind. Auch dürften trotz Azolbehandlung immer noch ausreichend Targets für Amphotericin B bleiben.

Dagegen beeinträchtigt die primäre Gabe von Amphotericin B nicht die darauf folgende Therapie mit Azol, wie es in der Klinik oft befolgt wird, wenn zunächst eine Therapie mit Amphotericin B den Heilungsprozess in Gang bringt und dann mit dem besser verträglichen Azol die Therapie fortgeführt wird. Gegen einen sequentiellen Einsatz von Azol gefolgt von Amphotericin B sind immer wieder Argumente vorgebracht worden, die jedoch in anderen Beispielen entkräftet wurden; für eine gleichzeitige Gabe von Azolen und Polyenen bestehen keine Bedenken.

Auch die Kombination von Echinocandin und Polyen bzw. Azol verspricht zumindest einen additiven Effekt.

Die Kombinationen von Amphotericin B + 5-Fluorocytosin ist weit verbreitet. Im Einzelfall, speziell bei Endokarditis, Ophthalmitis, Meningitis, Peritonitis und Sepsis, kann dies jedoch erfolgversprechend sein. Insbesondere wird so auch die Verträglichkeit von Amphotericin B verbessert, was unter anderem auf den hohen NaCl-Gehalt von Ancotil zurückzuführen ist. Der therapeutische Nutzen der Kombination kommt auch dadurch zustande, dass die beiden Partner sich ergänzen, weil die Resistenzentwicklung gegen 5-FC ausbleibt und andererseits die Substanzen jeweils unterschiedliche Kompartimente erreichen und sanieren. Klinische Studien zeigen eine höhere Abheilungsrate im Vergleich zu Monotherapien und eine bessere Verträglichkeit.

Überhaupt kann auch eine gegenseitige Beeinflussung der Pharmakologie der Antimykotika den therapeutischen Erfolg mitbestimmen.

Eine weitere Variante wäre die lokale Gabe von Amphotericin B etwa als Inhalation zur Reduktion von Besiedelung der Atemwege mit Aspergillus (als Nebenwirkung wäre auf Husten, schlechten Geschmack und Nausea zu achten) und eine gleichzeitige Gabe von Itraconazol per os.

Beobachtet wurde auch ein beachtlicher Synergismus zwischen einzelnen **Antibiotika und Antimykotika**. So steigert Azithromycin die Wirkung von Amphotericin B ganz erheblich. Auch das Fluorochinolon Ciprofloxacin kann die Wirkung von Amphotericin B und von Azolen in vitro und im Tierversuch verbessern. Synergistisch hat sich auch die Gabe von Rifampicin bei der Therapie der Aspergillose mit Amphotericin B erwiesen. Eine additive oder gar synergistische Wirkung wurde auch bei der Gabe von optischen Aufhellern (z. B. Blankophor), die sich mit spezifischen Strukturen der Zellwand von Pilzen, wie Glukan und Chitin, verbinden und Candinen festgestellt, die ja ebenfalls die Zellwand schädigen. Inhibitoren der Proteinase von Retroviren, wie etwa Indinavir (Crixivan) oder noch besser Ritonavir (Norvir), können auch die SAPs von Candida hemmen, somit die Pilze ihres wichtigen Virulenzmechanismus berauben und so die Adhäsion und Invasion von Pilzen verhindern; klinische Beobachtungen zeigen, dass bei Aidspatienten, die eine solche antivirale Therapie erhalten, der Soor zurückgeht. Auch Pentamidin, Cotrimoxazol und Sulfonamide haben eine mäßig gute Wirkung gegen Aspergillus und andere Pilze, was sich in Kombination mit anderen Antimykotika positiv auswirken kann.

16.5 Supportive, begleitende Therapie

Eigentlich ist jede Chemotherapie eine Hilfe für die körpereigene Abwehr. In einem ansonsten gesunden Patienten ist eine supportive Maßnahme, etwa der Versuch, die Infektabwehr zu stimulieren, wenig sinnvoll. Dagegen erscheint es einsichtig, beim abwehrgeschwächten Patienten den Defekt zu kompensieren. Da die Assoziation Leukopenie und Pilzinfektion oft besteht, wäre die Leukozytentransfusion im Prinzip eine logische Maßnahme. Leider haben die wenigen vorliegenden Arbeiten ergeben, dass der Leukozytenersatz, auch wenn diese vorher mit CSF stimuliert wurden, bei Mykosen weniger erfolgreich ist als bei bakteriellen Infektionen. Wenn mit modernen Verfahren die Ausbeute der Granulozyten bei der Leukophorese gesteigert und die Apoptose der gewonnenen Zellen durch geeignete Zytokine geblockt werden kann, so besteht zumindest Hoffnung, dass eine solche Maßnahme in der Zukunft die Therapieergebnisse verbessert, wenn sie frühzeitig einsetzt.

Die Rolle von unspezifischen Stimulatoren der Abwehr, wie etwa von CSF, ist nicht endgültig durch klinische Studien geklärt; die Ergebnisse z. B. im Tierversuch sind aber ermutigend. Die Funktion der phagozytierenden Zellen wird dadurch erhöht, was eben den Defekt teilweise ausgleichen kann. Auch die Gabe von γIFN (z. B. bei Patienten mit chronischer mukokutaner Granulomatose) bzw. von IL-12 unterstützt diese Abwehrstellung. I.v. appliziertes IgG hat ebenfalls nur marginale Effekte; die Phagozyten allein sind nicht ausreichend, um eine Pilzinfektion zu verhindern. Aber insgesamt ist dieses Feld der **Immunmodulation** noch unterentwickelt.

Die **chirurgische Entlastung** bei Infektionen mit Zygomyzeten hat einen günstigen Einfluss auf den weiteren Verlauf der Infektion.

Eine negative Beeinflussung von Pilzinfektionen haben Steroide, da sie die Infektabwehr hemmen und auch direkt das Wachstum von manchen Pilzen fördern. Ein Auslassversuch ist somit angezeigt.

16.6 Management von therapierefraktären Infektionen

Dass bei einer Resistenz des Erregers die Therapie versagt, ist banal. Dennoch gibt es die Erfahrung, dass trotz rationaler Auswahl der Antimykotika eine Therapie versagt und eine Durchbruchinfektion mit einem weiterhin sensiblen Keim beobachtet wird. In solchen Fällen ist eine Fortführung der Therapie durchaus sinnvoll, ggf. mit erhöhter Dosis. Evtl. sollte auch eine Kombination von Substanzen erwogen werden.

Selbst bei rekurrierenden Infektionen, etwa von Vaginalmykosen durch Candida albicans, findet man häufig immer denselben Keim, der meist auch noch empfindlich ist. Natürlich muss eine Reinfektion von außen mit einem völlig anderen Stamm ausgeschlossen werden.

V Prävention

17 Expositionsprophylaxe

Je nach Art der Übertragung von Pilzen durch Kontakt, durch Nahrungsmittel oder durch Luft sind die Maßnahmen unterschiedlich. Diese Risiken können durch eingehende Informationen der Patienten sowie durch Schulung des medizinischen Personals bzw. der Angehörigen gezielt gemieden werden.

Ganz banal ist die Feststellung, dass Reisen in Gebiete mit hoher Prävalenz von exotischen Pilzen für anfällige Patienten, z. B. Aidspatienten, unterlassen werden sollten. Die Reduktion der aerogenen Exposition von immunkompromittierten Patienten, etwa Leukämiepatienten bzw. Knochenmarktransplantierten, gegenüber Schimmelpilzen, vor allem Aspergillus, ist durch bauliche oder organisatorische Maßnahmen zu reduzieren. Da Teppichböden Staub und damit auch Pilzsporen in großer Menge absorbieren, sollten sie nicht in Wohnbereichen von immunkompromittierten Personen verwendet werden; Parkett- und Kunststoffböden sind durch Wischdesinfektion besser zu behandeln. Baumaßnahmen in Bereichen, wo solche abwehrgeschwächten Menschen sich aufhalten, sollten unterlassen werden; ggf. sollte durch funktionstüchtige Staubwände die Verbreitung von Keimen vermindert werden. Personen, die diesen Stäuben ausgesetzt sind – und ganz speziell Risikopersonen – sollten Feinstaubmasken (!) (die üblichen Mundschutzmasken schließen nicht dicht und sind unzulänglich). Die Unterbringung von Hochrisikopatienten in Räumen, wo die Zuluft mit HEPA-Filtern gereinigt und mit Überdruck in den Räumen die Eintragung von Pilzsporen vermindert wird, kann in der Zeit erhöhter Anfälligkeit den Patienten vor Infektionen bewahren. Ggf. können auch Standgeräte eingesetzt werden, welche die Partikel aus der Luft in den Räumen entfernen. Eine Gefahrenquelle stellen z. B. auch Topfpflanzen dar, wo erhebliche Mengen von Pilzsporen in der Erde sein können. Auch belastete Nahrungsmittel, wie etwa gemahlener Pfeffer, sollten vermieden werden. Pilzsporen haften in großer Zahl auf den Fasern von Straßenkleidung; deswegen sollte man bei Betreten von Risikobereichen sterilisierte oder doch zumindest gebügelte Kleidung überziehen.

Die Besiedelung der Haut und der Schleimhäute mit Hefen kann durch Wahl der richtigen Antibiotika, die z. B. die konkurrierende Darmflora erhalten, so in Schach gehalten werden, dass in diesem Reservoir die Pilze sich erst gar nicht ausbreiten können. Eine ausgewogene Kost kann ebenfalls die Pilzzahl im Darm regulieren; aber eine so genannte „Antipilzdiät", wo die Vermeidung von Zucker als der essentielle Faktor gilt, ist spekulativ (Tabelle 64). Gewürze, etwa Knoblauch mit seinem Allicin, Meerrettich, Hopfen, Kümmel, Oregano etc. haben in vitro gute antimykotische Wirkung; inwieweit solche Stoffe einen therapeutischen Effekt ausüben, bleibt ungewiss. Honig enthält mehrere antimykotische Wirkstoffe, z. B. Apidaecin, ein Oligopeptid mit 18 Aminosäuren (z. B. GNNRPVYIPQPRPPHPRI). Propolis, ein Klebstoff

Tabelle 64 Ein Beispiel für sog. Antipilzdiät

1. Frühstück:	1–2 Scheiben Knäckebrot, Butter, Wurst oder Käse, Joghurt, Kaffee oder Tee ohne Zucker (ggf. Süßstoff)
2. Frühstück:	Tomaten, Gurken, Rote Beete, Dickmilch, Quark, Buttermilch
Mittagessen:	Fleisch von Rind, Lamm oder Geflügel. Kartoffeln bis 200 g in beliebiger Zubereitung, dazu Salat und Gemüse, Mineralwasser, Kaffee
Pause:	Kaffee oder Tee, Knäckebrot, Quark
Abendessen:	Salat oder Gemüse, 1–2 Scheiben Knäckebrot, Wurst, Fleisch, Fisch oder Käse, Butter, zuckerfreie Getränke
Zur Nacht:	Etwas Käse, Buttermilch oder Kümmeltee

aus der Bienenwabe, hat breite Wirkung gegen Pilze. Probiotika, wie etwa Joghurt mit Laktobazillen, haben allenfalls nur eine supportive Rolle.

18 Sterilisation

Pilze sind verhältnismäßig problemlos zu beseitigen. Selbst die Pilzsporen sind bei weitem nicht so resistent wie z. B. die Sporen mancher Bakterien. Sie stellen also keine besonderen Ansprüche an die üblichen Sterilisationsmaßnahmen in der Medizin. Physikalische Methoden, wie die Anwendung von Wärme, töten Pilze schnell ab. Auf jeden Fall im Autoklav bei 121 °C für 10 Minuten und im Heißluftsterilisator bei 180 °C für 30 Minuten sind alle Pilze sicher eliminiert. Auch harte Strahlen, wie etwa Gammastrahlen, sind effektiv. Dies gilt auch für die chemischen Methoden, etwa die Anwendung von Ethylenoxid.

19 Desinfektion

Für die **Flächendesinfektion** stehen viele Möglichkeiten zur Verfügung.

Physikalische Methoden, wie die Bestrahlung mit UV-Licht, sind kaum ratsam, denn es gelten die gleichen Unzulänglichkeiten wie bei der Entfernung von Bakterien. Zunächst kann sich Licht immer nur geradlinig ausbreiten, sodass Mikroorganismen im Strahlenschatten gar nicht attackiert werden. Zudem nimmt die Energie der Strahlung schnell mit dem Abstand von der Lichtquelle ab, d. h., dass bei einer Deckenbeleuchtung am Fußboden keine Wirkung mehr erzielt wird. Meist ist diese Methode nur Schau. Bestrahlung von Lebensmitteln mit hochenergetischen Gammastrahlen dagegen kann den Verderb der Nahrung durch Schimmelbildung verhindern, was auch eine verminderte Belastung mit Mykotoxinen zur Folge hat.

Weder Myzelien noch Sporen überleben Wärme über 70 °C; d. h., Spülen von Geschirr und Waschen von Wäsche in Geräten, die diese Grenze überschreiten, wird im Allgemeinen ausreichen, die medizinisch relevanten Pilze zu beseitigen. (Inwieweit die Strukturen der sexuellen Formen evtl. stabiler sind, ist unklar.)

Chemische Methoden sind wirklich praktikabel, wofür es Mittel aus ganz unterschiedlichen Stoffklassen gibt, z. B. Tenside (oberflächenaktive Substanzen), Formaldehyde, Phenole, Benzalkoniumderivate sowie Sauerstoff abspaltende Produkte, wie z. B. Chlorpräparate (Natriumhypochlorit). Im Prinzip sind Pilze etwas widerstandsfähiger als Bakterien und die Empfindlichkeit gegenüber einzelnen Substanzen ist von Pilz zu Pilz unterschiedlich. Die stärkste Aktivität besitzen Chlor und Phenol, die innerhalb von 15 Minuten Spross- und Schimmelpilze inaktivieren; weil diese Substanzen jedoch eine korrosive und auch toxische Wirkung haben, werden sie in der Praxis immer seltener verwendet. Dagegen sind die Benzalkoniumderivate recht langsam und benötigen viele Stunden. Quaternäre Ammoniumbasen benötigen sogar Tage, zumindest um Schimmelpilze abzutöten. Präparate, die in der Liste der DGHM aufgeführt sind, können mit einer hohen Zuverlässigkeit Pilze eliminieren, wenn sie mit der dort angegebenen Konzentration und Dauer angewandt werden.

Für die **Hautdesinfektion** ist 70%iger Alkohol (Äthanol oder Propanol) recht gut geeignet. Die hygienische Händedesinfektion mit diesen Mitteln für 30 Sekunden ist ausreichend. Früher wurden für die lokale Behandlung von Pilzinfektionen sehr häufig Farbstoffe, wie etwa die Solutio Castellani, verwendet, die neben der direkten antimykotischen Wirkung auch noch eine Austrocknung der Hautläsion bewirken, was bei einer Wundbehandlung eine zusätzliche Hilfe bedeutet.

Für die **Schleimhautdesinfektion** dagegen stehen nur wenige Stoffe zur Verfügung. Iodophore, z. B. Betaisodona, sind gut verträglich und haben ein breites Spektrum. Dies gilt ebenfalls für Octenisept sowie für Lavasept.

Zum Mundspülen kann Chlorhexidin erfolgreich verwendet werden, um die Besiedelung von Mund und Rachen mit Sprosspilzen zu senken. Übrigens kann auch das Lutschen des Antibiotikums Tyrothricin (Lemocin), einer Kombination von Gramicidin S und Tyrocidin A, das eine porenbildende Wirkung auf Biomembranen hat, wegen seiner raschen fungiziden Wirkung empfohlen werden.

Für die lokale Behandlung von Vulvovaginitis wird in den USA seit Jahrzehnten Borsäure mit Erfolg eingesetzt.

20 Konservierungsmittel

Lebensmittel sind anfällig gegen Verderb durch Mikroorganismen, darunter auch Pilze. Durch physikalische Methoden wie Änderung von Temperatur (Hitze bzw. Kälte), Wassergehalt (Trockenheit) und pH-Wert können sie gehemmt werden. Schwache Säuren, wie etwa Benzoesäure, Sorbinsäure oder Essigsäure, werden häufig bei der Konservierung eingesetzt. Vermutlich gehen diese lipophilen Substanzen in nicht dissoziierter Form über die zytoplasmatische Membran hinweg in die Pilzzelle, wo dann Protonen freigesetzt werden, was schlussendlich zum Tod führt. Auch Bestrahlung ist ein probates Mittel, Pilze zu hemmen; UV-Licht hat zwar im Prinzip die Fähigkeit, die Nukleinsäure, die bei 253,7 nm das Absorptionsmaximum hat, zu schädigen, doch können Pigmente in der Wand der Pilze diese Energie zuvor absorbieren. Ionisierende Strahlung, die ebenfalls DNS-schädigend wirkt, ist dagegen recht effizient. Energien bis zu 5 MeV sind geeignet, weil sie bereits wirksam gegen die Mikroorganismen sind, ohne dabei aber in den Lebensmitteln Radioaktivität zu erzeugen.

Daneben können sie auch durch chemische Mittel gehemmt werden. Die meisten dieser Mittel können nur in solchen Konzentrationen ohne Schaden für den Menschen eingesetzt werden, die allenfalls fungistatisch und kaum fungizid sind. Übrigens werden dadurch zumeist auch gleichzeitig Bakterien gehemmt.

Im Prinzip gibt es 3 Gruppen von Konservierungsmittel, welche

a) die Zellwand der Pilze attackieren,
b) verschiedene Enzyme inhibieren,
c) genetische Strukturen zerstören.

Von praktischer Bedeutung sind organische Säuren wie Sorbinsäure, Benzoesäure, PHB (para-Hydroxybenzoesäure)-äthyl bzw. -propylester, oder Nitrite (Natrium- und Kaliumnitrit), Sulfite, Phosphate, oder Orthophenylphenol und Thiabendazol oder Natamycin.

Weiterführende Literatur

Calderone, R.A.: Candida and Candidiasis. ASM Press, Washington 2002

Casadevall A., J.R. Perfect: Cryptococcus neoformans. ASM Press, Washington 1998

Doyle M.P., L.R. Beuchat, T.J. Montville: Food Microbiology. Fundamentals and Frontiers. ASM Press, Washington 1997

Gedek, B: Kompendium der medizinischen Mykologie. Paul Parey, Berlin 1980

Hof H., R. Dörries: Medizinische Mikrobiologie, 2. Aufl. Thieme, Stuttgart 2002

Hoog de G. S. J. Guarro, J. Gené, M.J. Figueras: Atlas of clinical fungi. Centraalbureau voor Schimmelcultures, Utrecht 2000

Seebacher C., R. Blaschke-Helmessen: Mykosen. Epidemiologie – Diagnostik – Therapie. G. Fischer, Jena 1990

Seeliger H.P.R., T. Heymer: Diagnostik pathogener Pilze des Menschen und seiner Umwelt. Thieme, Stuttgart 1981

Sachverzeichnis